读经典学名方系列

脑病名方

主编　刘　刚　高日阳

副主编　陈文君

编委　（按姓氏笔画排序）

邱晓佳　游妙玲

中国医药科技出版社

内容提要

本书为读经典学名方系列丛书之一，择取了历代中医典籍和近现代名医治疗脑病经用有效的名方，参考中西医对脑病的分类方法，将全书分为中风、中风后遗症（痿痹、喑痱）、眩晕、头痛、痴呆、颤证、面瘫、厥证共九部分。每首方剂按照方名、来源、组成等依次排列，内容丰富，条分缕析，井然有序，旨在为临床中医诊治脑病提供借鉴。可供中医、中西医结合工作者，以及广大患者阅读参考应用。

图书在版编目（CIP）数据

脑病名方/刘刚，高日阳主编 . —北京：中国医药科技出版社，2013.9（2024.8 重印）.

（读经典学名方系列）

ISBN 978 - 7 - 5067 - 6101 - 7

Ⅰ．①脑…　Ⅱ．①刘…　②高…　Ⅲ．①脑病 - 验方 - 汇编　Ⅳ．①R289.5

中国版本图书馆 CIP 数据核字（2013）第 075811 号

美术编辑　陈君杞
版式设计　郭小平

出版　中国医药科技出版社
地址　北京市海淀区文慧园北路甲 22 号
邮编　100082
电话　发行：010 - 62227427　邮购：010 - 62236938
网址　www.cmstp.com
规格　710 × 1020mm ¹⁄₁₆
印张　18 ¼
字数　267 千字
版次　2013 年 9 月第 1 版
印次　2024 年 8 月第 2 次印刷
印刷　大厂回族自治县彩虹印刷有限公司
经销　全国各地新华书店
书号　ISBN 978 - 7 - 5067 - 6101 - 7
定价　35.00 元
本社图书如存在印装质量问题请与本社联系调换

出版者的话

中华医学源远流长，博大精深，是中华民族优秀传统文化的代表，是国家非物质文化遗产保护的重要内容，但随着全球经济一体化的推进，中华传统医药面临着边缘化的危险，中医药的保护、传承和发展工作迫在眉睫，应当引起我们的关注和重视。

方剂是中医重要的治疗手段，亦是中医文化的基础和核心内容之一。中医经方的产生可以追溯到商代的初期，由西汉刘向等整理并著录于《汉书艺文志》的《汤液经法》相传为伊尹所作，东汉张仲景在此基础上作《伤寒杂病论》，之后《千金要方》、《外台秘要方》、《太平圣惠方》等世代传承，人们创制总结出了大量的临床经用有效的方剂。这些方剂，经过历代学者们不断地充实和发展，已成为中医学中取之不尽的宝库，有效地指导着人们的临床。尤其是许多经典方剂，更以其科学的组方、合理的配伍、可靠的疗效而经久不衰，至今仍被作为指导临床组方的基础和处方的依据。本丛书收集的名方，即是中医经方的延续，有着重要的实用价值。我们从这些方剂中，筛选出临证各科名方，这些医方出自历代著名医家和经典医籍，同时广泛用于古今中医的临床实践中，具有较高的历史文化价值和很强的实用性。

本丛书以现代临床常见病为依据，本着符合现实、方便查阅的原则，参考现代中医学、西医学对疾病的命名和分类进行分册，分为呼吸病名方、养生名方、心系病名方、脾胃病名方、肝胆病名方、肾病名方、脑病名方、糖尿病名方、风湿病名方、妇科病名方、男科病名方、儿科病名方共12个分册，供不同专业的医务工作者及广大中医爱好者阅读和研究使用。

需要说明的是，中医讲究同病异治、异病同治的辨证论治原则，一方常常可以多用，在每一个方剂的【临床应用】部分，大部分都有提示和说明。希望读者在阅读本书和临床实践应用时，能够根据情况充分理解方剂的用法，达到灵活运用的目的。

先将本丛书的编辑特点和编写体例作统一说明：

1. 选方以古方为主，现代方为辅。从古籍中选取的方剂占60%～70%，从现代文献中选取的方剂占30%~40%。近现代名方主要选择一些已经公开的传统老字号配方、民国时期的名老中医和国家级名老中医的验方。

2. 对方剂的介绍较为完整。介绍了每首方的名称、来源、组成、功效、主治、方解、临床应用等知识，有利于全面把握每首医方的特征。

3. 突出方剂的临床实用性。在每首方的临床应用部分，归纳出用方要点，及历代医家应用该方的经验，可以使读者在学习的基础上能尽快将该方运用于临床。

4. 同一病证下的方剂排序，主要依所出文献的年代顺序排列。现代方剂排序也是主要按照作者所处年代排序。

本丛书执行总主编高日阳教授和中国医药科技出版社范志霞主任一起负责丛书的设计规划和组织工作，并负责丛书资料补充和统稿定稿工作。分册主编承担各分册的组织落实工作，并负责分册的资料收集、撰稿和审定稿工作。

我们本着严谨认真的态度编辑本套丛书，但由于水平所限，思虑不周，引证和解释或欠详尽，敬请读者批评指正。

中国医药科技出版社
2013年5月

编写说明

　　中医药文化历史悠久，源远流长，义理精深，丰富多彩，是无穷的文化宝库。当今中医药对于防治疾病和提高生活质量方面具有举足轻重的作用，在浩瀚的中医药文化宝库中，经典方剂则是宝库中一颗璀璨的明珠。经典方剂的产生可以追溯到商代的初期，经过不断整理和发展，出现了以《伤寒杂病论》、《金匮要略》、《外台秘要方》、《千金要方》、《太平圣惠方》等为代表的方书著作，世代传承，不绝于绪。经典方剂作为中医学的主要内容，从古至今，一直在广泛地应用。历代医家十分重视对经典方剂的整理编纂，不断地加以丰富提高。

　　本书注重临床实用价值，搜集整理历代经典名方，同时本书还十分重视近现代著名医家名方的搜集和整理，体现了实用性、可容性、科学性与先进性。本书以脑病名方为侧重点，以病证名为纲、名方为目，参考中西医对脑病的分类方法，将全书分为中风、中风后遗症（痿痹、喑痱）、眩晕、头痛、痴呆、颤证、面瘫、厥证共九部分。每首方剂按照方名、来源、组成、用法、主治、临床应用等依次排列，条分缕析，井然有序，可供中医、中西医结合工作者，以及广大患者阅读参考应用。

　　由于脑病的诸多病种在临床上有着相似或相同的临床表现，症状相互交叉，病因病机相互影响演化，在阅读本书时应紧抓中医辨证论治这一根本所在，做到灵活选法，用方切忌生搬硬套。

　　在本书的编写过程中，参考引用了一些有关的著作，在此特向原作者致谢。由于我们水平有限，书中不妥及错误之处在所难免，敬请广大读者批评指正。

编者

2013 年 5 月于广州

目 录

第一章 中 风

第二章　中风后遗症　痿痹

第三章　中风后遗症　喑痱

第四章　眩　晕

第五章 头 痛

第六章　痴　呆

第九章 厥 证

第一章　中　风

一、定义

中风病是以猝然昏仆，不省人事，半身不遂，口眼㖞斜，语言不利为主症的病证。依据脑髓神机受损程度的不同，有中经络、中脏腑之分，临床表现为不同证候。

西医学中的急性脑血管疾病与之相近，如短暂性脑缺血发作、局限性脑梗死、原发性脑出血和蛛网膜下腔出血等。

二、病因病机

本病多是在内伤积损的基础上，复因劳逸失度、情志不遂、饮酒饱食或外邪侵袭等触发，引起脏腑阴阳失调，血随气逆，肝阳暴涨，内风旋动，夹痰夹火，横窜经脉，蒙蔽神窍，从而发生猝然昏仆、半身不遂诸症。其病位在脑，与心、肾、肝、脾密切相关。其病机概而论之有虚（阴虚、气虚）、火（肝火、心火）、风（肝风、外风）、痰（风痰、湿痰）、气（气逆）、血（血瘀）六端，此六端多在一定条件下相互影响，相互作用。病性多为本虚标实，上盛下虚。在本为肝肾阴虚，气血衰少，在标为风火相煽，痰湿壅盛，瘀血阻滞，气血逆乱。其基本病机为气血逆乱，上犯于脑。

三、辨病辨证要点

1. **病史**　中老年人，平素体质虚衰，有发作性眩晕、头痛，与一过性肢麻、口舌歪斜、言语謇涩者。若急性起病，以半身不遂、口舌歪斜、言语謇涩为首发症状者，诊断不难。但起病即见神志障碍者，则需深入了解病史和体检。

2. **明辨病性与病情轻重**　中风病性为本虚标实，急性期多以标实证候为主。若素有头痛、眩晕，起病伴有神昏、抽搐、肢体强痉拘急，属内风动越；病后咯痰较多或神昏，喉中痰鸣，舌苔白腻，属痰浊壅盛为患；肢体松懈瘫软而舌质紫暗,说明阳气不足,瘀血较甚。

3. **辨病势顺逆** 临床注意观察病人之"神",尤其是神志和瞳神的变化。若起病即见神昏,多为实邪闭窍,此为中脏,病位深,病情重。神志时清时昧者,此为中腑,是正邪交争的表现。如病人渐至神昏,瞳神变化,甚至呕吐、头痛、项强者,说明正气渐衰,邪气日盛,病情加重。先中脏腑,如神志转清,半身不遂未再加重或有恢复者,病由中脏腑向中经络转化,病势为顺,预后多好。

4. **辨闭证、脱证** 闭证症见神昏、牙关紧闭、口噤不开、肢体强痉。脱证症见昏愦无知,目合口开,四肢松懈瘫软,手撒肢冷汗多,二便自遗,鼻息低微,乃为中风危候。

四、治疗大法

中风病急性期标实为主,治疗当以祛邪为主,常用平肝熄风、化痰通腑、活血通络、醒神开窍等治疗方法。闭、脱二证当分别治以祛邪开窍醒神和扶正固脱、救阴固阳。恢复期及后遗症期,多为虚实夹杂,邪实未清而正虚已现,治宜扶正祛邪,常用育阴熄风、益气活血等法。

泽术糜衔散

【来源】《素问·病能论》

【组成】泽泻十分　白术十分　糜衔五分

【用法】合以三指撮,为后饭。

【功用】祛风。

【主治】酒风身热解惰汗出如浴恶风少气。

【方解】白术味甘,性温平,主治大风,止汗;糜衔味苦,性寒平,主治风湿筋痿,泽泻味甘,性寒平,主治风。诸药共用,以除酒风。

【备注】时珍曰:糜衔乃《素问》所用治风病自汗药,而后世不知用之,诚缺略也。《素问》黄帝曰:有病身热懈惰,汗出如浴,恶风少气,此为何病?岐伯曰:病名酒风。治之以泽泻、术各三五分,糜衔五分,合以三指撮为后饭。后饭者,先服药也。

风引汤

【来源】《金匮要略·中风历节病》

【组成】大黄四两　干姜四两　龙骨四两　桂枝三两　甘草二两　牡蛎二两　寒水石六两　滑石赤六两　石脂六两　白石脂六两　紫石英六两　石膏六两

【用法】上十二味，杵末粗筛，以韦囊盛之。每三指撮，用井花水三升，煮三沸，温服一升。

【功用】清肝益阴，潜阳熄风。

【主治】大人风引，小儿惊痫瘛疭，日数十发，医所不药者。

【方解】方中寒水石清热益阴，制阳熄风。牡蛎平肝潜阳和阴。石膏清热生津，制阳和阴。龙骨平肝潜阳，镇惊安神。紫石英治癫痫，定惊悸。赤石脂养心气而和肝，益精血而荣阴，补精髓而生水，制阳亢风动。白石脂养心气而刑肝，补肾精而涵木。大黄泻热存阴，制阳熄风。滑石清热。桂枝通阳。干姜温阳。甘草益气。方药配伍特点：既用泻下药又用收涩药，既有温热药又用寒凉药，相互为用，效用倍增。

【临床应用】

1. **用方要点**　肝热动风证：昏仆，或两目上视，或四肢抽搐，或手足麻木，或口吐涎沫，头晕，头痛，烦热，四肢无力，急躁，或肌肉筋脉震颤，口苦，口干，舌红，少苔或薄黄，脉弦数。用方思路：正确使用风引汤，以主治肝热动风证为基础方，以主治心包痰热证为临床扩大应用。病变证机：厥阴肝热内扰，风从内生而肆虐内外，以此而演变为肝热动风病理病证。审证要点：根据头晕目眩，或头痛，四肢抽搐，或手足麻木，舌偏红，苔薄黄，脉弦或滑为用方审证要点。

2. **随症加减**　若腰膝酸软者，加牛膝、杜仲，以补肝肾，强筋骨；若健忘者，加龙眼肉、远志、石菖蒲，以开窍安神；若手足抽搐者，加全虫、僵蚕，以熄风止痛；若肌肤麻木者，加黄芪、当归，以益气养血等。

3. **使用注意**　阴血虚证，慎用本方。忌海藻、菘菜、生葱。

4. **现代应用**　现用于乙型脑炎及其后遗症，流行性脑膜炎及其后遗症，小儿麻痹及其后遗症，流行性出热等。合理运用风引汤指导中医辨证与西医辨病，无论是治疗传染疾病，还是治疗血管疾病等，都必须符合风引汤主治病变证机与审证要点，以此才能取得治疗效果。临证选用风引汤治疗西医疾病还可用于：①心脑血管疾病：脑血管意外疾病（中风），脑梗死，脑出血，高血压，高脂血症等。②精神、神经疾病：精神分裂症、癫痫病，面神经炎，三叉神经痛等。

5. 历代名家的应用经验

（1）《千金方衍义》：此方引风内泄，故用大黄兼甘草、桂心、滑石、石膏以化风热；干姜以为反谍，使火无拒格之虞；紫石英、寒水石以润血燥；赤、白石脂，龙骨，牡蛎以补其空，绝风火复来之路。

（2）《成方切用》：风邪内并则火热内生，五脏亢盛，逆归于心，故以桂、甘、龙、牡通阳气，安心肾为君；然厥阴风木与少阳相火同居，火发必风生，风生必挟木势侮其脾土，故脾气不行，聚液成痰，流注四末，因成瘫痪，故用大黄以荡涤风火湿热之邪为臣；随用干姜之止而不行者以补之为反佐；又取滑石、石膏清金以伐其木，赤、白石脂厚土以除其湿，寒水石以助肾水之阴，紫石英以补心神之虚为使。

（3）《兰台轨范》：此乃脏腑之热，非草木之品所能散，故以金石重药清其里。

（4）风引汤源于《金匮要略》，该书"中风厉节病"载有"风引汤除热瘫痫"一节简文，该方由大黄、干姜、龙骨、牡蛎、寒水石、滑石、赤石脂、白石脂、紫石英、石膏、桂枝、甘草等组成。共为粗末，取三指撮，以井花水煎服。用于大人风痫掣引，小儿惊痫瘈疭，日数十发者。本方用大黄、石膏、寒水石清热泻火，用龙骨、牡蛎、紫石英潜阳熄风，用桂枝、干姜温通疏散，用赤石脂、白石脂收涩益阴，用甘草、滑石益气渗利，共奏清热潜阳熄风之功。本方之妙一在于在清热泻火、重镇潜阳药中，反佐以辛热升散之桂枝、干姜，微妙至极，一则防其寒凉太过伐伤胃气，一则寓有宣通气机"火郁发之"之意。如此配伍，清镇而不过于沉降，宣通反助其泻火之势，实乃清热潜镇、定惊熄风之良方。二在于滑石、寒水石与膏、黄同用，可使结滞于上的水毒，迅速下行，这和西医高渗脱水的方法有殊途同归之理，而疗效则过之。三在于紫石英、牡蛎为镇静安神药，可助石膏之不及；赤石脂、龙骨为收敛固涩药，以防大黄之过泻，如此配伍可见本方组织严密，目的明确。该证多表现为颅内压增高，是由于气机升多降少，气血并走于上所致，即《内经》所谓厥逆也。本方用石膏辛凉重坠，不仅能清脑热，还有很好的镇静作用；大黄苦寒下走，刺激肠壁，促进肠蠕动，能起诱导作用而降低颅压。二药合用，以改变气机升多降少者，使之降多升少；气血并走于上者，使其并走于下，达到以平为期的目的。使用本方来治疗中风病偏热型，是以证候为依据的，即患者必须表现为明显的热证、实证，脱离具体证候来谈使用处方，是不符合辨证施治原则的。

【备注】别名：紫石煮散、紫石汤、引风汤、紫石散、癫痫汤。本方用法有：大人顿服，未百日儿服一合，未能者，绵沾着口中，热多者日四五服。

防己地黄汤

【来源】《金匮要略·中风历节病》

【组成】防己一分　桂枝三分　防风三分　甘草一分

【用法】上四味，以酒一杯，渍之一宿，绞取汁，生地黄二斤咬咀，蒸之如斗米饭久，以铜器盛其汁，更绞地黄汁和（上四味药，以酒200毫升，渍12小时，绞取汁；用生地黄1千克熬煮，蒸1小时，绞取汁；以铜器将上二种药汁和匀，分二次服）。

【功用】滋阴凉血，祛风通络。

【主治】主治风入心经，阴虚血热，病如狂状，妄行，独语不休，无寒热，脉浮；或血虚风盛，手足蠕动，瘛疭，舌红少苔，脉虚神倦，阴虚风湿化热，肌肤红斑疼痛，状如游火。现用于风湿性关节炎、类风湿性关节炎、癔病、癫痫等证属阴虚热伏者。中风，癫狂病，痹证。

【方解】方中重用生地黄滋补真阴，凉血养血为君；防己善搜经络风湿，兼可清热为臣；防风、桂枝调和营卫，解肌疏风为佐；甘草调补脾胃，和协诸药为使。配合成方，共奏滋阴凉血，祛风通络之功。

【临床应用】

1. 用方要点　用方思路：正确使用防己地黄汤，以主治心虚热发狂证为基础方，以主治虚热生风证为临床扩大应用。病变证机：阴血不足，虚热内生，心神不得守藏，以此而演变为心虚热发狂病理病证。审证要点：根据善动妄行而困倦，或言语失常，精神萎靡不振，舌质红，苔薄或腻，脉浮或弱为用方审证要点。

2. 随症加减　若失眠者，加生铁落、朱砂，以重镇安神；若急躁者，加黄连、栀子，以清心除烦；若痰盛者，加远志、胆南星，以开窍化痰；若心阴虚者，加麦冬、沙参、生地，以滋补阴血等。

3. 使用注意 瘀血证，痰热证，慎用本方。

4. 现代应用 合理运用防己地黄汤指导中医辨证与西医辨病，无论是治疗精神、神经疾病，还是治疗心血管疾病等，都必须符合防己地黄汤主治病变证机与审证要点，以此才能取得治疗效果。临证选用防己地黄汤治疗西医疾病还可用于：①运动疾病：风湿性关节炎，风湿性环形红斑等。②心血管疾病：心肌炎，心肌缺血，心律不齐等。③精神分裂症抑郁型，老年性痴呆，早老性痴呆，小儿发育迟缓，小儿多动症等。

5. 历代名家的应用经验

（1）《金匮玉函经二注》：此狂者，谓五脏阴血虚乏，魂魄不清，昏动而然也。桂枝、防风、防己、甘草酒浸绞汁，用是轻清归之于阳，以散其邪；用生地黄之凉血补阴，熟蒸以归五脏，益精养神也。盖药生则散表，熟则补衰，此煎煮法也，又降阴法也。

（2）《千金方衍义》：此皆惊痰堵塞于心包，乱其神识所致，故以防己逐其痰气，防风泻其木邪，桂心通其关窍，地黄安其本神，甘草专和桂心、地黄寒热之性也。

（3）《成方切用》：此亦风之进入于心者也。风升必气涌，气涌必滞涩，涩滞则流湿，湿留壅火，邪聚于心，故以二防、桂、甘去其邪，而以生地最多，清心火，凉血热，谓如狂妄行独语不休，皆心火炽，盛之证也。况无寒热，则知病不在表，不在表而脉浮，其为火盛血虚无疑尔。后人地黄饮子、犀角地黄汤等，实祖于此。

侯氏黑散

【来源】《金匮要略·中风历节病》

【组成】 菊花四十分　白术十分　细辛三分　茯苓三分　牡蛎三分　桔梗八分　防风十分　人参三分　矾石三分　黄芩五分　当归三分　干姜三分　川芎三分　桂枝三分

【用法】 上十四味，杵为散，酒服方寸匕，日一服，初服二十日，温酒调服，禁一切鱼肉大蒜，常宜冷食，六十日止，即药积在腹中不下也。热食即下矣，冷食自能助药力。

【功用】 祛风除热，通经活络。

【主治】 主大风四肢烦重，风癫，中风瘫痪。

【方解】 方中人参安精神，定魂魄，止惊悸，除邪气，开心益智，补脾益气；白术健脾益气，生化气血，滋荣心脾；牡蛎潜阳以平熄内风，软坚散结以消痰；防风透风于外；茯苓健脾益心，安神定志；当归养血补心脾；菊花清利头目而醒神；矾石燥湿化痰，善治风痰；桂枝通阳化瘀，疏通经气；干姜温达脾阳，益心阳；细辛温阳化饮，温通经气；桔梗宣畅气机，化痰祛痰；黄芩制约温热药而不伤津；川芎行血中之气；酒能活血行气。

【临床应用】

1. **用方要点** 用方思路：正确使用侯氏黑散，以主治心脾不足、痰风内生证为基础方，以主治风痰上扰证为临床扩大应用。审证要点：根据心悸，或心神恍惚，头痛，或头晕，舌质淡，苔白腻，脉弱或弦或滑为用方审证要点。

2. **随症加减** 若湿痰较盛者，加泽泻、苍术，以化饮利湿；若阳气亢者，加钩藤、代赭石，以潜阳熄风；若血虚明显者，加阿胶，鸡血藤，以滋补阴血等。

3. **使用注意** 阴虚火旺证，慎用本方。忌一切鱼、肉、大蒜；忌桃、李、雀肉、胡荽、青鱼，鲜酢物；孕妇忌服。

4. **现代应用** 合理运用侯氏黑散指导中医辨证与西医辨病，无论是治疗心血管疾病，还是治疗消化、内分泌疾病等，都必须符合侯氏黑散主治病变证机与审证要点，以此才能取得治疗效果。临证选用侯氏黑散治疗西医疾病还可用于：①消化疾病：慢性肝炎，慢性胃炎等。②内分泌疾病：糖尿病，甲状腺功能亢进症等。③抑郁症，神经衰弱，高血压，冠心病，心律不齐，心肌缺血等。

5. **历代名家的应用经验**

(1)《医方集解》：此手太阴、少阴，足厥阴药也。菊花秋生，得金水之精，能制火而平木，木平则风息，火降则热除，故以为君；防风、细辛以祛风；当归、川芎以养血；人参、白术以补气；黄芩以清肺热，桔梗以和膈气，茯苓通心气而行脾湿，姜、桂助阳分而达四肢，牡蛎、白矾酸敛涩收，又能化顽痰，加酒服者，以行药势也。

(2)《张氏医通》：方中用菊花四十分为君，以解心下之蕴热；防、桂、辛、桔以升发腠理；参、苓、白术以实脾杜风；芎、归以润燥熄火；牡蛎、矾石，以固涩肠胃，使参术之性留积不散，助其久功；干姜、黄芩，一寒一热，寒为风之向导，热为火之反间。用温酒服者，令药性走表以开其痹也。郭雍曰：黑散本为涤除风热，方中反用牡蛎、矾石止涩之味，且令冷食，使药积腹中，然后热食，则风热痰垢与药渐而下之也。

（3）侯氏黑散：治大风四肢烦重，心中恶寒不足者。（《中风历节病脉证并治》）。其中以菊花为君，用量极大，本药有散风、清热、除烦、止头痛、清头目、治眩晕之功。据《本草正义》载："凡花皆主宣扬疏滞，独菊花则摄纳下降，能平肝火、熄内风，抑木气之横逆。"《本经》载："主风头眩者，以阴虚阳浮，气火升腾，肝风上扰之眩晕言之，非外来风邪，令人眩也。肝火直上顶巅而为眩、为肿、为痛，阳焰直升，其势最暴。凡是头风作痛，无非内火内风震撼不息，而菊花能治之，非肃降静镇迥异寻常者，殆难有此力量。"本证为阳气不足，大风直中脏腑所致。病位主要在脾，病势却在欲化热而尚未化热之际，故四肢烦重与心中恶寒不足并见。《沈注金匮要略》云："直侵肌肉脏腑，故为大风，邪困于脾，则四肢烦重，阳气虚而未化热，则心中恶寒不足。"

五苓散

【来源】《伤寒论》

【组成】猪苓（去皮）十八铢　泽泻一两六铢　白术十八铢　茯苓十八铢　桂枝（去皮）半两

【用法】上五味，捣为散，以白饮和，服方寸匕，日三服。多饮暖水，汗出愈，如法将息。

【功用】利水渗湿，温阳化气。

【主治】中风后急性尿潴留。外有表证，内停水湿，头痛发热，烦渴欲饮，或水入即吐，小便不利，水湿内停的水肿，泄泻，小便不利，以及霍乱、头痛、发热、身疼痛，热多欲饮水者，痰饮，脐下动悸，吐涎沫而头眩或短气而咳者。

【方解】此证出现的病因源于太阳外有表邪，内传太阳之腑。方中泽泻甘淡化湿，直达肾与膀胱，利水渗湿；猪苓与茯苓同样具有利水渗湿的功效；而白术健脾而运化水湿，转输精津，使水精四布；桂枝可以温通阳气，内助膀胱温阳化气，布津行水，又外散太阳经未尽之表邪，一药两用。五药相配，使水行气化，表解脾健，则蓄水、痰饮所致诸证自除。

【临床应用】

1. 用方要点　用方思路：正确使用五苓散，既是主治脾胃水气痞证的基础方，又是主治上焦、中焦、下焦水气证（发热，恶风寒，汗出，头痛，渴欲饮水，水入则吐；或心烦，口干而不欲饮水；或消渴，小便不利；或脐下悸，呕吐涎沫，头晕目眩，或不能站立；或脘腹胀满，或水肿，或四肢肿，身重而困，小便不利，或呕吐，下利）基础方。病变证机：脾胃不能气化水津，水气逆乱上下，以此而演变为脾胃水气病理病证。审证要点：根据心下痞满，或腹中有水声，心下悸动，口干舌燥，舌质偏红，苔薄黄，脉浮或沉为用方审证要点。

2. 随症加减　若小便疼痛者，加连翘、瞿麦，以清热解毒利水；若少腹拘急者，加小茴香、通草，以温阳通淋行水；若大便干者，加大黄、栀子，以泻火通便，使热从下而去；若水肿者，加大腹皮、茯苓皮，以行气利水消肿等。

3. 使用注意　脾胃阴虚证，慎用本方。

4. 现代应用　合理运用五苓散指导中医辨证与西医辨病，无论是治疗消化疾病，还是治疗泌尿、呼吸疾病等，都必须符合五苓散主治病变证机与审证要点，以此才能取得治疗效果。临证选用五苓散治疗西医疾病还可用于：①泌尿系统疾病：肾小球肾炎，肾盂肾炎，膀胱炎，泌尿系结石，化疗肾衰等。②呼吸系统疾病：肺水肿，肺气肿，支气管炎，百日咳等。③精神、神经系统疾病：三叉神经痛，梅尼埃病，抑郁症，癔病等。④妇科疾病：经前期紧张综合征，绝经期水肿，慢性盆腔炎等。⑤皮肤疾病：带状疱疹，荨麻疹，脱发等。⑥五官疾病：青光眼，过敏性鼻炎，慢性轴性视神经炎等。⑦其他疾病：关节腔积液，结核性胸水等。

【备注】别名：猪苓散（《太平惠民和剂局方》）、五苓汤（《宣明论方》）。

续命汤

【来源】《外台秘要》

【组成】麻黄三两（去节）　防风二两　石膏（碎，绵裹）一两　黄芩一两　干地

黄一两　人参一两　干姜二两　川芎一两　当归一两　甘草（炙）一两　杏仁四十枚（去皮尖双仁）　桂心二两

【用法】咬咀。以水一斗，煮取四升，服一升。当小汗，薄覆脊，凭几坐，汗出则愈，不更服。

【主治】中风痱，身体不能自收，口不能言，冒昧不知人，不知痛处，或拘急不得转侧；兼疗产妇大去血者及老人小儿；并疗伏不得卧，咳逆上气，面目红肿。

【方解】本方以麻黄汤为基础，加人参益气，当归养血，干姜温经，川芎行血，佐石膏以制其辛燥之性，其功能以疏散外风为主。元犀按：风阳邪也，气通于肝；痱闭也，风入闭塞其毛窍，阻滞营卫不行也。盖风多挟寒，过重时由皮肤而入，以渐而深入于内，郁久则化热，热则伤阴，阴伤内无以养其脏腑，外不能充于形骸。此即身体不能自收持，口不能言，冒昧不知痛处所由来也。主以古今录验续命，甘草以发其肌表之风邪，兼理其内蕴之热，又以人参、当归、川芎补血调气，领麻黄、石膏等药穿筋骨，通经络，调营卫，除肌表之邪。是则此方从内达外，圜转周身，祛邪开痱，无有不到，称曰古今录验续命汤，其命名岂浅哉。

【临床应用】

1. **使用注意**　忌海藻、菘菜、生葱，勿当风。

2. **历代名家的应用经验**

（1）《医门法律》：痱即痹之别名也，风入而痹其荣卫，即身体不能自收，口不能言，冒昧不知痛处，或拘急不能转侧也。然营卫有虚有实，虚者自内伤得之，实者自外感得之。此方则治外感之痹其荣卫者，故以得小汗为贵。然已变越婢之制，而加芎、归养血，人参益气矣。其内伤而致荣卫之痹者，于补气血药中，略加散风药为制，更可知矣。

（2）《金鉴》：赵良曰，痱病者，荣卫气血不养于内外，故身体不用，机关不利，精神不治，然是证有虚有实，虚者自饮食房劳七情感之。如《内经》所谓内夺而厥则为瘖痱之类是也。实者自风寒暑湿感之。虚者不可以实治，治则愈散于气血。今此方明言中风，痱是属荣卫之实邪也，故用续命汤，乃麻黄汤之变者，加干姜以开血受寒邪，石膏以解肌受风邪，当归和血；人参益气，川芎行血散风也。其并治咳逆上气面浮肿者亦为风寒所致也。

小续命汤

【来源】《备急千金要方·卷八》

【组成】麻黄一两 防己一两 人参一两 黄芩一两 桂心一两 甘草一两 芍药一两 川芎一两 杏仁一两 附子一枚 防风一两半 生姜五两

【用法】以水一斗二升，先煮麻黄三沸，去沫，纳诸药，煮取三升，分三服，良；不愈，更合三至四剂，必佳。取汗随人风轻重虚实也。

【功用】扶正祛风。

【主治】正气内虚，风邪外袭。诸风服之皆验，不令人虚。中风卒起，不省人事，神气溃乱，半身不遂，筋急拘挛，口眼㖞斜，语言謇涩，牙关紧闭，厥冷；或顽痹不仁，风湿腰痛。卒中风欲死，身体缓急，口目不正，舌强不能语，奄奄忽忽，神情闷乱。中风不省人事，涎鸣，反张，失音，厥冷。八风五痹，痿厥。产后中风。风湿腰痛；痰火并多，六经中风，及刚柔二痉。

【方解】本方为麻黄汤合桂枝汤加味组成，麻黄汤疏达肌表，桂枝汤调和营卫，藏刚柔相济之妙，寓表里互调之功；麻黄、桂枝散瘀通脉，防风、防己祛风胜湿；人参益气补中，川芎、白芍养血和营；黄芩清热，附子散寒，杏仁宣肺祛痰，生姜温胃止呕，甘草和中调药，共治风寒入络，血凝脉涩之证。

【临床应用】

1. **随症加减** 无汗恶寒，倍麻黄、杏仁。有汗恶风，倍桂枝、芍药。无汗身热不恶寒，去附子倍甘草加石膏、知母。有汗身热不恶风，倍桂枝、黄芩加葛根。无汗身凉脉沉细，恍惚者，加茯神、远志。如骨节烦疼，本有热者，去附子，倍芍药。有汗无热畏寒脉沉，倍桂枝、附子、甘草。肢节挛痛，麻木不仁，脉缓，加羌活、连翘。

2. **历代名家的应用经验**

（1）《千金方衍义》：小续命汤虽本古方，而麻黄、桂枝两方皆在其中。以其本虚，必加人参驾驭麻、桂，发越在表之邪，又需附子直入少阴，搜逐在里之邪，不使外内交攻，正气立断，续命之名，信乎不虚。其余川芎、黄芩、防风、防己，不过为麻黄之使，以祛标热耳。方治卒中风欲死，病死于暴，故用麻黄必兼杏仁开发肺气之逆满，殊不可缺。

（2）《医方考》：麻黄、杏仁，麻黄汤也，仲景以之治太阳证之伤寒；桂枝、芍药，桂枝汤也，仲景以之治太阳证之中风。中风而有头疼、身热、脊强者，皆在所必用也。人参、甘草，四君子之二也，《局方》用之以补气；芍药、川芎，四物汤之二也，《局方》用之以养血。中风而有气虚、血虚者，皆在所必用也。风淫末疾，故佐以防风；湿淫腹疾，故佐以防己；阴淫寒疾，故佐以附子；阳淫热疾，故佐以黄芩。盖病不单来，杂揉而至，故其用药，亦兼该也。

（3）《成方便读》：方中用麻黄、桂枝、防风、防己入太阳之经祛风逐湿者，以开其表；邪壅于外，则里气不宣，里既不宣，则郁而为热，故以杏仁利之，黄芩清之；而邪之所凑，其气必虚，故以人参、甘草，益气而调中；白芍、川芎，护营而和血；用附子者，既可助补药之力，又能济麻黄以行表也；姜、枣为引者，亦假之以和营卫耳。悲寒无汗者，倍麻黄、防风；恶风有汗者，倍桂枝、白芍；身热有汗不恶寒者，加石膏、知母，减附子；身热有汗不恶风者，加葛根，减附子；身凉无汗者，倍附子；身凉有汗者，倍桂枝、附子。

小续命汤

【来源】《三因极一病证方论·卷二》

【组成】 麻黄（去节，汤）、防己（崔氏《外台秘要》不用）、人参、黄芩、桂心、甘草炙、白芍药、川芎各一两　杏仁一两，汤去皮尖，炒　附子一枚，炮去皮脐　防风半两

【用法】 上为锉散。每服四大钱，水一盏半，姜七片，枣二个，煎七分，去滓，不以时服取汗，随人虚实，与所中轻重。有人脚弱，服此六七剂得瘥。

【主治】 治卒中风欲死，身体缓急，口目不正，舌强不能语，奄奄忽忽，神情闷死。诸风服之皆验，不令人虚。

【临床应用】 随症加减　有风疹家，天阴节变，辄合服之，可以防喑。一云恍惚，加茯神、远志；骨节疼，有热，去附子、芍药。《古今录验》有白术，无杏仁；《救急》无芎、杏仁，止十味；《延年》无防风。一云遗失便利产后失血，并老人小儿，用麻黄、桂心、甘草各二两。一法，治或歌哭，或笑语，无所不及，用麻黄三两，人参、桂枝、白术各二两，无防风、附子、生姜，有当归一两。

大续命汤

【来源】《备急千金要方·卷八》

【组成】麻黄八两　石膏四两　桂心二两　干姜二两　川芎二两　当归一两
黄芩一两　杏仁三十枚　荆沥一升

【用法】上㕮咀。以水一斗，先煮麻黄两沸，掠去沫，下诸药，煮取四
升，去滓，又下荆沥煮数沸，分四服。

【主治】中风暗哑，昏迷不省，半身不遂。口眼㖞斜。卒然暗哑，五脏偏
枯贼风。妇人产后中风。中风肥盛，多痰多渴，肢体不遂。风中五脏，舌纵
难言。

大续命散

【来源】《备急千金要方·卷八》

【组成】麻黄一两　乌头一两　防风一两　桂心一两　甘草一两　蜀椒一两
杏仁一两　石膏一两　人参一两　芍药一两　当归一两　竹茹一两　黄芩一两　茯
苓一两　干姜一两

【用法】每服方寸匕，酒送下，一日二次；稍加，以知为度。

【主治】八风十二痹，偏枯不仁，手足拘急，疼痛不得伸屈，头眩不能自
举，起止颠倒，或卧苦惊如堕状，盗汗，临事不起；妇人带下无子；风入五
脏，甚者恐怖，夜多异梦，悲愁哭泣，忽忽欲走。

排风汤

【来源】《备急千金要方·卷八·贼风第三》

【组成】犀角（水牛角代）一两　羚羊角一两　贝子一两　升麻一两

【用法】上为粗散。以水二升半，纳四方寸匕，煮取一升，去滓，服五
合，杀药者以意增之；若肿，和鸡子敷上日三次。

【功用】排散毒风邪气。

【主治】诸毒风邪气所中，口噤，闷绝不识人，及身体疼烦，面目暴肿，

手足肿者。

【方解】方中羚羊角清热熄风，火降风熄，则气血不致上逆而痉厥可止；犀角（水牛角代），清心开窍，热清邪去，则心神不受扰乱而神志渐苏，二药均为主要部分。贝子散热结，利窍道，升麻解热毒，散风邪，均助羚羊角、犀角（水牛角代），以清热解毒，熄风开窍，为方中辅助部。药虽四味，但力专效速，是热扰心包，神昏谵语的要方。

【备注】《中风斠诠》：方下所谓口噤闷绝、不识人、身体疼痛等症，亦是肝风暴动，上冲入脑，神经不用之病。药用犀、羚、贝子平肝潜阳，清热熄风，而兼镇逆，以治内风，皆是吻合，必有捷效，可知制方之意，固亦见到内热生风，是以选此三物，然方下乃谓诸毒风邪气所中，则仍误认为外来之风邪，夫岂有犀、羚、贝子可治外中风邪之理，反觉药不对病，自盾自矛，如此说法，大不可解，且使良方妙用，晦而不显，盖方下主治，已非此药真旨，吾恐古人立方本意，必不若是，惟升麻终是不妥耳。

方寸匕，古代量取药末的器具。其状如刀匕。一方寸匕大小为古代一寸正方，其容量相当于十粒梧桐子大。《千金要方》卷一："方寸匕者，作匕正方一寸抄散，取不落为度。"一方寸匕约等于2.74毫升，盛金石药末约为2克，草木药末为1克左右。

排风汤

【来源】《备急千金要方·卷八·诸风第二》

【组成】白鲜皮二两　白术二两　芍药二两　桂心二两　川芎二两　当归二两　杏仁二两　防风二两　甘草二两　独活三两　麻黄三两　茯苓三两　生姜四两

【用法】上㕮咀，以水一斗，煮取三升，每服一升。覆取微汗，可服三剂。

【功用】养血祛风，安心定志，聪耳明目，通脏腑。

【主治】男子、妇人风虚湿冷，邪气入脏，狂言妄语，精神错乱，其肝风发，则面青心闷乱，吐逆呕沫，胁满头眩，重耳不闻人声，偏枯筋急，曲拳而卧；其心风发，则面赤翕然而热，悲伤嗔怒，目张呼唤；其脾风发，则面黄身体不仁，不能行步，饮食失味，梦寐倒错，与亡人相随也；其肺风发，则面白咳逆唾脓血，上气奄然而极也；其肾风发，则面黑手足不遂，腰痛难以俯仰，痹冷骨痛。诸有此候，令人心凉，志意不安，恍惚多忘。

芎劳汤

【来源】《备急千金要方·卷八》

【组成】川芎一两半 黄芩一两 石膏一两 当归一两 秦艽一两 麻黄一两 桂心一两 杏仁二十一枚 干姜一两 甘草一两（一方无石膏，用黄连）

【用法】以水九升，煮取三升，分三服。

【主治】卒中风，四肢不仁，善笑不息。

【临床应用】历代名家的应用经验 《千金方衍义》：卒中风，善笑不息，土困木乘，心火炽然之象。乃汇取麻黄、越婢、麻杏甘石之制，专以干姜实脾杜风，麻黄开肺泄热，石膏清胃化火，具列鼎分之势。余药各随寒热佐使，标本兼赅。此长沙密谛真诠，不觉为之吐露，奈何千载尘埋，能不为之心折。

【备注】芎劳，即川芎。

防风汤

【来源】《备急千金要方》

【组成】防风、川芎、白芷、牛膝、狗脊、草薢、白术各一钱 羌活、葛根、附子、杏仁各二钱 麻黄四钱 生姜五钱 石膏、薏苡仁、桂心各三钱

【用法】上十六味药，㕮咀。以水1.2升，煮取300毫升，分三服。服一剂觉好，更进一剂。

【主治】主偏风。

大防风汤

【来源】《备急千金要方》

【组成】防风十八铢 当归十八铢 麻黄十八铢 白术十八铢 甘草十八铢 黄芩三十铢 茯苓一两 干地黄一两 附子一两 山茱萸一两

【主治】中风，发热无汗，肢节烦，腹急痛，大小便不利。

【用法】上㕮咀。以水九升，煮取二升半，一服七合。大小便不利，纳大黄、人参各十八铢，大枣三十枚，生姜三两，煮取三升，分三服。《深师》加

天门冬一两。

【临床应用】历代名家的应用经验 《千金方衍义》：中风外有六经形证，故用麻黄、防风；内有便溺阻隔，故用地黄、当归；肾主二便，大小便不利多属肾虚风燥，故用术、附为主，加茯苓、甘草，则真武汤中之二也；山茱萸，《本经》治心下邪气，温中逐寒湿痹，去三虫，佐地黄则有酸收肝肾虚风之功；黄芩，《本经》治诸热、黄疸，逐水，下血闭，佐麻黄则有解散肌表风热之用。

吃力伽丸

【来源】《外台秘要》

【组成】吃力伽（即白术）一两　光明砂（研）一两　麝香（当门子）一两　诃子皮一两　香附子（中白）一两　沉香（重者）一两　青木香一两　丁香一两　安息香一两　白檀香一两　荜茇（上者）一两　犀角（水牛角代）一两　熏陆香（即乳香）半两　苏合香半两　脑香（即冰片）半两

【用法】上为极细末，炼蜜为丸，如梧桐子大。腊月合之，藏于密器中，勿令泄气。每朝用四丸，取井花水于净器中研破服。老小每碎一丸服之，另取一丸如弹丸，蜡纸裹，绯袋盛，当心带之。冷水暖水，临时斟量。

【功用】芳香开窍，行气止痛，顺气化痰，解郁开窍。

【主治】中风、中气，猝然昏倒，不省人事。牙关紧急，或中寒气闭，心腹猝痛，甚则昏厥；或痰壅气闭，突然昏迷，以及时疫霍乱，腹痛胸痞，欲吐泻不得，甚则昏闭者。

【方解】本方证因寒邪秽浊，闭阻机窍所致。寒痰秽浊，阻滞气机，蒙蔽清窍，故突然昏倒、牙关紧闭、不省人事；阴寒内盛，故苔白脉迟；若寒凝胸中，气血瘀滞，则心胸疼痛；邪壅中焦，气滞不通，故脘腹胀痛难忍。闭者宜开，治宜芳香开窍为主，对于寒邪、气郁及秽浊所致者，又须配合温里散寒、行气活血、辟秽化浊之法。方中苏合香、麝香、冰片、安息香芳香开窍，辟秽化浊，共为君药。臣以木香、香附、丁香、沉香、白檀香、乳香以行气解郁、散寒止痛，理气活血。佐以辛热之荜茇，温中散寒，助诸香药以增强驱寒止痛开郁之力；水牛角清心解毒，朱砂重镇安神，二者药性虽寒，但与温热之品相伍，则不悖温通开窍之旨；白术益气健脾、燥湿化浊，诃子收涩敛气，二药一补一敛，以防诸香辛散走窜太过，耗散真气。本方配伍特点是集诸芳香药于一方，既长于辟秽开窍，又可行气温中止痛，且散收兼顾，补敛并施。本方在《外台秘要》卷十三引唐《玄宗开元广济方》名吃力伽丸，《苏沈良方》更名为苏合香丸。原方以白术命名，提示开窍行气之方，不忘补气扶正之意。

【临床应用】

1. 用方要点 本方为温开法的代表方，又是治疗寒闭证以及心腹疼痛属于寒凝气滞证的常用方。临床应用以突然昏倒，不省人事，牙关紧闭，苔白，脉迟为辨证要点。

2. 使用注意 本方药物辛香走窜，有损胎气，孕妇慎用；脱证禁用。

3. 现代应用 本方常用于急性脑血管病、癔病性昏厥、癫痫、有毒气体中毒、老年痴呆症、流行性乙型脑炎、肝昏迷、冠心病心绞痛、心肌梗死等证属寒闭或寒凝气滞者。

4. 历代名家的应用经验

（1）《医方考》：病人初中风，喉中痰塞，水饮难通，非香窜不能开窍，故集诸香以利窍；非辛热不能通塞，故用诸辛为佐使。犀角虽凉，凉而不滞；诃黎虽涩，涩而生津。世人用此方于初中之时，每每取效。丹溪谓辛香走散真气，又谓脑、麝能引风入骨，如油入面，不可解也。医者但可用之以救急，慎毋令人多服也。

（2）《成方便读》：此为本实先拨，故景岳有非风之名；若一辨其脱证。无论其为有邪无邪，急以人参、桂、附之品，回阳固本，治之尚且不暇，何可再以开泄之药，耗散真气乎？须待其根本渐固，正气渐回，然后再察其六淫七情，或内或外，而缓调之，则庶乎可也。此方汇集诸香以开其闭，而以犀角解其毒，白术、白蜜匡其正，朱砂辟其邪，性偏于香，似乎治邪中气闭者为宜耳。

【备注】 别名安息香丸、苏合香丸、乞力伽丸、苏合丸。忌生血肉、桃、李、雀肉、青鱼、醋等。

紫雪丹

【来源】《外台秘要·卷十八》

【组成】 黄金一百两　寒水石三升　石膏三斤　磁石三斤　滑石三斤　玄参一

斤　羚羊角五两（屑）　犀角（水牛角代）五两（屑）　升麻一升　沉香五两　丁子香一两　青木香五两　甘草八两（炙）

【用法】上药以水一斛，先煮五种金石药，得四斗，去滓后纳八物，煮取一斗五升，去滓，取硝石四升，芒硝亦可，用朴硝精者十斤投汁中，微火上煮，柳木篦搅，勿住手，有七升，投在木盆中，半日欲凝，纳研朱砂三两，细研麝香五分，纳中搅调，寒之二日成霜雪紫色。病人强壮者一服二分，当利热毒；老弱人或热毒微者，一服一分。脚气病经服石药发热毒闷者，水和四分服，胜三黄汤十剂，以后依旧方用麝香丸。

【功用】辟秽开窍，泻火散结，镇惊安神，清心开窍。

【主治】温热病，热闭心包及热盛动风证。高热烦躁，神昏谵语，痉厥，口渴唇焦，尿赤便闭，舌质红绛，苔黄燥，脉数有力或弦数；以及小儿热盛惊厥。

【方解】本方证因温病邪热炽盛，内闭心包，引动肝风所致。邪热炽盛，心神被扰，故神昏谵语、高热烦躁；热极动风，故痉厥抽搐；热盛伤津，故口渴唇焦、尿赤、便闭；小儿热盛惊厥亦属邪热内闭，肝风内动之候。本方证既有热闭心包，又见热盛动风，故以清热开窍、熄风镇痉为治。方中犀角（水牛角代）功专清心凉血解毒，羚羊角长于凉肝熄风止痉，麝香芳香开窍醒神，三药合用，是为清心凉肝，开窍熄风的常用组合，针对高热、神昏、痉厥等主症而设，共为君药。生石膏、寒水石、滑石清热泻火，滑石且可导热从小便而出；玄参、升麻清热解毒，其中玄参尚能养阴生津，升麻又可清热透邪，俱为臣药。方中清热药选用甘寒、咸寒之品，而不用苦寒直折，不仅避免苦燥伤阴，而且兼具生津护液之用，对热盛津伤之证，寓有深意。佐以木香、丁香、沉香行气通窍，与麝香配伍，增强开窍醒神之功；朱砂、磁石重镇安神，朱砂并能清心解毒，磁石又能潜镇肝阳，与君药配合以加强除烦止痉之效；更用朴硝、硝石泄热散结以"釜底抽薪"，可使邪热从肠腑下泄，原书指出服后"当利热毒"。炙甘草益气安中，调和诸药，并防寒凉伤胃之弊，为佐使药。原方应用黄金，乃取镇心安神之功。诸药合用，心肝并治，于清热开窍之中兼具熄风止痉之效，既开上窍，又通下窍，是为本方配伍特点。

【临床应用】

1. **用方要点**　本方为治疗热闭心包，热盛动风证的常用方。临床应用以高热烦躁，神昏谵语，痉厥，舌红绛，脉数实为辨证要点。

2. **随症加减**　伴见气阴两伤者，宜以生脉散煎汤送服本方，或本方与生脉注射液同用，以防其内闭外脱。

3. **使用注意**　本方服用过量有损伤元气之弊，甚者可出现大汗、肢冷、心悸、气促等症，故应中病即止。忌海藻、菘菜、生血；禁食油面厚味。孕妇禁用。

4. **现代应用**　本方常用于治疗各种发热性感染性疾病，如流行性脑脊髓膜炎、乙型脑炎的极期、重症肺炎、猩红热、化脓性感染等疾患的败血症期，肝昏迷以及小儿高热惊厥、小儿麻疹热毒炽盛所致的高热神昏抽搐。

5. **历代名家的应用经验**　《医方集解》：此手足少阴、足厥阴、阳明药也。寒水石、石膏，滑石、硝石以泻诸经之火，而兼利水为君；磁石、玄参以滋肾水，而兼补阴为臣；犀角（水牛角代）、羚角以清心宁肝，升麻、甘草以升阳解毒，沉香、木香、丁香以温胃调气，麝香以透骨通窍，丹砂、黄金以镇惊安魂，泻心肝之热为佐使，诸药用气，硝独用质者，以其水卤结成，性峻而易消，以泻火而散结也。

三黄汤

【**来源**】《备急千金要方》

【**组成**】麻黄五分　黄芪三分　黄芩三分　独活四分　细辛二分

【**用法**】上五味，嚼咀。以水 500 毫升，煮取 200 毫升为两次服。一服小汗，再服大汗。

【**主治**】治中风，手足拘挛，百节疼痛，烦热心乱，恶寒，经日不欲饮食。

【**临床应用**】随症加减　心中热，加大黄 1.5 克；胀满，加枳实 1 克；气逆，加人参 2.2 克；心悸，加牡蛎 2.2 克；渴，加瓜蒌 2.2 克；先有寒，加八角附子 2 克。

三黄汤

【**来源**】《医宗金鉴》

【**组成**】黄连　黄芩　大黄各三钱

【用法】水煎服，日二次，早晚各一次。

【功用】泻火通便。

【主治】①吐血、咯血、刃血、衄血、尿血之诸血证而大便秘结者。②神经官能症之有燥屎者。③高血压病兼实热便秘者。④脑出血之热甚者。⑤痈疮疔毒之症。⑥急性肺炎之火热盛者。⑦痢疾之湿热下注者。⑧黄疸性肝炎。⑨败血症之火毒甚者。⑩脓毒血症之火盛者。⑪女性更年期之失眠症。⑫荨麻疹之胃热盛者。⑬酒渣鼻。

【临床应用】用方要点　本方所治火热之证，是实火实证。实火者，心、肺、脾、肝、肾等脏有余之火也。实证者，大便秘结，胃家之实也。本方与黄连解毒汤、三黄汤、二黄汤、三黄石膏汤、凉膈散之区别：诸方组成之所同者，黄连、黄芩；所不同者，黄连解毒汤多黄柏、栀子，三黄汤多大黄，二黄汤多甘草，三黄石膏汤多生石膏、黄柏、麻黄、淡豆豉、栀子，凉膈散多连翘、大黄、薄荷、栀子、芒硝、甘草。诸方功治之所同者，泻火清热。所不同者，黄连解毒汤多黄柏、栀子，以治热而兼小便不利者；三黄汤多大黄，以治热而兼大便秘结者；二黄汤多甘草，以治膈上有热者；三黄石膏汤多石膏等，以治表里有热者；凉膈散多连翘等，以治热在膈上下者。治热泻火，其急者有三黄汤，其缓者有二黄汤，其重者有凉膈散，其平者有黄连解毒汤，其深者有三黄石膏汤，其浅者有诸黄类，其上者有二黄汤，其下者有三黄汤。诸方之组，药分上中下三焦，各有所属。众方之变，法有急缓、轻重、上下、表里，变有所宜。一药之加，必有其证，如黄连解毒汤之去黄柏、栀子，加大黄，是为邪之所出由小便而转大便也；一药之减，必有其理，如张洁古之用凉膈散去硝、黄而加桔梗也。药有药对，方有方根。知其对，则益其利而避其害；明其根，则用其法而变其方。可谓药对方根是个纲，如线串珠便成方。

扶金汤

【来源】《外台秘要·卷十四》

【组成】葛根三两　独活二两　附子一两（炮，四破）　石膏二两（碎，绵裹）

【用法】以水八升，煮取三升，每服九合，昼二次，夜一次。

【主治】中风发三秋，脉浮大而洪长。

【临床应用】使用注意　忌猪肉、冷水等物。

独活散

【来源】《太平圣惠方·卷十九》

【组成】独活二两　黑豆一合（锉，炒熟）　天南星半两（炮裂）　生姜半两　防风一两（去芦头）

【用法】上锉细。以清酒五大盏，煎取三大盏，入于瓶中，密盖良久，去滓放温，拗开口，灌半中盏，频频服之，不拘时候。

【主治】中风，口噤不开，筋脉拘急，疼痛。

舒筋保安散

【来源】宋·陈无择　《三因极一病证方论》

【组成】干木瓜五两　萆薢一两　五灵脂一两　牛膝（酒浸）一两　天麻一两　续断一两　白僵蚕（炒去丝）一两　松节一两　白芍药一两　乌药（去木）一两　威灵仙一两　黄芪一两　当归一两　防风（去叉）一两　虎骨（狗骨代）一两

【用法】用无灰酒一斗，浸上件药廿七日，紧封扎，日数足，取药焙干，捣为细末。每服二钱，用浸药酒半盏调下；吃酒尽，用米汤调下。

【功用】宣导诸气。

【主治】左瘫右痪，筋脉拘挛蹉，身体不遂，脚腿少力；干涩脚气，及湿滞经络，久不能立。

生姜生附汤

【来源】宋·陈无择　《三因极一病证方论》

【组成】附子六分　生姜三两（切）

【用法】以水二升，煮取一升，分为再服。

【功用】正气，消痰，散风。

【主治】中风，头身无不痛，颠倒烦满欲死，但腹中切痛者；卒中风，涎潮昏塞不知人；并主瘀冷癖气，胸满呕沫头痛，饮食不消。

【临床应用】使用注意　忌猪肉、冷水。《三因》：凡中风，无问冷热虚实皆可服。

神异温风丹

【来源】宋·陈无择 《三因极一病证方论》

【组成】麻黄五两（不去节，择净生用） 人参二两 白术二两 干姜（炮）二两 茯神两半 附子（炮，去皮脐）两半 白胶香（别研）两半 甘草（炙）两半 乳香（别研）一两 全蝎（炒）一两

【用法】上将麻黄细锉，用水五升，熬去半，入蜜六两，又熬成膏，入前件药末为丸，如弹子大。每服一丸，温酒送下，每日三次。

【主治】中风一切诸疾。

八味顺气散

【来源】宋·严用和 《济生方·中风论治》

【组成】白术一两 白茯苓（去皮）一两 青皮（去白）一两 香白芷一两 陈皮（去白）一两 天台一两 乌药一两 人参一两 甘草（炙）半两

【用法】上为细末。每服三钱，水一大盏，煎至七分，温服，不拘时候。仍以酒化苏合香丸间服。

【主治】中风、中气，气滞痰阻，神志昏愦，牙关紧急，痰涎上壅，腹胀气喘，半身不遂，口眼㖞斜，语言謇涩，神志昏愦，筋力挛拳，痰涎壅滞，麻痹不仁，遍身疼痛；气滞腰痛；类中风，虚胀喘逆。

【临床应用】历代名家的应用经验

（1）《玉机微义》：四君子补脾胃中气药也，更用白芷去手阳明经风，乌药通肾胃间气，陈皮理肺气，青皮泄肝气。若风果在手阳明经，而肝、肺、肾、胃之气实者可用。但人身经有十二，皆能中邪，五脏之气互有胜负，此方安能尽其变乎？又况真气先虚之人亦难用此也。

（2）《医方考》：人参、白术、茯苓、甘草，四君子汤也。经曰：邪之所凑，其气必虚。故用四君子以补气，治痰之法，利气为先，故用青皮、白芷、台乌、陈皮以顺气，气顺则痰行，而无壅塞之患矣。此标本兼施之治也。

青龙妙应丸

【来源】宋·严用和 《济生方·中风论治》

【组成】穿山甲十五片（石灰炒） 全蝎（去毒）三至七个 地龙（去土）一两 蜈蚣七条（生用） 麝香一字（别研） 草乌（生，去皮）一两 没药三钱（别研） 乳香三钱（别研） 松香半两 斑蝥七个（糯米炒，去头足） 白僵蚕（姜汁炒）半两 五灵脂三钱（去砂石）

【用法】上为细末，酒糊为丸，如绿豆大，以青黛为衣。每服20丸，温酒送下，不拘时候。

【主治】诸风挛急，遍体疼痛，游走无定，百药之所不效者。

局方至宝丹

【来源】《太平惠民和剂局方》

【组成】生乌犀屑（水牛角代）研、朱砂（研、飞）、雄黄（研、飞）、生玳瑁屑（研）、琥珀（研）各一两 麝香（研）、冰片（研）各一分 金箔（半入药、半为衣）、银箔（研）各五十片 牛黄（研）半两 安息香一两半

【用法】上为末，以无灰酒搅澄飞过，滤去沙土，约得净数一两，慢火熬成膏。上将生犀（水牛角代）、玳瑁为细末，入余药研匀，将安息香膏重汤煮凝成后，入诸药中和搜成剂，盛不津器中，并旋圆如桐子大，用人参汤化下三圆至五圆。

【功用】化浊开窍，清热解毒。

【主治】痰热内闭心包证。神昏谵语，身热烦躁，痰盛气粗，舌绛，苔黄垢腻，脉滑数。亦治中风、中暑、小儿惊厥属于痰热内闭者。

【方解】本方证因痰热内闭，瘀阻心窍所致。痰热扰乱神明，则神昏谵语、身热烦躁；痰涎壅盛，阻塞气道，故喉中痰鸣、辘辘有声、气息粗大；舌绛，苔黄垢腻，脉滑数为痰热内闭之象。至于中风、中暑、小儿惊厥，皆可因痰热内闭，而见身热烦躁、痰盛气粗，甚至时作惊搐等症。邪热固宜清解，然痰盛而神昏较重，尤当豁痰化浊开窍，故治以化浊开窍、清热解毒为法。叶天士所谓"舌绛而苔黄垢腻，中夹秽浊之气，急加芳香逐之"即是此义。方中

麝香芳香开窍醒神；牛黄豁痰开窍，合犀角（水牛角代）清心凉血解毒，共为君药。臣以安息香、冰片（龙脑）辟秽化浊，芳香开窍，与麝香同用，为治窍闭神昏之要品；玳瑁清热解毒，镇惊安神，可增强牛黄、犀角清热解毒之力。由于痰热瘀结，痰瘀不去则热邪难清，心神不安，故佐以雄黄助牛黄豁痰解毒；琥珀助麝香通络散瘀而通心窍之瘀阻，并合朱砂镇心安神。原方用金银二箔，意在加强琥珀、朱砂重镇安神之力。本方配伍特点：一是于化浊开窍，清热解毒之中兼能通络散瘀，镇心安神；二是化浊开窍为主，清热解毒为辅。因清热之力相对不足，故《绛雪园古方选注》云："热入心包络，舌绛神昏者，以此丹入寒凉汤药中用之……"原书用人参汤送服，意在借人参益气养心之功，以助诸药却邪开窍，适用于病情较重，正气虚弱者。另有"血病、生姜、小便化下"一法，意取童便滋阴降火行瘀、生姜辛散祛痰止呕之功，二者为引，既可加强全方清热开窍之功，又可行瘀散结、通行血脉，适用于热闭而脉实者。本方与安宫牛黄丸、紫雪均可清热开窍，治疗热闭证，合称凉开"三宝"。就寒凉之性而言，吴瑭指出"安宫牛黄丸最凉，紫雪次之，至宝又次之"，但从功用、主治两方面分析，则各有所长。其中安宫牛黄丸长于清热解毒，适用于邪热偏盛而身热较重者；紫雪长于熄风止痉，适用于兼有热动肝风而痉厥抽搐者；至宝丹长于芳香开窍，化浊辟秽，适用于痰浊偏盛而昏迷较重者。

【临床应用】

1. 用方要点 本方是治疗痰热内闭心包证的常用方。临床应用以神昏谵语，身热烦躁，痰盛气粗，舌绛、苔黄垢腻，脉滑数为辨证要点。

2. 随症加减 本方清热之力相对不足，可用《温病条辨》清宫汤送服本方，以加强清心解毒之功；若湿热酿痰，蒙蔽心包，热邪与痰浊并重，症见身热不退、朝轻暮重、神识昏蒙、舌绛上有黄浊苔垢者，可用《温病全书》菖蒲郁金汤（石菖蒲、炒栀子、鲜竹叶、牡丹皮、郁金、连翘、灯心、木通、淡竹茹、紫金片）煎汤送服本方，以清热利湿、化痰开窍；如营分受热，瘀阻血络，瘀热交阻心包，症见身热夜甚、谵语昏狂、舌绛无苔或紫暗而润、脉沉涩者，则当通瘀泄热与开窍透络并进，可用《重订通俗伤寒论》犀地清络饮（水牛角汁、丹皮、连翘、淡竹沥、鲜生地、生赤芍、桃仁、生姜汁、鲜石菖蒲汁、鲜茅根、灯心）煎汤送服本方；如本方证有内闭外脱之势，急宜人参煎汤送服本方。

3. **使用注意** 本方中芳香辛燥之品较多，有耗阴竭液之弊，故神昏谵语由于阳盛阴虚所致者不宜使用。因含麝香，孕妇忌服。此药含雄黄、朱砂，且为急救之品，故只可暂用，不可久服。服药期间忌食辛辣油腻荤腥之品。

4. **现代应用** 本方常用于急性脑血管病、脑震荡、流行性乙型脑炎、流行性脑脊髓膜炎、肝昏迷、冠心病心绞痛、尿毒症、中暑、癫痫等证属痰热内闭者。

活络通经丸

【**来源**】《三因极一病证方论》

【**组成**】川乌头二两（一两生，不去皮尖；一两炮，去皮尖） 草乌二两（制如上法）木鳖子三两三分（别研） 斑蝥一百个（去头足并翅，醋煮香熟，焙干） 乌蛇（酒浸，去皮骨，焙）一两 白花蛇（酒浸，去皮骨，焙）一两 好墨（火煅）一两 白胶香一两（别研） 当归一两半 五灵脂三两三分

【**用法**】上为末，将木鳖子末醋研为膏，和黑豆末一斤，好醋拌，一两作十丸，以墨为衣。空心食前温酒、盐汤嚼下一丸。

【**功用**】通活经络，宣导凝滞。

【**主治**】治半身不遂，口眼歪斜，瘫痪诸风。常服壮筋骨，助血脉，起偏废之疾，其效如神。

荆沥汤

【**来源**】《圣济总录·卷五》

【**组成**】荆沥一升 竹沥一升 生葛汁一升 生姜汁三合

【**用法**】上药和匀去滓，瓷器中煎三五沸，每服一盏，平旦、日午、哺时、夜卧各一服。服讫觉四体有异，以次更服防风汤。

【**主治**】初得中风，四肢不收，心神昏愦，眼不识人，不能言语。

荆沥汤

【**来源**】《普济方·卷八十九》引《指南方》

【组成】牛黄三分（别研）　人参二两　麦门冬（去心）二两　升麻一两　铁精一两（别研）　龙齿二两　茯苓二两　天门冬（去心）二两　栀子仁二两

【用法】上除牛黄、铁精外，余药为末。每服五钱，水二盏，入竹沥、荆沥各一合，煎一盏，去滓，入牛黄、铁精各一匙，再煎一两沸，温服。

【主治】中风，虚热狂言，恍惚惊悸，诸风疾有热者，及风痉疾。

荆沥汤

【来源】《圣济总录·卷九》

【组成】荆沥（旋入）二两　麦门冬（去心，生用）二两　地骨皮（刮洗，焙）二两　人参一两　白茯苓（去黑皮）一两　栀子仁一两　甘草（炙）一两半　黄芩（去黑心）一两　川芎一两　桂（去粗皮）一两　细辛（去苗叶）一两　杏仁（汤浸，去皮尖双仁，炒）一两　豉（炒微干）一合半　防风（去叉）一两　海桐皮一两　石膏一两半　竹沥（旋入）

【用法】上除荆、竹沥外，咬咀如麻豆大。每服十二钱匕，以水四盏，加生姜一分（切），煎取二盏，去滓，入荆、竹沥各一合，更煎五沸，分四次服，日三夜一，间食服之良。

【主治】中风半身不遂，心虚风热，发即恍惚烦闷，筋脉挛急。

灵宝丹

【来源】《太平惠民和剂局方》

【组成】硫黄（打如皂荚子大，绢袋盛，以无灰酒煮三伏时，取出研如粉）一两　自然铜（打碎、研细如粉）一两　雄黄（打如皂荚子大，绢袋盛，以米醋煮三伏时、取出研如粉）一两　光明砂（打如皂荚子大，绢袋盛，以荞麦灰汁煮三伏时，取出研如粉）一两半　上四味，用一有盖瓷瓶子，先以金箔三片铺于瓶子底上，便入硫黄，又以金箔两片盖之，次入雄黄，又金箔两片盖之。次入朱砂，又金箔两片盖之，次入自然铜，又金箔三片盖之。以瓶子盖合却，不用固济，于灰池内坐瓶子令稳，以火养三日三夜。第一日，用熟炭火半斤，围瓶子三寸，第二日，用熟火十两，去瓶子二寸半，第三日，用火一斤，去瓶子二寸，以火尽为度。候冷，取药出瓶，以纸三重裹药，于净湿土中培至来旦取出，更研令细

磁石（烧，以醋淬二十遍，捣罗，研如粉）、紫石英（研如粉）、阳起石（研如粉）、长理石（研如粉）各三分　上四味，用一有盖瓷瓶子，先入磁石，次入阳起石，次入长理石，

次入紫石英。其所入金箔，一依前法，重重入之，以盖子合其口，不固济。用火养三日三夜，第一日，用熟炭火一斤，去瓶子三寸。第二日，用火半称，去瓶子二寸半，第三日，用火半称，去瓶子二寸。一日至夜，任火自消。候冷。取出药，用纸裹，入湿土中培至来旦取出，更研令极细

虎胫骨（狗骨代）（酒涂，炙令黄）、腽肭脐（酒刷，微炙）、龙齿、龙脑、麝香、牛黄 上六味，各一两，捣罗为末，更细研如粉

钟乳十两（绢袋盛，先以长流水煮半日，弃其水，别用五斗，煎取一斗，煮诸草药。留钟乳水三合）磨生犀角（水牛角代）三分 天麻（去苗）、远志（去心）、淫羊藿、巴戟、乌蛇（酒浸，微炙，去皮骨，用肉）、苦参各一两一分 上七味，捣为粗散，以前钟乳水一斗，煎至七升，用生绢滤去滓澄清

肉桂（去粗皮）鹿茸（去毛，酥炙微黄）木香、肉豆蔻各一两半 延胡索、胡桐律各三分，上六味，捣粗罗为末，以前钟乳汁七升，煎至四升，以生绢滤去滓澄清

半夏（汤洗七遍去滑）、当归（去苗）各一两 上二味，捣粗罗为末，以前钟乳汁四升，煎至三升，以生绢滤去滓澄清

生地黄汁、童子小便、无灰酒各一升 皂荚仁（打，罗如粉）一两半 上件地黄汁等，合前药汁，都计六升。内银锅中，于静室内，以文武慢火养至一升。下金石药末在内，以柳木篦搅，勿令住手，看稀稠得所，去火。然后入牛黄等六物，搅令极匀，即下皂荚仁末，及磨了犀角水，以绵滤过，入在药内。然后乳钵内以锤令力士研三五千下，研讫分为三份，内一份入芒硝一两，更研匀（名破棺丹）圆如绿豆大

【用法】 凡治风病及扑伤肢节，不问轻重年月浅深，先以茶清调下红雪通中散一二钱（方见卷之六）。须臾，以热茶投令宣泻一二行，便依法煎生姜黑豆汤，下三粒。当以他人热手更摩所患处，须觉热彻，当觉肉内有物如火至病所。一二百日及一年内风疾下床不得者，十服后便可行步。如患至重者，每利一度后，隔日服五粒，又住三五日即更利，不过三十粒，平复如故。若打扑损多年，每遇天阴疼痛动不得者，可五七服。如患风疾及扑伤肢节，十年五岁运动不能者，但依法服之，十粒便效，重者不过三十粒。

有人患卒中恶暴亡者，但心头未冷，取药五粒，以醋调，摩脐中一千余遍，当从脐四面渐暖，待眼开后，以热醋研下十圆，入口即活。如有中一切风，牙关紧急及尸厥暴亡者，以热醋研三、两圆，灌在口中，下得咽喉即活。

如要常服，空心，温酒下二圆，服十粒许，寿限之内，永无风疾。此药神验，功非人智能测。

【主治】 治中风手足不仁，言语謇涩。或痛连骨髓，或痹袭皮肤，瘙痒如虫行，顽痹如铁石，或多痰好睡；或健忘多嗔，血脉不行，肉色干瘦；或久在

床枕，起便须人，语涩面浮，惟觉不健；或偶萦疾苦，卒暴而终，并皆治之。

【备注】别名：归命丹、返魂丹。

灵宝丹

【来源】朝鲜·金礼蒙《简易》引《叶氏方》

【组成】川乌（去皮尖，略炮）三两　五灵脂三两　没药一两半　胡椒半两　木香一分　乳香（研）一分　朱砂（研）一分　麝香一分（和朱砂为衣）

【用法】上将前五味为细末，择辰日辰时，取东方井花水，入乳香末和前药末为丸，如豆大，以朱砂、麝香为衣。每服一粒，生姜二片，同嚼，茶酒任下，不拘时候。如伤风头痛，及胎风，荆芥汤下。

【主治】一切诸风，瘫痪伤风。

仁寿丸

【来源】《三因极一病证方论》

【组成】附子（炮熟，去皮、脐）30克　桂心、白茯苓、山茱萸、五味子、杜仲（去皮，姜制，炒断丝）、续断、枸杞子、熟地黄（洗）、巴戟（去心）、菟丝子（酒浸湿，研）、防风各15克　牛膝（酒浸）60克

【用法】上为末，蜜丸，如梧桐子大。每服三五十丸，空腹时用温酒或盐汤送下。

【主治】肝肾气虚，风冷所中，筋脉瞤动，口眼㖞斜。

神仙解语丹

【来源】《校注妇人大全良方》

【组成】白附子（炮）、石菖蒲（去毛）、 远志（去心，甘草水煮十沸）、 天麻、全蝎、羌活、白僵蚕（炒）、 南星（牛胆酿，如无，只炮）各一两　木香半两

【用法】上为细末，煮面糊为丸，如梧桐子大，辰砂为衣。每服二三十丸，薄荷汤下，无时候。

【主治】治中风不语。心脾经受风，言语謇涩，舌强不转，涎唾溢盛。

白丸子

【来源】《圣济总录·卷六》

【组成】天南星半两　半夏半两　白僵蚕一分　干蝎（去土）一分　胡粉一分
腻粉一分　麝香一分（研）

【用法】上药生为末，用糯米粥为丸，如绿豆大。每服二三丸，嚼破，温
酒送下，荆芥、薄荷汤送下亦得；如中风口噤，研化灌服之。

【主治】卒中风，口眼㖞斜，手足不遂，口噤。

真方白丸子

【来源】《瑞竹堂方》

【组成】大半夏（汤泡七次）一两　白附子（洗净，略泡）一两　天南星（洗净，
略泡）一两　天麻一两　川乌头（去皮尖，略泡）一两　全蝎（去毒，炒）一两　木香
一两　枳壳（去瓤，麸炒）一两

【用法】上为细末，生姜汁为丸，如梧桐子大。每服二十丸，食后、临卧
茶清热水送下，日三次；瘫痪，温酒送下；小儿惊风，每服二丸，薄荷汤
送下。

【主治】诸风，可常服，永无风疾隔壅之患。中风痰涎壅盛，口㖞不语，
半身不遂，及小儿惊风潮搐。

青州白丸子

【来源】《太平惠民和剂局方》

【组成】半夏（白好者，水浸洗过，生用）七两　川乌头（去皮、脐，生用）五钱
南星（生）三两　白附子（生）二两

【用法】上药捣碎，罗为细末，以生绢袋盛，用井花水摆，未出者更以手
揉令出；如有滓，更研，再入绢袋摆尽为度，放瓷盆中，日中晒，夜露至晓，
弃水，别用井花水搅，又晒，至来日早晨，更换新水搅；如此春五日、夏三
日、秋七日、冬十日，去水晒干，候如玉片，碎研，以糯米粉煎粥清为丸，如

绿豆大。初服5丸,加至15丸,生姜汤下,不拘时候。如瘫缓风,以温酒下20丸,日三服,至三日后,浴当有汗,便能舒展。服经三五日,呵欠是应。常服10粒已来,永无风痰隔壅之患。小儿惊风,薄荷汤下2~3丸。

【功用】祛风痰,通经络。

【主治】风痰入络,手足麻木,半身不遂,口眼歪斜,痰涎壅塞,以及小儿惊风,大人头风,妇人血风。

【临床应用】

1. 使用注意 痰热内闭者禁用。

2. 历代名家的应用经验

(1)《医方考》:痰之生也,由于湿,故用半夏、南星之燥;痰之滞也,本于寒,故用乌头、白附之温,浸以数日,杀其毒也。

(2)《中风斠诠》:虽曰专治风痰,须知风非外风,而痰是寒痰,本非通治热痰之剂,用生姜汤下者,仍是为星、夏、乌、附解毒之计,初非欲以疏泄外感风寒;若曰瘫痪,酒下,则苟是肝阳,温以济温,殊非良法;而小儿惊风,尤多热痰上壅,已非所宜,乃用薄荷汤下,是又以为外感之风,而欲其疏泄,甚非立方之旨,惟中风虚寒之慢脾风,其痰上塞,自可用之,然更取薄荷泄散,以为导引,亦是未妥。凡用古方,皆宜细心探讨,自有权衡,不可人云亦云,囫囵吞枣。

养正丹

【来源】《吴直阁增诸家名方》

【组成】水银一两 硫黄(研细)一两 朱砂(研细)一两 黑锡(去滓,秤,与水银结砂)一两

【用法】上用黑盏一只,火上熔黑锡成汁,次下水银,以柳枝子搅匀,次下朱砂,搅令不见星子,放下少时,方入硫黄末,急搅成汁和匀,如有焰,以醋洒之。候冷取出,研如粉极细,用糯米粉煮糊为丸,如绿豆大。每服二十丸,加至三十粒,盐汤送服,或空心食前枣汤送下。

【功用】升降阴阳,既济心肾,祛邪扶正,助阳接真。常服济心火,强肾水,进饮食。

【主治】元气虚亏,阴邪交荡,正气乖常,上盛下虚,气不升降,呼吸不

足，头旋气短，心神怯弱，梦寐惊悸，遍体盗汗，腹痛腰疼；或虚烦狂言，口干上喘，翻胃吐食，霍乱转筋，咳逆不定；又治中风涎潮，不省人事，阳气欲脱，四肢厥冷。如伤寒阴盛，自汗唇青脉沉，最宜服之。及妇人产后，血气身热，月候不均，带下腹痛。

【临床应用】 历代名家的应用经验 《本事方释义》：黑铅气味甘寒，入足少阴；水银气味辛寒，能伏五金为泥，能行九窍；硫黄气味辛大热，入右肾命门；朱砂气味苦温，入心。虚风头旋，吐涎不止，阴阳二气不能交接者，诸药不能效验，万不得已，故用金石之品。惟恐药性悍戾，以枣肉和丸，以缓其性，盐汤送药，以达于下，欲药性之不即发于上也。

【备注】 宋别名：交泰丹。

增损茵芋酒

【来源】 《妇人大全良方》

【组成】 茵芋叶—两 川乌（炮，去皮尖）—两 石楠叶—两 防风—两 川椒（炒去汗）—两 女萎—两 附子（炮）—两 北细辛—两 独活—两 卷柏—两 肉桂—两 天雄（炮，去皮）—两 秦艽—两 防己—两 踯躅花（炒）二两 当归二两 生干地黄二两 芍药二两

【用法】 上咬咀，以酒二斗渍之，冬七日，夏三日，春、秋各五日。初服一合，渐增之。以知为度，令酒气相续。

【功用】 补肾助阳，祛风除湿，温经通络。

【主治】 妇人贼风，偏枯，半身不遂，肌肉干燥，渐渐细瘦，或时酸痛。

【备注】 《普济方》所载本方同上，注出《妇人大全良方》。

追风应痛丸

【来源】 《太平惠民和剂局方》

【组成】 威灵仙四两 狗脊（去毛）四两 何首乌六两 川乌（炮，去皮脐）六两 乳香（研）—两 五灵脂（酒浸，淘去沙石）五两半

【用法】 上为末，酒糊为丸。每服十五丸，加至二十丸，食前麝香温酒吞下；只温酒亦得。

【功用】轻身体，壮筋骨，通经活络，除湿祛风。

【主治】一切风疾，左瘫右痪，半身不遂，口眼㖞斜，牙关紧急，语言謇涩，筋脉挛急，百骨节痛，上攻下注，游走不定，腰痛沉重，耳鸣重听，脚膝缓弱，不得屈伸，步履艰难，遍身麻痹，皮肤顽厚；及妇人血风攻注，身体疼痛，面浮肌瘦，口苦舌干，头旋目眩，昏困多睡；或皮肤瘙痒，瘾疹生疮；暗风夹脑，偏正头疼。

【临床应用】**使用注意** 孕妇禁服。

天麻丸

【来源】《丹溪心法》

【组成】天麻、牛膝（二味用酒同浸三日，焙干）、萆薢、元参各六两 杜仲（炒去丝）七两 附子（炮）一两 羌活十四两 川归十两 生地黄一斤（一方有独活五两，去肾间风）

【用法】药研末，蜜为丸，如梧桐子大。每服 50～70 丸，空腹时用温酒或白汤送下。

【功用】补益肝肾，祛风通络。

【主治】素体肝肾不足，风湿侵入经络，以致筋络拘挛，四肢麻木，风湿痹痛；或肝肾不足，髓枯筋痿，腰膝酸软，筋骨无力，步履艰难；或中风瘫痪，半身不遂。

【方解】方中天麻，既散外风又熄内风，善治诸风湿痹痛、诸风麻痹不仁，为主药。羌活、独活、萆薢祛风除湿，散寒止痛；杜仲、牛膝补肝肾、强筋骨，共为辅药。用少量附子以补火助阳，逐风寒湿邪，通行十二经脉，以温经止痛；用大量地黄配玄参以滋补肝肾之阴，既可防止风药燥烈伤阴，又可扶正以固本；用当归以养血活血，散寒止痛；取治风先治血，血行风自灭之理，共为佐使药。诸药合用共奏散风活血、滋补肝肾、舒筋止痛之功。

【临床应用】

1. **使用注意** 服药期间忌过食辛辣助火之品，孕妇忌服。

2. **现代应用** 西医诊为风湿性关节炎、类风湿性关节炎、下肢肌肉萎缩、中风脑血管意外后遗症均可用此药。

天麻丸

【来源】《古今医鉴》

【组成】天麻—两五钱　牛膝（酒洗）—两半　草薢—两五钱　玄参—两五钱
当归二两五钱　羌活—两五钱　独活—两　生地黄四两　杜仲（酒炒断丝）—两五钱
附子（制）五钱　知母（盐酒炒）—两

【用法】上为极细末，炼蜜为丸，如梧桐子大。每服八十丸，空心温酒
送下。

【功用】滋阴抑火，行荣卫，壮筋骨。

【主治】中风先兆，风因热而生，热盛则风动。大指、次指麻木不仁，或
手足少力，或肌肉微掣。

【临床应用】历代名家的应用经验　《药品化义》曰：天麻，气性和缓。
经曰：肝苦急，以甘缓之。用此以缓肝气。盖肝属木，胆属风，若肝虚不足，
致肝急坚劲，不能养胆，则胆腑风动，如天风之鼓荡为风木之气，故曰诸风掉
眩，皆属肝木，由肝胆性气之风，非外感天气之风也，是以肝病则筋急，用此
甘和缓其坚劲，乃补肝养胆，为定风神药。若中风、风痫、惊风、头风、眩
晕，皆肝胆风证，悉以此治。若肝劲急甚，同黄连清其气。又取其体重降下，
味薄通利，能利腰膝，条达血脉，诸风热滞于关节者，此能疏畅。凡血虚病中
之神药也。另外，患者应该培养起较好的生活习惯，如晚饭后多散步，平常多
运动等等，这些对于失眠症状的恢复均有很好的帮助。

愈风汤

【来源】《素问病机气宜保命集》

【组成】羌活二两　甘草二两　防风二两　蔓荆子二两　川芎二两　细辛二两
枳壳二两　人参二两　麻黄二两　甘菊二两　薄荷二两　枸杞子二两　当归二两
知母二两　地骨皮二两　黄芪二两　独活二两　杜仲二两　吴白芷二两　秦艽二两
柴胡二两　半夏二两　前胡二两　厚朴二两　熟地黄二两　防己二两　茯苓二两
黄芩二两　石膏四两　芍药三两　生地黄四两　苍术四两　桂枝—两

【用法】上锉，每服—两，水二盏，煎至—盏，去滓温服；如遇天阴，加

生姜煎，空心一服，临卧再煎药滓服，俱要食远服，空心一服，噙下二丹丸，为之重剂，以安神；临卧一服，噙下四白丹，为之轻剂，以清肺。

【功用】行导诸经，安心养神，调阴阳。初觉风动，服此不致倒仆。

【主治】证内邪已除，外邪已尽者；及小儿惊痫瘛急，慢惊风；脾肾虚，筋弱语言难，精神昏愦；内弱风湿；一臂肢体偏枯，或肥而半身不遂，或恐而健忘者。

【临床应用】随症加减　假令一气之微汗，用愈风汤三两，麻黄一两，均作四服，一服加生姜五片，空心服，以粥投之，得微汗则佳；如一旬之通利，用愈风三两，大黄一两，亦均作四服，如前煎，临卧服，得利则妙；常服之药，不可失四时之转，如望春大寒之后，加半夏二两（通四两），柴胡二两（通四两），人参二两（通四两），谓迎而夺少阳之气也；初夏三日，加石膏二两（通六两），黄芩二两（通五两），知母二两（通四两），谓迎而夺阳明之气也；季夏之月，加防己二两（通四两），白术二两，茯苓二两（通五两），谓胜脾土之湿也；初秋大暑后，加厚朴二两（通四两），藿香二两，桂一两（通二两），谓迎而夺太阴之气也；霜降之后望冬，加附子一两，桂一两（通二两），当归二两（通四两），谓胜少阴之气也，得春减冬，四时类此，虽立法于四时之加减，又宜临病之际，审病之虚实热寒，土地之宜，邪气之多少。

愈风汤

【来源】《回春录》

【组成】人参（去芦）一钱二分　白术（去芦）一钱二分　白茯苓（去皮）一钱二分　当归（酒洗）一钱二分　川芎八分　白芍（酒炒）一钱　陈皮一钱　半夏（姜制）一钱　枳实（麸炒）七分　防风七分　羌活七分　甘草三分

【用法】加生姜三片，大枣二枚，水煎，临卧入竹沥、姜汁，磨木香调服。先宜本经药治之，后用此方调理。

【主治】一切风症，卒中、初中，中腑、中脏及脏腑俱中。

三化汤

【来源】《素问病机气宜保命集》

【组成】厚朴 大黄 枳实 羌活各等份

【用法】上锉，如麻豆大。每服三两，水三升，煎至一升半，终日服之，不拘时候。以微利为度。

【主治】中风入脏，邪气内实，热势极盛，二便不通；及阳明发狂谵语；中风内有便溺之阻隔者；中风九窍俱闭，唇缓舌强；大肠燥闭，不见虚症者。

【临床应用】

1. **使用注意** 非内实者不可用。

2. **历代名家的应用经验**

（1）《医方考》：大黄、厚朴、枳实，小承气汤也，上焦满，治以厚朴；中焦满，破以枳实；下焦实，夺以大黄；用羌活者，不忘乎风也。服后二便微利，则三焦之气无所阻塞，而复其传化之职矣，故曰三化。

（2）《增补内经拾遗》：三者，风、滞、痰也。化，变化以清散之也。方用羌活以化风，厚朴、大黄以化滞，枳实以化痰，故曰三化。

（3）《名医类案》：滑伯仁治一僧，病发狂谵语，视人皆为鬼，诊其脉，累累如薏苡子，且喘且抟。曰：此得之阳明胃实。《素问》云：阳明主肉，其经血气并盛，甚则弃衣升高，踰垣骂詈。遂以三化汤三四下，复进以火剂（黄连解毒汤）乃愈。

大秦艽汤

【来源】《素问病机气宜保命集》

【组成】秦艽三两（90克） 甘草二两（60克） 川芎二两（60克） 当归二两（60克） 白芍药二两（60克） 细辛半两（15克） 川羌活、防风、黄芩各一两（各30克） 石膏二两（60克） 吴白芷一两（30克） 白术一两（30克） 生地黄一两（30克） 熟地黄一两（30克） 白茯苓一两（30克） 川独活二两（60克）

【用法】上十六味，锉。每服一两（30克），水煎，去滓，温服。

【功用】疏风清热，养血活血。

【主治】血弱不能养筋，风邪初中经络，手足不能运动，舌强不能言语；或半身不遂，口眼歪斜。中风，外无六经之形证，内无便溺之阻格，知血弱不能养筋，故手足不能运动，舌强不能言语。阴虚不能养筋，筋燥而手足不能运动，指爪干燥，属风热甚者。歪斜偏废。

【方解】中风有真中与类中之别，有中经络与中脏腑之异。本方所治乃风邪中于经络所致。多因正气不足，营血虚弱，脉络空虚，风邪乘虚入中，气血痹阻，经络不畅，加之"血弱不能养筋"，故口眼㖞斜、手足不能运动、舌强不能言语；风邪外袭，邪正相争，故或见恶寒发热、脉浮等。治以祛风散邪为主，兼以养血、活血、通络为法。方中重用秦艽祛风通络，为君药。更以羌活、独活、防风、白芷、细辛等辛散之品，祛风散邪，加强君药祛风之力，并为臣药。语言与手足运动障碍，除经络痹阻外，与血虚不能养筋相关，且风药多燥，易伤阴血，故伍以熟地、当归、白芍、川芎养血活血，使血足而筋自荣，络通则风易散，寓有"治风先治血，血行风自灭"之意，并能制诸风药之温燥；脾为气血生化之源，故配白术、茯苓、甘草益气健脾，以化生气血；生地、石膏、黄芩清热，是为风邪郁而化热者设，以上共为方中佐药。甘草调和诸药，兼使药之用。本方用药，以祛风散邪为主，配伍补血、活血、益气、清热之品，疏养结合，邪正兼顾，共奏祛风清热，养血通络之效。

【临床应用】

1. 用方要点 本方是治风邪初中经络之常用方。临床应用以口眼㖞斜，舌强不能言语，手足不能运动，微恶风发热，苔薄微黄，脉浮数为辨证要点。

2. 随症加减 若无内热，可去黄芩、石膏等清热之品，专以疏风养血通络为治。原方有"如遇天阴，加生姜煎七八片；如心下痞，每两加枳实一钱同煎"的用法，可资参考。

3. 使用注意 本方辛温发散之品较多，若属内风所致者，不可使用。

4. 现代应用 本方常用于颜面神经麻痹、缺血性脑卒中等属于风邪初中经络者。对风湿性关节炎属于风湿热痹者，亦可斟酌加减用之。

5. 历代名家的应用经验

（1）《医学正传》：此方用归、芎、芍药、生、熟地黄，以补血养筋，甚得体。既曰外无六经之形证，但当少用羌活、秦艽，引用以利关节。其防风、独活、细辛、白芷、石膏等药，恐太燥而耗血。虽用此，川芎只可六分之一，尤宜加竹沥、姜汁同剂最好，达者详之。

（2）《明医指掌》：中风，虚邪也。许学士云：留而不去，其病则实。故用祛风养血之剂。以秦艽为君者，攻一身之风也；以石膏为臣者，去胸中之火也；羌活散太阳百节之风疼；防风为诸风药中之军卒；三阳数变之风邪，责之细辛；三阴内淫之风湿，责之芩、术；去厥阴经之风，则有川芎；去阳明经之风，则有白芷；风热干乎气，清以黄芩；风热干乎血，凉以生地；独活疗风湿在足少阴；甘草缓风邪上逆于肺；用归、芍、熟地者，所以养血于疏风之后，一以济风药之燥，一使手得血而能握，足得血而能步也。

（3）《医方论》：此方刘宗厚与喻嘉言俱谓其风药太多，不能养血益筋骨；各执一见。予谓方中四物咸备，不可谓无血药也。若中风初起，表邪重者，用之尚可取效，然石膏、细辛二味必须减去。

疏风汤

【来源】《医学发明》

【组成】麻黄（去节）三两 益智仁、杏仁（炒，去皮）各一两 炙甘草、升麻各五钱

【用法】上药哎咀，每服 15 克，用水 150 毫升，煎至 90 毫升，热服。

【主治】治风中肌腠，半身不遂，或肢体麻痹，筋骨疼痛者。

疏风汤

【来源】《万病回春》

【组成】当归八分 川芎八分 白茯苓（去皮）八分 陈皮八分 半夏（姜制）八分 乌药八分 香附八分 白芷八分 羌活八分 防风八分 细辛三分 桂枝三分 甘草三分

【用法】上锉一剂。加生姜三片，水煎，热服。

【主治】风中在腑，恶风寒，拘急不仁者。

【备注】《寿世保元》有麻黄，无桂枝。

防风通圣散

【来源】《宣明论方》

【组成】防风、川芎、当归、芍药、大黄、薄荷叶、麻黄、连翘、芒硝各半两 石膏、黄芩、桔梗各一两 滑石三两 生甘草二两 荆芥穗、白术、栀子各一分

【用法】每服 6 克，用水 200 毫升，加生姜 3 片，煎至 120 毫升，温服。

涎嗽者，加半夏15克（姜制）。

【功用】发汗达表，疏风退热，泻火通便，解酒，解利诸邪所伤，宣通气血，上下分消，表里交治。

【主治】主风热怫郁，筋脉拘倦，肢体焦萎，头目昏眩，腰脊强痛，耳鸣鼻塞，口苦舌干，咽嗌不利，胸膈痞闷，咳呕喘满，涕唾稠黏，肠胃燥热结，便溺淋闭；或夜卧寝汗，咬牙睡语，筋惕惊悸；或肠胃怫郁结，水液不能浸润于周身，而但为小便多出者；或湿热内郁，而时有汗泄者；或因亡液而成燥淋闭者；或因肠胃燥郁，水液不能宣行于外，反以停湿而泄；或燥湿往来，而时结时泄者；或表之，阳中正气与邪热相合，并入于里，阳极似阴而战，烦渴者；或虚气久不已者。或风热定注，疼痛麻痹者；或肾水真阴衰虚，心火邪热暴甚而僵仆，或卒中久不语，或一切暴喑而不语，语不出声，或暗风痫者。或洗头风，或破伤，或中风诸潮搐，并小儿诸疳积热，或惊风积热，伤寒疫疠而能辨者；或热甚怫结而反出不快者，或热黑陷将死；或大人、小儿风热疮济及久不愈者，或头生屑，遍身黑黧，紫白斑驳，或面鼻生紫赤风刺瘾疹，俗呼为肺风者，或成风疠，世传为大风疾者；或肠风痔漏，及伤寒未发汗，头项身体疼痛者，并两感诸症。兼治产后血液损虚，以致阴气衰残，阳气郁甚，为诸热症，腹满涩痛，烦渴喘闷，诸妄惊狂，或热极生风而热燥郁，舌强口噤，筋惕肉瞤，一切风热燥症，郁而恶物不下，腹满撮痛而昏者。兼消除大小疮及恶毒，兼治堕马打扑伤损疼痛，或因而热结，大小便涩滞不通，或腰腹急痛，腹满喘闷者。

【方解】方用防风、荆芥、麻黄、薄荷疏风透表，使邪气、浊垢从汗而解；大黄、芒硝通便泄热；石膏、黄芩、连翘、桔梗清解肺胃；山栀、滑石清热利湿，使里热宿垢从二便而出。再以当归、川芎、白芍养血活血；白术健脾燥湿；甘草和中，调和药性，清下而不伤里。诸药饮用，有解邪热，泻宿垢，健腰身的作用。王旭高评本方说："此为表里气血三焦通治之剂"，"名曰通圣，极言其用之神耳。"

【临床应用】

1. **用方要点** 本方的辨证要点为憎寒壮热无汗，口苦咽干，二便秘涩，舌苔黄腻，脉数。

2. **使用注意** 若时毒饥馑之后胃气亏损者，须当审察，非大满大实不用。本方汗、下之力峻猛，有损胎气，虚人及孕妇慎用。

4. 历代名家的应用经验

（1）明·吴昆《医方考》：风热壅盛，表里三焦皆实者，此方主之。防风、麻黄，解表药也，风热之在皮肤者，得之由汗而泄；荆芥、薄荷，清上药也，风热之在巅顶者，得之由鼻而泄；大黄、芒硝，通利药也，风热之在肠胃者，得之由后而泄；滑石、栀子，水道药也，风热之在决渎者，得之由溺而泄。风淫于膈，肺胃受邪，石膏、桔梗清肺胃也，而连翘、黄芩，又所以祛诸经之游火。风之为患，肝木主之，川芎、归、芍，和肝血也，而甘草、白术，又所以和胃气而健脾。刘守真氏长于治火，此方之旨，详且悉哉。

（2）清·汪昂《医方集解》：此足太阳、阳明表里气血药也。防风、荆芥、薄荷、麻黄轻浮升散，解表散寒，使风热从汗出而散之于上；大黄、芒硝破结通幽，栀子、滑石降火利水，使风热从便出而泄之于下。风淫于内，肺胃受邪，桔梗、石膏清肺泻胃。风之为患，肝木受之，川芎、归、芍和血补肝。黄芩清中上之火，连翘散结血凝，甘草缓峻而和中，白术健脾而燥温。上下分消，表里交治，而能散泻之中犹寓温养之意，所以汗不伤表，下不伤里也。

（3）清·顾松园《顾松园医镜》：此方清火热，开鬼门，洁净府，通传导，内外分消其势，亦治火良法。

（4）清·费伯雄《医方论》：虽云通治一切内外诸邪，然必如注中表里三焦俱实者，方可用。否则硝、黄之峻烈，石膏、滑石之沉寒，寻常之症，岂能堪此？双解散，已除去大黄、芒硝，而石膏、滑石二味，予意尚以为过当，不如一并除去，加木通、青皮二味为妥也。

（5）清·王泰林《王旭高医书六种·退思集类方歌注》：此即凉膈散变法，去竹叶、白蜜，而加发表之气血药。荆、防、麻黄、薄荷，发汗而散热搜风，栀子、滑石、硝、黄，利便而降火行水，芩、桔、石膏清肺泻胃，川芎、归、芍养血补肝，连翘散气聚血凝，甘、术能补中燥湿，生姜通彻表里。汗不伤表，下不伤里，名曰通圣，极言其用之效耳。此为表里、气血、三焦通治之剂。

（6）今·谢观《中国医学大辞典》：此方以防风、麻黄，解风热之在皮肤者，使由汗而泄；荆芥、薄荷，清上焦风热之在巅顶者，使由鼻而泄；大黄、芒硝，通肠胃风热之在内部者，使由后而泄；滑石、栀子，利水道风热之在膀胱者，使由溺而泄；石膏、桔梗，清肺胃之邪；连翘、黄芩，祛诸经之火；川芎、归、芍和血以平肝；甘草、白术，和胃而健脾。于表里三焦之病，皆可解矣。然非表里俱实，大小便秘者，宜慎用。

（7）今·秦伯未《谦斋医学讲稿》：防风通圣散治疗寒热、目赤、鼻塞、口干、咳嗽、咽喉不利、便秘溲赤等证。用麻、防、荆、薄、桔梗宣肺散风；芩、栀、翘、膏、滑石清里热，硝、黄泻实通便；又因饥饱劳役，气血拂郁，加入归、芍、芎、术、甘草等调肝健脾。此方用药较多，牵涉面较广，总的说来，也是以祛除表里之邪为目的。所以双解不等于和解，和解是双方兼顾，重在邪正，双解则着重在清除表里之邪。虽然防风通圣散亦用调气养血的药，但主力仍在散风、清热、通便。

【备注】通传导：大肠为传导之官，能传送糟粕。通传导，即通大肠，通大便。本方去芒硝，名"贾同知通圣散"；去麻黄、芒硝，加缩砂仁，名"崔宣武通圣散"；去芒硝，加缩砂仁，名"刘庭瑞通圣散"。本方改为丸剂，名"防风通圣丸"（见《全国中药成药处方集》北京方），又名"通圣丸"（见《全国中药成药处方集》哈尔滨方）。

防风通圣散

【来源】《医学启源》

【组成】防风二钱半　川芎五钱　石膏一钱　滑石二钱　当归一两　赤芍五钱　甘草二钱半（炙）　大黄五钱　荆芥穗二钱半　薄荷叶二两　麻黄五钱（去根苗节）　白术五钱　山栀子二钱　连翘五钱　黄芩五钱　桔梗五钱　牛蒡（酒浸）五钱　人参五钱　半夏（姜制）五钱

【用法】上为粗末。《御药院方》有牛膝，无牛蒡。

【主治】一切风热郁结，气血蕴滞，筋脉拘挛，手足麻痹，肢体焦痿，头痛昏眩，腰脊强痛，耳鸣鼻塞，口苦舌干，咽嗌不利，胸膈痞闷，咳呕喘满，涕唾稠黏，肠胃燥热结，便溺淋闭，或肠胃蕴热郁结，水液不能浸润于周身而为小便多出者；或湿热内甚，而时有汗泄者；或表之正气与邪热并甚于里，阳极似阴，而寒战烦渴者；或热甚变为疟疾，久不已者；或风热走注，疼痛麻痹者；或肾水阴虚，心火阳热暴甚而中风；或暴喑不语，及喑风痛者；或破伤中风，时发潮热搐搦，并小儿热甚惊风，或斑疹反出不快者；或热极黑陷，将欲死者；或风热疮疥久不愈者；并解耽酒热毒，及调理伤寒，发汗不解，头项肢体疼痛，并宜服之。

润肠丸

【来源】《丹溪心法》

【组成】麻子仁（另研）一两半 大黄（酒煨）一两半 桃仁泥半两 归尾半两 枳实（麸炒）半两 白芍半两 升麻半两 人参三钱 生甘草三钱 陈皮三钱 木香二钱 槟榔二钱

【用法】上药除麻仁、桃仁外，为末，却入二仁泥，蜜丸，梧桐子大。每服 70 ~ 80 丸，空腹时用温水送下。

【功用】扶正理气，润肠通便。

【主治】治老人中风，三五日不大便者。

润肠汤

【来源】《寿世保元》

【组成】当归二钱 生地黄二钱 枳壳（去穰）二钱 浓朴（姜炒）二钱 槟榔二钱 大黄二钱 火麻仁二钱 杏仁（去皮）二钱 羌活七分 红花三分

【用法】上锉一剂。水煎。空心温服。

【主治】一切中风，一切风热，大便秘结，小便赤涩，头面生疮，眼目赤痛。或热极生风，舌强口噤或鼻生紫赤风刺瘾疹，而为肺风；或成风疠，而世呼为大风；或肠风而为痔漏；或肠郁而为诸热谵妄惊狂，并皆治之。

不换金丹

【来源】《御药院方》

【组成】荆芥穗一两 白僵蚕（炒）一两 天麻一两 甘草（炙）一两 羌活（去芦）、川芎、白附子（生用）、乌头（生用）、细辛（去叶）、蝎梢（去毒，炒）、藿香叶各半两 薄荷三两 防风一两

【用法】上为细末，炼蜜和丸，如弹子大。每服一丸，细嚼，茶酒任下。如口歪向左，即于右腮上涂之便正。

【功用】退风散热，行经和血，开发腠理。

【主治】中风口眼㖞斜。

续命汤

【来源】《奇效良方》

【组成】麻黄去节，先煮掠去沫，焙，一两半　独活一两半　升麻半两　葛根半两
羚羊角屑一两　桂心一两　防风去叉，一两半　甘草炙，一两

【主治】治风痉，口噤不开，身背强直，发如痫状。治中风痱，身体不能
自收，口不能言，冒昧不知痛处，或拘急，不得转侧。

【用法】上咀，每服六钱匕，水二盏，浸一宿，明旦煎取一盏，去滓温
服，衣覆避外风。

【备注】

（1）每年春分后常服二三剂，即不患天行伤寒，及诸风邪等疾。

（2）钱匕，古代量取药末的器具。《千金要方》卷一："钱匕者，以大钱
上全抄之；若云半钱匕者，则是一钱抄取一边尔，并用五铢钱也。钱五匕者，
今五铢钱边五字者以抄之，亦令不落为度。"

涤痰汤

【来源】《奇效良方》

【组成】南星（姜制）二钱半　半夏（汤洗七次）二钱半　枳实（麸炒）二钱　茯
苓（去皮）二钱　橘红一钱半　石菖蒲一钱　人参一钱　竹茹七分　甘草半钱

【用法】上作一服，用水 400 毫升，加生姜 5 片，煎至 200 毫升，食后服。

【功用】豁痰清热，利气补虚。

【主治】中风，痰迷心窍，舌强不能言。

【方解】此手太阴、足太阴药也。心脾不足，风邪乘之，而痰与火塞其经
络，故舌本强而难语也。方中以人参、茯苓、甘草补心益脾而泻火，南星、半
夏利热燥而祛痰，竹茹清燥开郁，枳实破痰利膈，菖蒲开窍通心，综合使痰消
火降，则经通而舌柔矣。

清热导痰汤

【来源】《古今医鉴》

【组成】黄连（炒）一钱半　枳实（炒）一钱半　瓜蒌仁一钱　南星（制）一钱半　半夏（制）一钱半　陈皮一钱　白茯苓一钱　桔梗一钱　黄芩（炒）一钱　白术（炒）一钱　人参八分　甘草六分

【用法】上锉一剂，加生姜三片，枣一枚，水煎熟，入竹沥、姜汁同服。一方加防风、白附子。

【主治】

（1）憎寒壮热，头目昏沉迷闷，上气喘急，口出涎沫，证类伤寒。此因内伤七情，以致痰迷心窍，神不守舍。中风，痰涎壅盛，不能言语，不省人事，牙关紧急，有火有痰有气，或面赤身热，手足温暖，脉紧盛。痰厥气厥，不省人事者。

（2）一切中风昏冒，不知人事，口眼歪斜，半身不遂，咽喉作声，痰气上壅。无问外感风寒内伤喜怒，或六脉沉伏，或指下浮盛，并宜服之。兼治痰厥、饮厥，及气虚眩晕，症属虚寒者宜服。

牛黄紫金丹

【来源】《寿世保元》

【组成】牛黄三分　朱砂二分　阿芙蓉一钱　沉香一钱　冰片三分　广木香五分　麝香二分

【用法】上为细末，人乳为丸四十数，阴干。每服一丸，梨汁送下。如无梨汁，薄荷汤研化灌下立苏。

【主治】中风暗风，痰厥气厥，不省人事。

乌药顺气散

【来源】《奇效良方》

【组成】乌药二钱　陈皮二钱　麻黄（去根节）一钱　白僵蚕（炒，去丝嘴）一钱

川芎一钱　枳壳（麸炒）一钱　甘草（炙）一钱　桔梗一钱　白芷一钱　干姜（炮）半钱

【主治】治男子妇人一切风气攻注，四肢骨节疼痛，遍身顽麻。凡卒手足瘫痪、言语謇涩，先宜多服此药，以疏通气道，然后随证投以风药。

【用法】上作一服，水二盅，生姜三片，红枣一枚，煎至一盅，食后服。

乌药顺气散

【来源】《太平惠民和剂局方》

【组成】麻黄（去根、节）二两　陈皮（去瓤）二两　乌药（去木）二两　白僵蚕（去丝、嘴，炒）一两　川芎一两　枳壳（去瓤，麸炒）一两　甘草（炒）一两　白芷一两　桔梗一两　干姜（炮）半两

【用法】上为细末。每服9克，用水150毫升，加生姜3片、大枣1枚，煎至100毫升，温服。

【功用】疏风顺气。

【主治】一切风气，攻注四肢，骨节疼痛，遍身顽麻，头目眩晕；瘫痪，语言謇涩，筋脉拘挛；脚气，步履艰难，脚膝软弱；妇人血风，老人冷气，上攻胸膈，两胁刺痛，心腹膨胀，吐泻肠鸣。

【临床应用】

1. **随症加减**　如四时伤寒，憎寒壮热，头痛肢体倦怠，加葱白9厘米；如闪挫身体疼痛，温酒调；遍身瘙痒，抓之成疮，用薄荷3叶，煎服。

2. **使用注意**　孕妇不可服。

养荣汤

【来源】《万病回春》

【组成】当归　川芎去毛　白芍酒炒　生地黄　麦门冬去心　远志甘草水泡，去骨　石菖蒲去毛　陈皮　乌药　白茯苓去皮　枳实麸炒　半夏用生姜、牙皂、白矾煎水浸二三日　南星同上制　黄连姜汁炒　防风　羌活　秦艽　甘草各等份

【用法】上药锉作一剂，加生姜三片，竹茹一团，水煎去滓，入童便、竹沥、姜汁少许同服。

【主治】治风中血脉，四肢不举，口不能言，及痰迷心窍，人事不省，舌强不能言语，痰涎壅盛，口眼㖞斜，半身不遂。

复正汤

【来源】《寿世保元》

【组成】防风一钱 荆芥一钱 细辛八分 黄芩二钱 乌药二钱 天麻二钱 当归三钱，酒洗 白芍二钱，酒炒 川芎一钱五分 白术一钱五分，去芦 陈皮一钱五分，去白 半夏二钱 枳壳一钱，去穰麸炒 白芷八分 桔梗八分 僵蚕三钱 甘草八分 白茯苓二钱，去皮

【用法】上锉，生姜，水煎服。

【主治】治诸风口眼㖞斜及手足顽麻。

上池饮

【来源】《寿世保元》

【组成】人参（去芦）二钱 台白术（去芦，炒）一钱五分 白茯苓（去皮）五钱 当归（酒洗）一钱二分 川芎一钱二分 杭白芍（酒炒）一钱 怀生地黄（姜汁炒）一钱 熟地黄（姜汁炒）一钱 南星（姜汁炒）一钱 半夏（姜制）一钱 陈皮（盐水洗）八分 羌活六分 防风六分 天麻一钱 牛膝（去芦，酒洗）八分 川红花（酒洗）四分 柳枝六分（寒月一分） 黄芩（酒炒）八分 黄柏（酒炒）三分（夏月加一分） 酸枣仁（炒）八分 乌药四分 甘草（炙）四分

【用法】上锉一剂，水煎去滓，兑入竹沥、姜汁，清旦时温服。

【主治】治一切中风，左瘫右痪，半身不遂，口眼㖞斜，语言謇涩，呵欠喷嚏，头目眩晕，筋骨时痛，或头痛，心悸，痰火炽盛，血气大虚者。

【临床应用】**历代名家的应用经验** 本方即愈风润燥汤加人参、乌药。一患风痰人，多有痰热，每汤药宜加竹沥、荆沥、姜汁同服，甚妙，三味和一处，温服亦可。一论中风等症，因内伤者，非外来风邪，乃本气自病也，多因劳役过度，耗散真气，忧喜忿怒，伤其气者，而卒倒昏不知人，则为左瘫右痪。口眼歪斜，四肢麻木，舌本强硬，语言不清等症，宜此方。言语謇涩，加石菖蒲。

健步虎潜丸

【来源】《寿世保元》

【组成】黄芪（盐水炒）一两五钱　人参一两　白术（去芦）二两　白茯神（去皮木）三两　当归（酒洗）一两五钱　白芍（盐水炒）二两　生地黄（酒洗）二两　熟地黄二两　甘枸杞子一两五钱　五味子五钱　虎胫骨（狗骨代）酥炙，二两　龟板（酥炙）一两五钱　牛膝（去芦酒洗）二两　杜仲（姜酒炒）二两　补骨脂（盐酒炒）一两半　黄柏（人乳拌盐酒炒）三两　知母（同上制）二两　麦门冬（去心）二两　远志（甘草水泡去心）一两　石菖蒲一两　酸枣仁（炒）一两　沉香五钱　木瓜一两　薏苡仁（炒）一两　羌活（酒浸）一两　独活（酒洗）一两　防风（酒洗）一两　大附子（童便浸三日，面裹煨，去皮脐，切四片，童便浸煮干）五钱半

【组成】上为细末，炼蜜和猪脊髓五条，和为丸，如梧桐子大，每服百丸，空心，盐汤温酒任下。

【主治】滋补之圣药。专治诸虚百损，五劳七伤，形容羸瘦，颜色衰朽，中年阳事不举，精神短少。未至五旬，发须先白。并左瘫右痪，步履艰辛。脚膝酸软，小腹疝气，妇人下元虚冷，久无孕育，服之神效。

斑龙固本丹

【来源】《寿世保元》

【组成】人参（去芦）二两　干山药二两　怀生地黄二两　熟地黄（酒蒸）二两　天门冬（去心）二两　菟丝子（酒煨，捣饼，焙干）四两　山茱萸（酒蒸，去核）二两　巴戟（酒浸，去心）二两　甘枸杞子二两　麦门冬（去心）二两　杜仲（姜炒）二两　五味子二两　肉苁蓉（酒浸）二两　牛膝（酒洗，去芦）二两　远志（甘草水泡，去心）一两　覆盆子二两五钱　泽泻一两　地骨皮一两五钱　老川椒一两　白茯苓（去皮）二两　石菖蒲二两　车前子一两五钱　大附子（面裹煨，去皮脐，切片，童便浸炒）一两　木香二两　虎胫骨（狗骨代）（酥炙）二两　柏子仁二两

【用法】上为细末，用好酒化为丸，如梧桐子大。每服一百丸，空心时温酒送下。服至半月，阳事雄壮；服至一月，颜如童子，目视十里，小便清滑；服至三月，白发至黑；久服神气不衰，身轻体健。

【功用】大补虚寒。

【主治】诸虚百损，五劳七伤，形容羸瘦，颜色衰朽，中年阳事不举，精神短少。未至五旬，发须先白。并左瘫右痪，步履艰辛。脚膝酸软，小腹疝气，妇人下元虚冷，久无孕育，服之神效。

资寿解语汤

【来源】《奇效良方》

【组成】附子（炮，去皮脐）一钱半　防风（去芦）一钱半　天麻一钱半　酸枣仁一钱半　羚羊角一钱　官桂一钱　羌活一钱　甘草五分

【用法】上作一服，水二盏，煎至一盏，入竹沥二匙。不拘时服。

【功用】补气，祛风。

【主治】治中风脾缓，舌强不语，半身不遂。

【临床应用】历代名家的应用经验　《医学正传》云：若外无六经之形证，内无便溺之阻隔，但手足不遂，言语謇涩者，此邪中于经也。本方既可平肝熄风，又能温经化痰，标本兼治，正邪均顾，中风邪在于经者服之，可使语言流利，举止灵活，寿命得以延长。故称"资寿解语汤"。

活命金丹

【来源】《奇效良方》

【组成】贯众一两　甘草一两　板蓝根一两　甜硝一两　干姜一两　冰片（研）三钱　麝香（研）三钱　青黛三钱　牛黄（研）半两　牛膝半两　珠子末半两　薄荷半两　大黄一两半　辰砂（另研，一半一半为衣）四钱　桂心三两

【用法】上为细末，与研药和匀，炼蜜同水浸蒸饼为剂，每两作十丸，以朱砂为衣，就湿以真金箔为衣。腊月合，磁器收贮，多年不坏。如疗风毒，茶清化下；解药毒，新冷水化下；汗后余热，劳病及小儿惊，热薄荷汤化下。已上并量病人大小加减用之，大有效。

【主治】治中风不语，半身不遂，肢节顽痹，痰涎上潮，咽嗌不利，饮食不下，牙关紧，及解一切毒酒毒，发热腹胀，大小便不利，胸膈痞满，上实下虚，气闭面赤，汗后余热不退，劳病诸药不治，无问老幼男子妇人，俱宜

服之。

活命金丹

【来源】《御药院方》

【组成】甘草30克 板蓝根30克 干姜30克 冰片（研）9克 麝香（研）1克 牛黄（研）15克 生犀角（水牛角代）15克 珠子末15克 川大黄45克 辰砂1.2克（一半入药，一半为末）青黛9克 薄荷15克 肉桂90克 芒硝30克

【用法】上药研为细末，与冰片等研药合一处搅匀，炼塞同水浸蒸饼为剂，每30克作10丸，另以朱砂为衣，再以金箔贴外衣。瓷器收贮。如疗风毒，茶清化下，解药毒，用新汲水化下；汗后余热，劳病及小儿惊热，用薄荷汤化下，药量可据病情轻重及年龄大小加减应用。

【主治】中风不语，半身不遂，肢节顽痹，痰涎上潮，咽嗌不利，饮食不下，牙关紧闭；并解一切药毒、酒毒，发热腹胀，二便不利，胸膈痞满，气闭面赤，汗后余热不退以及劳病等。

活命金丹

【来源】《医学启源》

【组成】川芎一两 甘草一两 板蓝根一两 葛根一两 龙脑二钱 麝香二钱（研）牛黄（研）五分 生犀（水牛角代）三钱 桂枝三钱 珠子粉半两 川大黄二两半 甜硝一两 辰砂四钱（一半为衣）青黛三钱 薄荷五钱

【组成】上为细末，炼蜜同水浸蒸饼糊为剂，每一两作十丸，别入朱砂为衣，就湿以真金箔四十叶为衣，瓷器内收贮，多年不坏。

【主治】风中脏，不语，半身不遂，肢节顽痹，痰涎上潮，咽嗌不利，饮食不下，牙关紧禁。及解一切药毒，发热腹胀，大小便不利，胸膈痞满，上实下虚，气闭面赤，汗后余热不退，劳病。

清神解语汤

【来源】《古今医鉴》

【组成】当归　川芎　白芍药　生地黄　远志去心　陈皮　麦门冬去心　石菖蒲　乌药　枳实麸炒　天南星制　白茯苓　黄连姜汁炒　防风　羌活　半夏制　甘草各等份

【用法】上㕮咀。加生姜三片，竹茹二钱，水煎，入童便、姜汁、竹沥同服。

【主治】中风痰迷心窍，不能言。

【临床应用】**随症加减**　头痛，加蔓荆子、细辛、白芷。

羚羊角散

【来源】《奇效良方》

【组成】羚羊角屑一两　桂心一两　茯神一两　麻黄（去根节）一两　葛根一两　附子（炮裂，去皮脐）一两　当归（炒）一两　酸枣仁一两　五加皮一两　升麻一两半　枳壳（麸炒）一两半　独活一两半

【用法】每服四钱，以水一中盏，入生姜半分，煎至五分，去滓，不拘时服。

【主治】治风痱，筋脉缓弱，言语謇涩。

羚羊角散

【来源】《济生方》

【组成】羚羊角（镑）半钱　川独活（去芦）半钱　酸枣仁（炒，去壳）半钱　五加皮（去木）半钱　薏苡仁（炒）四分　防风（去芦）四分　当归（去芦，酒浸）四分　川芎四分　茯神四分　杏仁（去皮尖）四分　木香（不见火）二分半　甘草（炙）二分半

【主治】妊娠中风，涎潮忽仆，目吊口噤，角弓反张，名子痫。

【临床应用】**历代名家的应用经验**

（1）《医方集解》：此足厥阴药也。羚羊之辛凉以平肝火，防风、独活之辛温以散肝邪，茯神、酸枣以宁神，当归、川芎以活血，杏仁、木香以利气，薏仁、甘草以调脾也。

（2）《医林纂要》：子痫作于猝然，旧有风湿，溢于冲任，因孕而动，肝

血养胎。血热风生，时或动其经血，而风涎淬作，非中风也。羚羊角苦咸寒，补心宁神，宣布血脉，搜刷经络，无坚不软，无瘀不行，兼平君相之火，降已亢之阳，除妄作之热，故可以治痫而安胎也。独活、防风以祛风湿，当归、川芎以滋血补肝，茯神、酸枣仁以收散宁心，杏仁降逆气，破坚结，润心肺，薏苡仁甘淡清肺和脾，缓肝舒筋，能除血脉经络中风湿，木香行肝气之滞，甘草缓肝急，加姜煎，姜亦能补肝行瘀。总之，当归、川芎以补肝血而行之，茯神、枣仁以安心神而敛之，防风、独活以达其风，杏仁、木香以顺其气，君以羚羊角以穷极隐之风湿无不搜而逐之，且清宫除道以安心主也，加用薏苡、甘草以和其脾，则以培木之本也。

【备注】别名：羚羊角汤、羚羊散。

羚羊角散

【来源】《圣济总录》

【组成】羚羊角（镑）一两　人参一两　防风（去叉）一两　赤箭一两　麻黄（去根节）一两　藁本（去苗土）一两　羌活（去芦头）一两　细辛（去苗叶）一两　甘菊一两　赤芍药一两　枳壳（去瓤，麸炒）一两　当归（切，焙）一两　甘草（炙）一两　麝香（研）半分　牛黄（研）一分

【用法】上除二味研药外，为散，入研药和匀。每服二钱匕，荆芥薄荷汤调下，不拘时候。

【主治】肺中风，项背强直，心胸烦闷，冒闷汗出，语声嘶塞，少气促急。

羚羊角散

【来源】《太平惠民和剂局方·卷三》

【组成】羚羊角屑三分　防风（去芦头）半两　前胡（去芦头）半两　犀角屑（水牛角代）半两　麻黄（去根节）三分　人参（去芦头）半两　旋覆花半两　赤芍药半两　川芎三分　桂心三分　羌活三分　当归（锉，微炒）三分　汉防己半两　赤茯苓半两　枳壳（麸炒微黄，去瓤）三分　黄芩半两　蔓荆子半两　甘菊花半两　甘草半两（炙微赤，锉）　酸枣仁三分（微炒）

【用法】上为散。每服三钱，以水一中盏，加生姜半分，煎至六分，去滓，入竹沥一合，更煎一二沸，温服，不拘时候。

【主治】肝中风。筋脉拘急，言语謇涩，头项强直，四肢不利，心膈烦壅，头目旋眩。

羚羊角散

【来源】《太平惠民和剂局方·卷五》

【组成】羚羊角屑一两　茯神一两　羌活一两　薏苡仁一两　人参（去芦头）一两　麦门冬（去心）一两　旋覆花一两　前胡（去芦头）一两　甘草（炙微赤，锉）半两

【用法】上为散。每服四钱，以水一中盏，煎至六分，去滓温服，不拘时候。

【主治】脾脏中风。四肢不举，心胸痰滞，言语謇涩，头痛烦热，咽喉不利。

羚羊角散

【来源】《太平惠民和剂局方·卷十九》

【组成】羚羊角屑一两　防风（去芦头）一两　葛根（锉）一两　甘菊花一两　木通（锉）一两　人参（去芦头）一两　细辛一两　当归（锉，微炒）一两　桂心一两　甘草（炙微赤，锉）一两　附子（炮裂，去皮脐）一两　赤茯苓一两　汉防己一两　枳壳（麸炒微黄，去瓤）一两

【用法】上为散。每服四钱，以水一中盏，煎至五分，去滓，入竹沥一合，更煎一二沸，放温，拟开口灌之，不拘时候。

【主治】中风，心闷，口噤不开。

羚羊角散

【来源】《太平惠民和剂局方·卷二十》

【组成】羚羊角屑一两　石膏一两　人参（去芦头）半两　赤芍药半两　川芎

三分 汉防己三分 桂心三分 附子（炮裂，去皮脐）三分 防风（去芦头）三分 杏仁（汤浸，去皮尖双仁，麸炒微黄）一两 麻黄（去根节）一两

【用法】上为粗散，每服三钱，以水一中盏，煎至六分，去滓温服，不拘时候。

【主治】贼风。身体缓弱，手足不遂，言语謇涩，精神恍惚。

羚羊角散

【来源】《太平惠民和剂局方·卷二十一》

【组成】羚羊角屑一两 赤茯苓三分 川芎三分 当归三分 酸枣仁（微炒）三分 肉桂（去粗皮）一两半 细辛半两 防风三分（去芦头） 羌活一两 茵芋一两 丹参一两

【用法】上为粗散。每服三钱，以水一中盏，加生姜半分，煎至六分，去滓，稍热服，不拘时候。

【主治】中风。身如角弓反张，筋脉拘急疼痛。

羚羊角散

【来源】《医略六书》

【组成】怀生地五两 羚羊角一两半 西羌活一两半 青防风一两半 真茅术（炒）一两 白池菊（去蒂）三两 白云神（去木）二两 肥玉竹二两 真会白一两

【用法】上为散。每服三五钱，水煎，去滓，冲生姜汁一匙，竹沥一杯，温服。

【主治】肝脏中风，烦热心疼，肢痿体痛，脉数浮弦紧涩者。

【方解】肝风乘胃，相火亢逆，故心疼烦热，肢痿不举，体痛不能转侧。生地、玉竹滋阴扶元以治其本，羌活、防风疏风散邪以治其标，羚羊、池菊清厥阴之火，苍术、茯神燥太阴之湿，会白调中和胃，姜、沥通经彻络也。此治中风遏热，湿热互结肝胃之候，能使经气通利，则营卫调和，而风邪外解，湿热内消，肝胃自无相乘之患，除肢痿体痛，心疼烦热。

龙 脑 丸

【来源】《奇效良方》

【组成】龙脑（细研）一钱　麝香（细研）一分　蝉壳一分　牛黄（研细）一分　干蝎（炒）半两　南星（炮）半两　朱砂（研）半两　阿胶（炒）半两　香墨半两　白附子（炮裂）半两　防风（去芦）半两　羚羊角屑半两　肉桂（去皮）半两　羌活半两　乌蛇肉（酒浸，去皮骨，炙黄）三分

【用法】上为末，入别研药和匀，炼蜜和捣三五百杵，丸入绿豆大。每服十丸，用温酒下，不拘时服。

【主治】治中风，身如角弓反张，不语昏闷。

龙 脑 丸

【来源】《太平惠民和剂局方·卷二十》

【组成】白龙脑（细研）一分　朱砂（细研）半两　琥珀（细研）半两　牛黄（细研）一分　雄黄（细研）半两　附子（炮裂，去皮脐）三分　天麻一两　白僵蚕（微炒）一两　麝香（细研）一分　安息香（用酒半升煎成膏）一两　玳瑁（细镑）三分

【用法】上为末，入研了药，都研令匀，用安息香膏为丸，如梧桐子大。每服七丸，不拘时候，以温酒送下。

【主治】卒中风，心神烦闷，肢节拘急疼痛。

龙 脑 丸

【来源】《太平惠民和剂局方·卷二十一》

【组成】龙脑（细研）一两　麝香（细研）一分　干蝎（微炒）半两　天南星（炮裂）一两　朱砂（细研）半两　阿胶（捣碎，炒令黄燥）半两　香墨半两　白附子（炮裂）半两　蝉壳一分　防风（去芦头）半两　羚羊角屑半两　肉桂（去皱皮）半两　羌活半两　乌蛇肉（酒浸，炙令微黄）三分　牛黄（研入）一分

【用法】上为末，入研了药令匀，炼蜜为丸，如绿豆大。每服十丸，不拘时候，以温酒送下。

【主治】中风，身如角弓反张，不语昏闷。

龙脑丸

【来源】《太平惠民和剂局方·卷二十三》

【组成】龙脑（细研）一分　雄黄（细研）一分　麝香（细研）一分　朱砂（细研，水飞过）半两　牛黄（细研）一分　乳香（细研）半两　川乌头（去皮脐，生用）一两　干蝎（微炒）半两　白僵蚕（微炒）半两　天麻一两　天南星（炮裂）一分　羌活一两　踯躅花（酒拌，炒干）一分　白附子（炮裂）三分　附子（去皮脐，生用）一两　白花蛇（酒浸，去皮骨，炙令微黄）一两　麻黄（去根节，捣碎，以酒五升，煎取一升，去滓，熬成膏）五两　安息香半两

【用法】上为末，研入前六味令匀，用麻黄膏为丸，如梧桐子大。每服十丸，食前以温酒送下。

【主治】中风，偏枯不遂，肢节疼痛，行步艰难。

【临床应用】**使用注意**　忌生冷、羊血、油腻、毒滑、鱼肉。

羌活愈风汤

【来源】《奇效良方》

【组成】羌活二两　甘草（炙）二两　防风（去芦）二两　黄芪（去芦）二两　人参（去芦）二两　蔓荆子二两　川芎二两　细辛（去芦土叶）二两　枳壳（去穰，麸炒）二两　地骨皮二两　麻黄（去节）二两　知母（去皮毛）二两　独活二两　白芷二两　杜仲（炒去丝）二两　秦艽（去芦）二两　柴胡（去苗）二两　半夏（汤洗，姜制）二两　浓朴（姜制）二两　熟地黄二两　防己二两　前胡二两　白芍三两　黄芩（去腐）三两　白茯苓三两　石膏四两　生地黄四两　苍术四两　肉桂一两

【用法】上锉，每服一两，水二盏煎至一盏，温服。如遇天阴，加生姜三片煎。空心服，临卧煎渣常服之。

【主治】治肝肾虚，筋骨弱，语言难，精神昏愦，及治风湿内弱，风热体重，或瘦而一肢偏枯，或肥而半身不遂。心乱则百病生，静则万病息。此药能安心养神，调阴阳无偏胜。

【临床应用】**随症加减**　药不可失于四时之辅，如春望大寒之后，加半

夏、柴胡、人参各二两；望夏谷雨之后，加石膏、黄芩、知母各二两；季夏之月，加防己、白术、茯苓各二两；望秋大暑之后，加浓朴、藿香各二两、桂枝一两；望冬霜降之后，加附子、官桂各一两，当归二两。

三生饮

【来源】《奇效良方》

【组成】南星（生用）五钱　木香一钱半　川乌（生用）一钱　附子（去皮，生用）一钱

【用法】上作一服，水二中盏，生姜七片，煎至一盏，不拘时服。有卒中风，不省人事者，以苏合香丸，用生姜自然汁化开，擦牙。

【主治】治卒中风，昏不知人，口眼歪斜，半身不遂，并痰厥气厥。

三生饮

【来源】《太平惠民和剂局方》

【组成】南星（生用）一两　木香二钱半　川乌（生，去皮）五钱　附子（生，去皮）五钱

【用法】上药嚼咀。每服15克，用水600毫升，加生姜15片，煎至480毫升，去滓温服，不拘时候。

【主治】治卒中，昏不知人，口眼㖞斜，半身不遂，痰气上壅，咽喉作声，或六脉沉伏，或指下浮盛；兼治痰厥气厥，及气虚眩晕。

【备注】别名：三生散（《普济方》卷三一六）。

三生饮

【来源】《易简方》

【组成】南星一两　川乌半两　生附半两　木香一分

【用法】上咬咀。每服半两，水二盏，加生姜十片，煎至六分，去滓温服。

【主治】寒痰壅于经络，卒中不知人事，痰涎壅盛，语言謇涩，或口眼㖞斜，或半身不遂。卒中，昏不知人，口眼㖞斜，半身不遂，咽喉作声，痰气上

壅，无问外感风寒，内伤喜怒，或六脉沉伏，或指下浮盛；兼治痰厥饮厥，及气虚眩晕。柔痉自汗，肢体厥冷。虚怯之人发痰疟。卒中壅塞，昏仆不醒，脉沉无热。

【临床应用】

1. 使用注意 若挟热中风者不宜。

2. 历代名家的应用经验

（1）《明医杂著》薛己按：三生饮乃行经络、治寒痰之药，有斩关夺旗之功。每服必用人参两许，以祛其邪而补助真气。否则不惟无益，适足以取败矣。观先哲用芪附、参附等汤，其义可见。

（2）《删补名医方论》引柯琴：此取三物之大辛大热者，且不炮不制，更佐以木香，乘其至刚至锐之气而用之，非专以治风，兼以治寒也。然邪之所凑，其气必虚，但知勇于攻邪，若正气虚而不支，能无倒戈之患乎？必用人参两许以驾驭其邪，此薛己真知确见，立于不败之地，而收万全之效者也。今之畏事者，用乌、附分数，必制熟而后敢用，更以芩、连监制之，乌能挽回如是之危证哉？

（3）《医方集解》：此足太阴、阳明、厥阴、手少阳药也。南星辛烈，散风除痰；附子猛峻，温脾逐寒，乌头轻疏，温脾逐风，二药通行经络，无所不至。皆用生者，取其力峻而行速也。重加人参，所以扶其正气，少佐木香，所以行其逆气也。

（4）《中风斠诠》：痰涎壅塞，而脉已沉，且身无热，则唇舌淡白，可想而知。是为寒痰上涌，胸中清阳之气，已为浊阴闭塞不通，非燥烈大温，不能开泄。此方三者俱用其生，非仅为回阳计，正赖其雄烈刚燥，始能驱除浊阴，苟得阴霾一开，寒痰少减，即当随证用药，似此大燥大烈，非可多服频服也。

【备注】 本方方名，《张氏医通》引作"三生汤"。本方去木香，加人参，名"四生饮"（见《观聚方要补》引《万全备急方》）。

匀气散

【来源】《普济方》

【组成】 乌药一两　白术四两　旱莲草五钱　甘草（炙）五钱　青皮（去瓤）五钱 沉香五钱

【用法】上咬咀。水一大盏，加紫苏叶，木瓜五片，生姜三片，大枣一个，同煎至七分，去滓，加盐少许，空心服。

【主治】中风，口眼㖞斜。

【临床应用】使用注意 忌湿面、鲜鱼。

【备注】用法中紫苏叶用量原缺。

顺风匀气散

【来源】《奇效良方》

【组成】白术四钱 天麻一钱 沉香半钱 白芷半钱 青皮半钱 甘草（炙）半钱 人参一钱 乌药二钱 紫苏半钱 木瓜半钱

【用法】分作二贴，每贴水二盏，生姜二片，煎八分，温服。二渣并煎，风气腰疼痛，亦宜服之。

【主治】治中风中气，半身不遂，口眼歪斜，先宜服此。

【方解】邪之所凑，其气必虚，偏枯㖞僻，或左或右，盖血脉不周，而气不匀也。本方以紫苏、白芷疏风气，乌药、青皮、沉香行滞气，人参、白术、炙甘草以补正气。疏之行之补之，而气匀矣，气匀则风顺矣。用木瓜，能于土中泻木，调荣卫而伸筋。

复元通气散

【来源】《普济方》

【组成】陈皮二两 青皮（去白）二两 白药子一两半（半两炒） 广木香半两 甘草（半生半熟）一两八钱 川山甲（酥炙）一两三钱 牡蛎（烧）半两 乳香（另研）半两 江米五钱 白僵蚕五钱

【用法】上为末。每服三钱，酒调下。病在上，食后服；病在下，食前服。如大便燥，后服通气丸。

【主治】诸风诸气，气滞不通，肢节烦痛，半身不遂，口眼㖞斜，语言謇涩。

解语汤

【来源】《简易方》

【组成】附子（炮）一两　防风（去芦）一两　天麻一两　酸枣仁（炒）一两　羚羊角屑七钱半　官桂七钱半　甘草（炙）五钱　羌活五钱

【用法】上为粗末。每次15克，用水300毫升，煎至240毫升，去滓，入竹沥10毫升，再煎三两沸，温服，不拘时候。二滓再煎服。

【功用】温经通络，熄风开窍。

【主治】中风客于心脾二经，舌强不能言，半身不遂，口眼歪斜，神气不清。

解语汤

【来源】《赤水玄珠》

【组成】羌活　防风　天麻　肉桂　川芎　南星　陈皮　白芷　当归　人参　甘草　酸枣仁　羚羊角（一方有石菖蒲、远志）（原方无用量）

【用法】水煎，入竹沥半盏，再一滚服。

【功用】祛风，化痰，通络。

【主治】中风失音不语。

镇肝熄风汤

【来源】张锡纯经验方（《医学衷中参西录》）

【组成】怀牛膝一两　生赭石一两（轧细）　生龙骨五钱（捣碎）　生牡蛎五钱（捣碎）　生龟板五钱（捣碎）　生杭芍五钱　玄参五钱　天冬五钱　川楝子二钱（捣碎）　生麦芽二钱　茵陈二钱　甘草一钱半

【用法】水煎服，每日一剂。

【功用】镇肝熄风，滋阴潜阳。

【主治】类中风。头目眩晕，目胀耳鸣，脑部热痛，面色如醉，心中烦热，或时常噫气，或肢体渐觉不利，口眼渐形㖞斜；甚或眩晕颠仆，昏不知人，移时始醒，或醒后不能复元，脉弦长有力。

【方解】本方所治之类中风，张氏称之为内中风。其病机为肝肾阴虚，肝阳化风所致。肝为风木之脏，体阴而用阳，肝肾阴虚，肝阳偏亢，阳亢化风，风阳上扰，故见头目眩晕、目胀耳鸣、脑部热痛、面红如醉；肾水不能上济心火，心肝火盛，则心中烦热；肝阳偏亢，气血随之逆乱，遂致卒中。轻则风中经络，肢体渐觉不利，口眼渐形喎斜；重则风中脏腑，眩晕颠仆，不知人事等，即《素问·调经论》所谓"血之与气，并走于上，则为大厥，厥则暴死。气复反则生，不反则死"。本证以肝肾阴虚为本，肝阳上亢，气血逆乱为标，但以标实为主。治以镇肝熄风为主，佐以滋养肝肾。方中怀牛膝归肝肾经，入血分，性善下行，故重用以引血下行，并有补益肝肾之效为君。代赭石之质重沉降，镇肝降逆，合牛膝以引气血下行，急治其标；龙骨、牡蛎、龟板、白芍益阴潜阳，镇肝熄风，共为臣药。玄参、天冬下走肾经，滋阴清热，合龟板、白芍滋水以涵木，滋阴以柔肝；肝为刚脏，性喜条达而恶抑郁，过用重镇之品，势必影响其条达之性，故又以茵陈、川楝子、生麦芽清泄肝热，疏肝理气，以遂其性，以上俱为佐药。甘草调和诸药，合生麦芽能和胃安中，以防金石、介类药物碍胃为使。全方重用潜镇诸药，配伍滋阴、疏肝之品，共成标本兼治，而以治标为主的良方。

方中茵陈，张锡纯谓"茵陈为青蒿之嫩者"。为此，后世医家有的改用青蒿，有的仍用茵陈。从该书"茵陈解"及有关医案分析，当以茵陈为是。

【临床应用】

1. **用方要点** 本方是治疗类中风之常用方。无论是中风之前，还是中风之时，抑或中风之后，皆可运用。临床应用以头目眩晕，脑部热痛，面色如醉，脉弦长有力为辨证要点。

2. **随症加减** 心中烦热甚者，加石膏、栀子以清热除烦；痰多者，加胆南星、竹沥水以清热化痰；尺脉重按虚者，加熟地黄、山茱萸以补肝肾；中风后遗有半身不遂、口眼喎斜等不能复元者，可加桃仁、红花、丹参、地龙等活血通络。

3. **使用注意** 若属气虚血瘀之风，则不宜使用本方。

4. **现代应用** 本方常用于高血压、脑血栓形成、脑溢血、血管神经性头痛等属于肝肾阴虚，肝风内动者。临床发现可用于脑胶质瘤的脑充血、脑出血造成的偏瘫、口眼喎斜、舌强语謇等。

【备注】《医学衷中参西录》："方中重用牛膝以引血下行，此为治标之主药。而复深究病之本源，用龙骨、牡蛎、龟板、芍药以镇熄肝风，赭石以降胃降冲，玄参、天冬以清肺气，肺中清肃之气下行，自能镇制肝木。从前所拟之方，原只此数味，后因用此方效者固多，间有初次将药服下，转觉气血上攻而病加剧者，于斯加生麦芽、茵陈、川楝子即无斯弊。盖肝为将军之官，其性刚果，若但用药强制，或转激发其反动之力。茵陈为青蒿之嫩者，得初春少阳升发之气，与肝木同气相求，泻肝热兼舒肝郁，实能将顺肝木之性。麦芽为谷之萌芽，生用之亦善将顺肝木之性，使不抑郁。川楝子善引肝气下达，又能折其反动之力。方中加此三味，而后用此方者，自无他虞也。心中热甚者，当有外感，伏气化热，故加石膏。有痰者，恐痰阻气化之升降，故加胆星也。"

补阳还五汤

【来源】《医林改错》

【组成】黄芪（生）四两　当归尾二钱　赤芍一钱半　地龙一钱　川芎一钱
红花一钱　桃仁一钱

【用法】水煎服。

【功用】补气，活血，通络。

【主治】中风之气虚血瘀证。半身不遂，口眼㖞斜，语言謇涩，口角流涎，小便频数或遗尿失禁，舌暗淡，苔白，脉缓无力。

【方解】本方证由中风之后，正气亏虚，气虚血滞，脉络瘀阻所致。正气亏虚，不能行血，以致脉络瘀阻，筋脉肌肉失去濡养，故见半身不遂、口眼㖞斜，正如《灵枢·刺节真邪第七十五》所言："虚邪偏客于身半，其入深，内居荣卫，荣卫稍衰则真气去，邪气独留，发为偏枯。"气虚血瘀，舌本失养，故语言謇涩；气虚失于固摄，故口角流涎、小便频数、遗尿失禁；舌暗淡，苔白，脉缓无力为气虚血瘀之象。本方证以气虚为本，血瘀为标，即王清任所谓"因虚致瘀"。治当以补气为主，活血通络为辅。本方重用生黄芪，补益元气，意在气旺则血行，瘀去络通，为君药。当归尾活血通络而不伤血，用为臣药。赤芍、川芎、桃仁、红花协同当归尾以活血祛瘀；地龙通经活络，力专善走，周行全身，以行药力，亦为佐药。全方的配伍特点是：重用补气药与少量活血药相伍，使气旺血行以治本，祛瘀通络以治标，标本兼顾；且补气而不壅滞，活血又不伤正。合而用之，则气旺、瘀消、络通，诸症向愈。

【临床应用】

1. 用方要点 本方既是益气活血法的代表方，又是治疗中风后遗症的常用方。临床应用以半身不遂，口眼㖞斜，舌暗淡，苔白，脉缓无力为辨证要点。

2. 随症加减 本方生黄芪用量独重，但开始可先用小量（一般从 30～60克开始），效果不明显时，再逐渐增加。原方活血祛瘀药用量较轻，使用时，可根据病情适当加大。若半身不遂以上肢为主者，可加桑枝、桂枝以引药上行，温经通络；下肢为主者，加牛膝、杜仲以引药下行，补益肝肾；日久效果不显著者，加水蛭、虻虫以破瘀通络；语言不利者，加石菖蒲、郁金、远志等以化痰开窍；口眼㖞斜者，可合用牵正散以化痰通络；痰多者，加制半夏、天竹黄以化痰；偏寒者，加熟附子以温阳散寒；脾胃虚弱者，加党参、白术以补气健脾。

3. 使用注意 使用本方需久服才能有效，愈后还应继续服用，以巩固疗效，防止复发，王氏谓："服此方愈后，药不可断，或隔三五日吃一付，或七八日吃一付。"但若中风后半身不遂属阴虚阳亢，痰阻血瘀，见舌红苔黄、脉洪大有力者，非本方所宜。

4. 现代应用 本方常用于脑血管意外后遗症、冠心病、小儿麻痹后遗症，以及其他原因引起的偏瘫、截瘫，或单侧上肢，或下肢痿软等属气虚血瘀者。

5. 应用经验

（1）张锡纯《医学衷中参西录》上册："至清中叶王勋臣出，对于此证，专以气虚立论，谓人之元气，全体原十分，有时损去五分，所余五分，虽不能充体，犹可支持全身。而气虚者，经络必虚，有时气从经络处透过，并于一边，彼无气之边，即成偏枯。爰立补阳还五汤，方中重用黄芪四两，以峻补气分，此即东垣主气之说也。然王氏书中全未言脉象何如，若遇脉之虚而无力者，用其方原可见效；若其脉象实而有力，其人脑中多患充血，而复用黄芪之温而升补者，以助其血愈上行，必至凶危立见，此固不可不慎也。"

（2）《方剂学》：本方证系由正气亏虚，瘀血阻络所致，治当补气活血通络。方中重用黄芪以补气，使气旺血亦行，祛瘀而不伤正，为方中主药；辅以归尾、川芎、赤芍、桃仁、红花、地龙活血通络。因其主要目的不在于祛瘀，而在于补气通络，所以重用黄芪，取其力专性走，周行全身，以助推动诸药之力使气旺血行，瘀去络通，诸症自可渐愈。初得半身不遂，依本方加防风3克，服四五剂后去之；如已病三两个月，前医遵古方用寒凉药过多，加附子12～15克；如用散风药过多，加党参10～15克。主中风后遗症。正气亏虚，脉络瘀阻，半身不遂，口眼歪斜，语言謇涩，口角流涎。大便干燥，小便频数，或遗尿不禁，舌苔白，脉缓。本方所治证候，半身不遂，系由气虚血瘀所致。半身不遂变称中风。肝主风又主藏血，喜畅达而行疏泄，"邪之所凑，其气必虚"，气为血之帅，本证中风半身不遂，一属中气不足则邪气中之，二属肝血瘀滞经络不畅，气虚血瘀发为半身不遂。治宜补气活血为法。气虚属脾，故方用黄芪120克补中益气为主；血瘀属肝，除风先活血，故配伍当归尾、川芎、桃仁、赤芍、红花入肝，行瘀活血，疏肝祛风；加入地龙活血而通经络。共成补气活血通络之剂。

建瓴汤

【来源】张锡纯经验方（《医学衷中参西录》）

【组成】生怀山药—两　怀牛膝—两　生赭石八钱（轧细）　生龙骨六钱（捣细）生牡蛎六钱（捣细）　生怀地黄六钱　生杭芍四钱　柏子仁四钱

【用法】磨取铁锈浓水以之煎药。

【功用】镇肝熄风，育阴安神。

【主治】头目时常眩晕，或觉脑中昏愦，多健忘，或常觉疼，或耳聋目胀；胃中时觉有气上冲，阻塞饮食不能下行，或有气起自下焦，上行作呃逆；心中常觉烦躁不宁，或心中时发热，或睡梦中神魂飘荡；或舌胀、言语不利，或口眼歪斜，或半身似有麻木不遂，或行动脚踏不稳，时欲眩仆，或自觉头重脚轻，脚底如踏棉絮，脉弦硬而长，或寸盛尺虚，或大于常脉数倍，而毫无缓和之意。

【临床应用】用方要点　本方由生山药、怀牛膝、生赭石、生龙骨、生牡蛎、生地黄、生杭芍、柏子仁诸药组成。用于肝阳上亢之头目眩晕，耳鸣目胀，心悸健忘，梦多失眠，脉弦硬而长等症，有镇肝熄风之功。

建瓴汤与镇肝熄风汤均能滋阴潜阳，镇肝熄风，用于肝肾阴亏，肝阳上亢之证，但后方镇潜清降之力较前方为强，用于气血逆乱见有脑中时常作疼发热，或面色如醉，以及肢体渐觉不利等；而建瓴汤方中用柏子仁、生山药，故宁心安神之力略优，适用于肝风内动见有失眠多梦，心神不宁等，而未至气血逆乱者。

【备注】"建"，通"潼"，倒水、泼水之意；"瓴"，一指盛水之瓶，一指瓦沟。"建瓴"为"高屋建瓴"成语的省句。本方中重用滋养阴液，柔肝熄风之品，辅以重镇潜阳，养血安神之药，既能平肝潜阳，又能宁心安神，使肝阳得平，内风熄除，心神安守，诸证自解。比喻服用本方后，其镇肝熄风之效，好像瓶水从高屋脊上向下倾倒，言其居高临下，不可阻挡之势。张锡纯认为"服后能使脑中之血如建瓴之水下行，脑充血之证自愈"。故名"建瓴汤"。若大便不实去赭石，加建莲子（去心）三钱；若畏凉者，以熟地易生地。

加味补血汤

【来源】张锡纯经验方（《医学衷中参西录》）

【组成】生煎芪一两　当归五钱　龙眼肉五钱　真鹿角胶三钱（另炖同服）　丹参三钱　明乳香三钱　明没药三钱　甘松三钱

【功用】活血通络。

【主治】身形软弱，肢体渐觉不遂，或头重目眩，或神昏健忘，或觉脑际紧缩作疼，甚或昏仆，移时苏醒致成偏枯，或全身痿废，脉象迟弱，内中风证之偏虚寒者。

【方解】古方有补血汤，其方黄芪、当归同用，而黄芪之分量，竟四倍于当归，诚以阴阳互为之根，人之气壮旺者，其血分自易充长，是以此方不以当归为主药，而以黄芪为主药也。用龙眼肉者，因其味甘色赤，多含津液，最能助当归以生血。用鹿角胶者，因鹿之角原生于头顶督脉之上，督脉为脑髓之来源，故鹿角胶之性善补脑髓。凡脑中血虚者，其脑髓亦必虚，用之以补脑髓，实可与补血之药相助为理也。用丹参、乳香、没药者，因气血虚者，其经络多瘀滞，此于偏枯痿废亦颇有关系，加此通气活血之品，以化其经络之瘀滞，则偏枯痿废者自易愈也。用甘松者，为其能助心房运动有力，以多输血于脑，且又为调养神经之要品，能引诸药至脑以调养其神经也。

【临床应用】

1. **随症加减**　服之觉热者，酌加天花粉、天冬各数钱；觉发闷者，加生鸡内金一钱半或二钱。服数剂后，若不甚见效，可用所煎药汤送服麝香二厘

（取其香能通窍），或真冰片半分亦可；若服后仍无甚效，可用药汤送制好马钱子2分。

2. **应用经验** 脑充血者，其脑中之血过多，固能伤其脑髓神经。脑贫血者，其脑中之血过少，又无以养其脑髓神经。是以究其终极，皆可使神经失其所司也。古方有补血汤，其方黄芪、当归同用，而黄芪之分量，竟四倍于当归。诚以阴阳互为之根，人之气壮旺者，其血分自易充长。况人之脑髓神经，虽赖血以养之，尤赖胸中大气上升以斡旋之。是以《内经》谓："上气不足，脑为之不满，耳为之苦鸣，头为之倾，目为之眩。"所谓上气者，即胸中大气上升于脑中者也。因上气不足，血之随气而注于脑者必少，而脑为之不满，其脑中贫血可知。且因上气不足，不能斡旋其神经，血之注于脑者少，无以养其神经，于是而耳鸣、头倾、目眩，其人可忽至昏仆可知。由此知因脑部贫血以成内中风证者，原当峻补其胸中大气，俾大气充足，自能助血上升，且能斡旋其脑部，使不至耳鸣、头倾、目眩也。是以此方不以当归为主药，而以黄芪为主药也。用龙眼肉者，因其味甘色赤，多含津液，最能助当归以生血也。用鹿角胶者，因鹿之角原生于头顶督脉之上，督脉为脑髓之来源，故鹿角胶之性善补脑髓。凡脑中血虚者，其脑髓亦必虚，用之以补脑髓，实可与补血之药相助为理也。用丹参、乳香、没药者，因气血虚者，其经络多瘀滞，此于偏枯痿废亦颇有关系，加此通气活血之品，以化其经络之瘀滞，则偏枯痿废者自易愈也。用甘松者，为其能助心房运动有力，以多输血于脑，且又为调养神经之要品，能引诸药至脑以调养其神经也。用麝香、冰片者，取其香能通窍以开闭也。用制过马钱子者，取其能瞤动脑髓神经使之灵活也。

【备注】甘松即西药中之缬草，其气香味微酸。《本经》谓其治暴热、火疮、赤气、疥瘙、疽痔、马鞍、热气。《别录》谓其治痈肿、浮肿、结热、风痹、不足、产后痛。甄权谓其治毒风痹，破多年凝血，能化脓为水，产后诸病，止腹痛、余疹、烦渴。《大明》谓其除血气心腹痛、破癥结、催生、落胞、血晕、鼻血、吐血、赤白带下、眼障膜、丹毒、排脓、补痿。西人则以为兴奋之品，善治心脏麻痹、霍乱转筋。东人又以为镇静神经之特效药，用治癫狂、痫痉诸病。盖为其气香，故善兴奋心脏，使不至于麻痹，而其馨香透窍之力，亦自能开痹通瘀也。为其味酸，故能保安神经，使不至妄行，而酸化软坚之力，又自能化多年之症结，使尽消融也。至于其能补痿，能治霍乱转筋者，即心脏不麻痹，神经不妄行之功效外著者也。孰谓中西医理不相贯通哉。

生血起废汤

【来源】《辨证录》

【组成】葳蕤二两　熟地一两　山茱萸四钱　当归一两　茯苓五钱　白芥子五钱

【用法】水煎服。

【主治】血虚不能养筋脉，身未颠仆，左手半边不仁，语言謇涩，口角流涎。

【临床应用】应用经验　一剂而语言清，十剂而涎沫止，三十剂而不仁者愈矣。愈后前方中加人参三钱，黄芪五钱，减当归五钱。再服二十剂，一如无病患矣。有人身未颠仆，左手半边不仁，语言謇涩，口角流涎，人亦以为半肢风也，然而此非风也，乃血虚之故。血不能养筋脉，有似乎中耳。夫中气病速，而易于奏功；中血病缓，而难于取效。盖中气阳症，中血阴症，阳速而阴迟耳。

顺气和血汤

【来源】《辨证录》

【组成】当归三钱　白术五钱　黄芪五钱　人参二钱　附子一片　天麻五分　南星五分　羌活五分　独活五分　半夏一钱

【用法】水煎服。

【功用】补益气血，祛风化痰。

【主治】遍身麻木。

消风返正汤

【来源】《医醇剩义》

【组成】羌活一钱　天麻八分　蝎尾五支　僵蚕一钱五分（炒）　贝母二钱　羚羊角一钱二分　石斛三钱　花粉二钱　麦冬二钱　黄荆叶五片

【主治】风从足太阳而来，兼扰阳明，筋脉牵掣，口眼㖞斜。

阴阳两救汤

【来源】《医醇剩义》

【组成】熟地八钱　附子三钱　人参二钱　菟丝子（盐水炒）八钱　枸杞四钱　茯神二钱　远志（甘草水炒）一钱　干河车（切）三钱　炮姜炭一钱

【用法】水煎浓汁，时时饮之。

【主治】中脏虚症，四肢懈散，昏不知人，遗尿鼾睡。

二阴煎

【来源】《医级》

【组成】熟地三五钱　当归二三钱　枣仁二钱　酒芍二钱　甘草一钱　人参随用

【主治】中风血不养筋，及疟疾汗多，屡散而不能止，少阳、厥阴阴虚血少而无火者。

【临床应用】随症加减　呕恶甚，加生姜；多汗气虚，加黄芪、五味；小腹痛，加枸杞；腰膝无力，加杜仲、牛膝；胸闷，加广皮。

益阴生血汤

【来源】《辨证录》

【组成】熟地一两　茱萸五钱　白术五钱　白芍五钱　麦冬五钱　人参三钱　白芥子三钱　五味子五分

【用法】水煎服。

【主治】血虚不能养筋，左手半边不仁，语言謇涩，口角流涎。

豨莶至阳汤

【来源】任应秋经验方（《千家妙方》）

【组成】制豨莶草50克　黄芪15克　天南星10克　白附子10克　川附片10克　川芎5克　红花5克　细辛2.5克　防风10克　牛膝10克　僵蚕5克　苏木

10克

【用法】水煎服，每日1剂。

【功用】温补阳气，通经活血。

【主治】中风（阳虚血凝证）。多见突然口眼歪斜，皮肤麻木，言语失利，口角流涎，半身不遂，甚至卒然昏仆，不省人事，目合口张，汗出肢凉，呼吸微弱。

【临床应用】

1. **用方要点** 阴虚与阳虚，实为中风辨证的两大关键。两证根本原因，都是正气大虚，运转之权无以自主。该例所用"豨莶至阳汤"，治中风阳虚证。凡见突然口眼歪斜，皮肤麻木，言语失利，口角流涎，半身不遂，甚至卒然昏仆，不省人事，目合口张，汗出肢凉，呼吸微弱，用其方以九制豨莶合芪附汤扶先天之阳气为主，再以细辛领天南星、白附子、防风、僵蚕行气分以熄风，川芎引红花、苏木、牛膝行血分以熄风，则使三阴三阳诸经气血调畅，故收捷效，其患趋愈。

2. **现代应用** 脑出血（内囊出血）。

豨莶至阴汤

【来源】任应秋经验方（《千家妙方》）

【组成】制豨莶草50克 干地黄15克 盐知母20克 当归15克 枸杞子15克 炒赤芍29克 龟板10克 牛膝10克 甘菊花15克 郁金15克 丹参15克 黄柏5克

【用法】水煎服，每日1剂。

【功用】养阴清热，通经活血。

【主治】中风（阴虚热亢证），内风暗动，经脉血滞。多见头晕耳鸣、目弦少寐、突然发生舌强言謇、口眼歪斜、半身不遂、两手握固、肢体强直、时或抽搐、面赤身热、烦躁不宁，甚则呈突然昏迷状态、言语失利、尿闭、便秘等。

清脑通络汤

【来源】张学文经验方（《中医名家论治中风荟萃》）

【组成】草决明30克 川芎12克 赤芍10克 山楂15克 丹参15克 磁石

（先煎）30 克　菊花 12 克　葛根 15 克　地龙 10 克　豨莶草 30 克　川牛膝 15 克　水蛭 6 克

【用法】水煎服，每日 1 剂，分 2 次服。

【功用】清脑降压，活血通络。

【主治】头痛、眩晕或目涨面赤，心烦躁急，肢体麻木，或短暂性语言謇涩，或一过性肢瘫无力，大便秘结，或排便不爽。舌质红暗，或舌下散布瘀丝、瘀点，脉象弦滑或细涩、弦硬。

【临床应用】

1. **随症加减**　肝肾不足加山茱萸 12 克，杜仲 12 克（切丝），桑寄生 15 克；语言迟钝者加胆南星 12 克，菖蒲 12 克，郁金 15 克，天竹黄 15 克；胸闷胸痛者加瓜蒌 10 克，薤白 12 克，三七粉 6 克（冲服）；肢体不利者加鸡血藤 20 克，威灵仙 15 克。

2. **现代应用**　多见于中风先兆证期，即中风早期证候。

星蒌承气汤

【来源】王永炎经验方（《中医脑病学》）

【组成】全瓜蒌 10 克　胆南星 12 克　石菖蒲 15 克　地龙 10 克　丹参 15 克郁金 10 克　枳壳 10 克　厚朴 10 克　大黄 3 克

【用法】水煎服。

【功用】清热涤痰，宽胸散结，润燥滑肠。

【主治】痰热腑实，风痰上扰型急性缺血性中风。肺热咳嗽，痰浊黄稠，胸痹心痛，结胸痞满，乳痈，肺痈，肠痈肿痛，大便秘结。

【方解】星蒌承气汤由全瓜蒌、胆南星、生大黄、芒硝组成，泻下作用猛烈。瓜蒌味甘微苦，性寒。胆南星苦微辛凉，功能清热化痰，熄风定惊。用于痰热咳嗽，咯痰黄稠，中风痰迷，癫狂惊痫。大黄苦寒，功能泻热通肠，凉血解毒，逐瘀通经。用于大便燥结、热结便秘、壮热、苔黄以及火热亢盛、迫血上溢等症。芒硝咸苦寒，功能泻热通便，润燥软坚，清火消肿，用于实热便秘、大便燥结。诸药共用，承顺失降胃气，以恢复其主降的功能；清化热痰浊毒，防止痰热化风，风痰上扰，窍闭神昏诸证。其泻下作用虽然猛烈，但由于方证相应，善其应用，标本相得，邪气乃伏。针对本证腑气不通，而采用化痰通腑法，一可通畅腑气，祛瘀达络，敷布气血，使半身不遂等症进一步好转；二可清除阻滞于胃肠的痰热积滞，使浊邪不得上扰神明，气血逆乱得以纠正，达到防闭防脱之目的；三可急下存阴，以防阴劫于内，阳脱于外。

【临床应用】随症加减　热象明显者，加山栀、黄芩；年老体弱津亏者，加生地、麦冬、玄参。本型也可选用现代经验方星蒌承气汤，方中大黄、芒硝荡涤肠胃，通腑泄热；瓜蒌、胆南星清热化痰。若大便多日未解，痰热积滞较甚而出现躁扰不宁，时清时寐，谵妄者，此为浊气不降，携气血上逆，犯于脑窍而为中脏腑证，按中脏腑的痰热内闭清窍论治。

再造丸

【来源】《中国药典》

【组成】蕲蛇肉20克　全蝎15克　地龙5克　僵蚕（炒）10克　穿山甲（制）10克　豹骨（制）10克　麝香5克　水牛角浓缩粉15克　牛黄2.5克　龟甲（制）10克　朱砂10克　天麻20克　防风20克　羌活20克　白芷20克　川芎20克　葛根15克　麻黄20克　肉桂20克　细辛10克　附子（制）10克　油松节10克　桑寄生20克　骨碎补（炒）10克　威灵仙（酒炒）15克　粉草薢20克　当归10克　赤芍10克　片姜黄2.5克　血竭7.5克　三七5克　乳香（制）10克　没药（制）10克　人参20克　黄芪20克　白术（炒）18克　茯苓10克　甘草20克　天竹黄10克　制何首乌20克　熟地黄20克　玄参20克　黄连20克　大黄20克　化橘红40克　青皮（醋炒）10克　沉香10克　檀香5克　广藿香20克　母丁香10克　冰片2.5克　乌药10克　豆蔻10克　草豆蔻20克　香附（醋制）10克　两头尖（醋制）20克　建曲40克　红曲5克

【用法】上五十八味，除麝香、水牛角浓缩粉、牛黄、冰片外，朱砂水飞成极细粉；其余蕲蛇肉等五十三味粉碎成细粉；将麝香、水牛角浓缩粉、牛黄、冰片研细，与上述粉末配研，过筛，混匀。每100克粉末加炼蜜120~150克制成大蜜丸，即得。口服，一次1丸，一日2次。

【功用】祛风化痰，活血通络。

【主治】用于中风，口眼歪斜，半身不遂，手足麻木，疼痛拘挛，语言謇涩。

【临床应用】使用注意　孕妇禁用。

回天再造丸

【来源】《经验百病内外方》

【组成】真蕲蛇（去皮骨并头尾各三寸，酒浸，炙取净末）四两　两头尖（系草药，出在乌鲁木齐，非鼠粪也，如不得真者，以白附子代之，其性相似，制过用）二两　真山羊血五钱　北细辛一两　龟板（醋炙）一两　乌药一两　黄芪（蜜炙）二两　母丁香（去油）一两　乳香（瓦焙去油）一两　麻黄二两　甘草二两　青皮一两　熟地二两　犀角八钱　没药（焙去油）一两　赤芍一两　羌活一两　白芷二两　虎胫骨（狗骨代）（醋炙）一对　血竭（另研）八钱　全蝎（去毒）二两五钱　防风二两　天麻二两　熟附子一两　当归二两　骨碎补（去皮）一两　香附（去净皮毛）一两　玄参（酒炒）二两　首乌（制）二两　川大黄二两　威灵仙二两五钱　葛根二两五钱　沉香（不见火）一两　白蔻仁二两　藿香二两　冬白术（土炒）一两　红曲八钱　川草薢一两　西牛黄二钱五分　草蔻仁二两　川连二两　茯苓二两　姜黄（片子）二两　僵蚕一两　松香（煮过）五钱　川芎五两　广三七一两　桑寄生一两五钱　冰片二钱五分　当门麝五钱　朱砂（飞净）五钱　桂心二两　天竹黄一两　地龙（去土）五钱　穿山甲二两（前后四足各用五钱，麻油浸）

【用法】上药必须地道，炮制必须如法，为细末，择天月二德日，于净室内炼蜜为丸。每丸重一钱，金箔为衣，外用蜡壳包裹。牙关紧闭，不可用铜铁器撬开，恐伤牙反唇舌，并恐惊其心，用乌梅一二个分开，塞左右腮擦之自然开矣。

【主治】真中、类中，痰迷厥气，左瘫右痪，半身不遂，口眼㖞斜，腰腿疼痛，手足麻木，筋骨拘挛，步履艰难及小儿急慢惊风，诸般危急之症。

【临床应用】

1. **随症加减**　如左边疼痛，不能运动，用四物汤（当归、生地、川芎、白芍）；如右边疼痛，不能运动，用四君子汤（人参、茯苓、白术、甘草、朝东桑枝）；如两边疼痛，则两方并用，其桑枝只用三钱，俱空心服。凡服此药后，神气清爽，渐思饮食。间有一二处屈伸不利，此系热痰留于关节，须用豨莶草二钱，防风一钱，归身一钱，白芥子一钱，红花八分，煎汤，以新白布拧热药水擦摸，一日二三次，便能运动如常。

2. **使用注意**　此丸力大势猛，未及双周岁者，筋骨柔软，究非所宜，非十分险重者勿服。孕妇忌服。

回生再造丸

【来源】《验方新编》

【组成】真水安息香四两　人参二两　真蕲蛇（小者为佳，去骨并头尾三寸，酒浸，炙，取净末）四两　当归二两　川芎二两　川连二两　羌活二两　防风二两　玄参（以上酒炒）二两　藿香二两　白芷二两　茯苓二两　麻黄二两　天麻二两　川草薢二两　片子姜黄（以上炒）二两　甘草（炙）、　肉桂（研，不见火）二两　白蔻仁（研，不见火）二两　首乌二两　料豆（水蒸拌九次）二两　西琥珀（研）二两　黄芪（蜜炙）二两　大黄（酒蒸）二两　草蔻仁（研）二两　雄鼠粪（双头尖者是）二两　穿山甲（前后四足各用五钱，麻油浸，炙）二两　全蝎尾（去头足）二两五钱　威灵仙（酒炒）二两五钱　葛根（炒）二两五钱　桑寄生（烘干）二两五钱　北细辛一两　赤芍（炒）一两　乌药（酒炒）一两　青皮（面炒）一两　于术（土炒）一两　僵蚕（洗，炒）一两　乳香（去油）一两　没药一两　辰砂一两　骨碎补（酒炒）一两　香附（去皮毛，酒炒）一两　天竹黄一两　制附片一两　生龟板（火炙，熬过者不用）一两　沉香一两　母丁香一两　胆星一两　红花（酒浸，烘干净）八钱　犀角尖（水牛角代）八钱　厚朴五钱　地龙（炙干）五钱　松香（煮九次）五钱　广木香四钱（不见火）　梅花冰片二钱五分　犀牛黄（牛黄代）二钱五分　血竭八分　虎胫骨（狗骨代）一对（煅酥）

【用法】上药共为末，炼蜜和匀，捣数千槌，为丸，每丸重三克，金箔为衣，蜡壳封固。每服一丸，生姜汤下。

【主治】中痰中风，口眼歪斜，手足拘挛，言语不清，左瘫右痪；筋骨酸痛，半身不遂，步履艰难。

【临床应用】**使用注意**　孕妇忌服。

华佗再造丸

【来源】冉雪峰经验方

【组成】当归　川芎　冰片　白芍　红参　五味子　马钱子　红花　南星等

【用法】每次 8 克（约 48～50 粒），早晚各服 1 次。连服 10 天，停药 1 天，30 天为一疗程，可连服 3 个疗程。预防量与维持量每次 4 克，早晚各服 1 次。

【功用】活血化瘀，化痰通络，行气止痛。

【主治】用于痰瘀阻络之中风恢复期和后遗症，症见半身不遂、拘挛麻木、口眼㖞斜、言语不清。

【临床应用】使用注意

（1）孕妇忌服。

（2）服药期间如有燥热感，可用白菊花蜜糖水送服，或减半服用，必要时暂停服用 1～2 天。

【备注】华佗再造丸的配方，来源于建国初期"京城四大名医"之一冉雪峰祖传治疗中风的秘方。在 20 世纪 80 年冉雪峰之子著名中医冉小峰将这一家传验方无偿献给国家。1985 年国家科委和国家药品监督管理局将其列为保密处方，连生产工艺也一并保密。同时，为了弄清该配方的奥秘，它曾被作为国家"六五"重大科技攻关项目。它是中药界为数不多的"国家一级保密处方"之一。

华佗再造丸的处方是在中医"治风先治血，血行风自灭"的经典理论指导下，精选十多味纯植物药组方而成，它完成摒弃了中医治"风"总离不开使用全蝎、蜈蚣、水蛭、土鳖虫等动物药的习惯。本处方采用纯植物药组方，既能治疗缺血性中风，又能治疗出血性中风；而且既克服了动物药因其破血作用和毒性而易致再发脑出血或其他不良反应，又克服了动物药因其有效充分（如酶等）易分解而影响治疗效果。可以说是高效治疗中风的纯植物配方，百年难遇。

桃仁承气汤加减

【来源】刘仕昌经验方（刘亚敏．刘仕昌教授治疗中风的用药经验．新中医，1995，6.）

【组成】毛冬青　丹参　红花　桃仁　鸡血藤　怀牛膝　三七末　香附　枳实　大黄

【用法】水煎服。

【功用】活血化瘀，通腑泻热。

【主治】急性中风证属血瘀有热者。

【方解】毛冬青、三七、丹参、桃仁具有清热凉血消瘀作用；枳实、香附具有行气通下，调节气机作用，怀牛膝引药下行，并有活血化瘀的作用；丹参、鸡血藤养血和血并行血中之气，大黄通腑泄热，又可活血止血，起到釜底抽薪，调整机体阴阳平衡的作用。

【临床应用】用方要点　本方适用于中风病人气血逆乱，运行不畅，血蓄于内，胃肠气机不畅，糟粕积滞阻于肠道，郁久化热而出现胃肠实热证。

温胆汤合菖蒲郁金汤加减

【来源】刘仕昌经验方（刘亚敏. 刘仕昌教授治疗中风的用药经验. 新中医，1995，6.）

【组成】石菖蒲　黄芩　郁金　胆南星　竹茹　法半夏　天竹黄　僵蚕

【用法】水煎服。

【功用】清热涤痰，开窍醒脑。

【主治】中风症见眩晕跌仆，语言不利，口舌歪斜，肢瘫，麻木不仁，痰多，苔腻，甚则神志不清，昏迷等症。

【临床应用】用方要点　此病为风阳上升，痰热内盛，风痰阻络，蒙蔽心窍所致。且中风病人由于气道不畅，排痰不利，长期卧床等原因引起痰浊壅盛，更易引发痰蒙心窍，故化痰法为治疗中风之常法。叶天士在《临证指南医案·中风》中指出"风阳上僭，痰火阻窍，神识不清，则有宝丹芳香宣窍，或以辛凉清上痰火"。

活血通络擦剂

【来源】王法德经验方（刘涛，卢正海. 王法德治疗中风病经验. 山东中医杂志，2002.）

【组成】当归1.2克　川芎0.8克　白芍0.8克　生草乌0.8克　红花0.8克　鸡血藤1.6克　生乳香0.8克　桑枝2.4克　防己1克　川牛膝1.2克　生南星0.8克　丹参1.2克　防风0.8克　生薏苡仁1.6克

【用法】按比例配药，75%乙醇泡15天，粗过滤，含生药0.83g/ml，装瓶备用，外擦患处，每日3～5次。

【功用】活血通络，消肿止痛。

【主治】中风日久，因气滞血瘀，脉络失养，患者多有关节挛急疼痛者。

陈玉峰方

【来源】《中国当代名医秘验方精粹》

【组成】钩藤15克 生石决25克 菖蒲15克 郁金10克 牛膝25克 当归尾15克 地龙15克 桃仁10克 赤芍10克 石斛15克

【用法】水煎20分钟，日服1剂，分2次温服。

【主治】中风。

【方解】方用钩藤、生石决清肝熄风，郁金舒郁散结，菖蒲开心利窍，石斛清胃热、壮筋骨，牛膝引血下行而治痿痹，桃仁、赤芍、地龙、当归尾逐瘀生新，通经活络。

魏长春方

【来源】《中国当代名医秘验方精粹》

【组成】决明子15克 伏神12克 制半夏9克 白术9克 灵磁石9克 钩藤9克 刺蒺藜9克 僵蚕9克 明天麻6克 石菖蒲3克

【用法】水煎服，日服1剂，分2次温服。

【主治】中风，肝阳上亢，痰浊闭窍型。

【方解】本方主治阴虚肝阳上亢引动痰浊闭窍之中风，方用半夏白术天麻汤加减。本方出自程钟龄《医学心悟》，功能补脾燥湿，化痰熄风。另加钩藤、僵蚕、决明子、刺蒺藜等加强熄风镇静之功。

谭景祺方

【来源】《中国当代名医秘验方精粹》

【组成】橘皮20克 半夏10克 茯苓20克 甘草20克 竹茹20克 枳实10克

黄连10克　党参15克　菖蒲10克　胆星15克　黄芩15克　羚羊角2.5克　桑寄生10克　钩藤10克　牛膝10克

【用法】水煎服，日服1剂，分2次温服。

【主治】脑出血。

【方解】痰火内发，蒙蔽心窍症候是脑出血急性期之危候。方中去黄连清心泻火，去心窍恶血，使脑部瘀血潜消默化；黄芩下血闭，去上部积血，又直折心火，软化动脉，扩张血管，降低血压；橘皮、半夏、茯苓、胆星利气燥湿而化痰，似有消除脑水肿之效；菖蒲开心窍，通耳聋，发声音，以复神明，有促进脑细胞代谢作用；竹茹、枳实清化痰热，快气利膈；牛膝引血下行，以降上炎之火，又止上部出血，以起"气复通则生"之功；桑寄生、钩藤、羚羊角镇静熄风，以防痰火冲窜，气血逆乱。

归贝丸

【来源】章次公经验方（《名医妙方精华4首》）

【组成】全当归60克　明天麻60克　制首乌45克　潼白蒺藜45克　川贝母45克　旱莲草90克　京赤芍45克　怀牛膝120克　女贞子90克　粉丹皮60克　煅石决明45克　藏红花24克　大熟地120克　淡昆布30克　杭白芍60克　豨莶草90克　宣木瓜60克　络石藤45克　嫩桑枝90克　炙僵蚕90克　蝎尾15克

【用法】上药共研细末，用阿胶120克，烊化，和蜜为丸，每服9克，早晚各1次。

【功用】平肝熄风，化痰通络。

【主治】中风。

【临床应用】用方要点　本方适用于肝肾亏于下，气血并走于上，肝阳偏亢，内风时起。故方以介类潜阳，导血下行，制成丸剂，久服证解。

羚羊角骨汤

【来源】《名医妙方精华千首》

【组成】羚羊角骨24克　钩藤15克　白芍12克　地龙12克　石决明30克　竺黄10克　茯苓10克　杜仲12克　牛膝15克

【用法】水煎服。

【功用】平肝熄风。

【主治】中风。症见半身不遂或单臂或腿不遂，或兼见言语困难或失语，或口眼歪斜，头痛眩晕，面赤耳鸣，舌质或红或绛，苔黄或兼腻，脉弦有力或兼数或兼滑。

【方解】本方适用于肝阳亢盛之中风。方中以钩藤、羚羊角骨、地龙、石决明平肝潜阳；地龙、竺黄、茯苓清热化痰；牛膝引血下行。热甚加黄芩、莲子心、石膏；风痰可加胆星、全蝎、僵蚕；兼失语的加至宝丹或全蝎、菖蒲等。

平风汤

【来源】孔伯华经验方（《孔伯华医集》）

【组成】麻黄 0.3 克　生石膏 2.4 克（同麻黄先煎去沫）　郁金 12 克　桑枝 30 克　苏子霜 4.5 克　天竹黄 15 克　辛夷 6 克　竹茹 18 克　桃仁 3 克　杏仁 3 克　莲子心 6 克　胆草 9 克　全瓜蒌 30 克　鲜芦根 30 克　鲜苇茎 30 克　银花 18 克　羚羊角 0.6 克（分冲）　犀角（水牛角代）0.6 克（分冲）　竹沥水 30 克（分冲）　鲜石斛 30 克（先煎）　鲜荷叶 1 个（带梗尺许）　鲜菖蒲根 30 克（洗净兑凉开水捣汁兑入）　安宫牛黄丸 1 粒　苏合香丸 1 粒（每次各半粒）

【用法】水煎服。

【功用】豁痰开窍，熄风通络。

【主治】中风。症见头晕目眩，手大指、次指麻木，卒然昏仆于地，不省人事，痰涎壅盛，醒后即见口眼歪斜，音暗不语，善哭笑，半身不遂，舌苔垢、舌心黑，大便秘结，小溲短少，脉弦大而浮数。

【方解】本方适用于肝阳偏盛而多痰，风痰阻络，邪闭心包之中风。方中以天竹黄豁痰；安宫牛黄丸、苏合香丸开窍；羚羊角、犀角（水牛角代）熄风；桑枝、麻黄通络。

生地滋水汤

【来源】李聪甫经验方（《李聪甫医案》）

【组成】生地黄10克　鲜石斛10克　肉苁蓉10克　胡麻仁10克　润玄参7克　当归身7克　杭白芍7克　宣百合10克　生黄芪7克　左秦艽7克　牡丹皮5克　川木瓜5克　淮木通3克

【用法】水煎服。

【功用】滋养肝肾，养血熄风。

【主治】中风。症见形体清瘦，忽然扑地，半身不遂，口眼㖞斜，眼角流泪，口角流涎，全身麻木不仁，两颧发赤，唇麻舌謇，语言艰涩，目眚咽疼，水浆不入，神智昏乱，身发潮热，小便短涩，大便秘结，脉弦细而数，舌焦色绛。

【方解】方中生地、石斛、玄参、百合滋肾水以制心火；黄芪、当归、白芍补气血以熄风；秦艽、木瓜通经络；肉苁蓉、胡麻仁润燥。

梨竺汤

【来源】魏长春经验方（《魏长春临床经验选辑》）

【组成】钩藤9克（后下）　玄参9克　僵蚕9克　蝉衣9克　天竹黄6克　淡竹沥1支（冲）　银花9克　鲜梨汁1杯（冲）

【用法】水煎服。

【组成】养阴熄风，豁痰宣窍。

【主治】中风。症见久有手足抖动，猝然昏仆，小便失禁，手足偏瘫，言语艰涩，脉弦细，舌深红。

【方解】本方适用于老年阴亏，风阳上扰，痰阻窍络之中风。方中以玄参、梨汁滋阴；钩藤、僵蚕、蝉衣平肝熄风，宣窍通络；淡竹沥、银花、天竹黄清热化痰。方中鲜梨汁，前人有天生甘露饮之誉，甘寒润燥，清痰火，熄内风，与竹沥、天竹黄、僵蚕配伍，善治昏痉不语。

二六汤

【来源】李斯炽经验方（《李斯炽医案》）

【组成】生地12克　丹皮12克　泽泻12克　茯苓12克　山药15克　枣皮12克　牡蛎12克　龙骨12克　石菖蒲9克　远志肉6克　竹茹12克　白芍12克

【用法】水煎服。

【功用】滋阴潜阳，开窍化痰。

【主治】脑出血。症见猝然昏倒，面部发红，喉间痰鸣漉漉，牙关紧闭，素有腰膝酸痛，头晕失眠，耳鸣咽干，脉浮弦而大，左尺重按似有似无，撬开牙关，舌质红赤，上有滑液。

【方解】本方适用于素有肾阴亏损，肝阳上亢，痰热交阻，随风阳上扰之中风。方中以生地、山萸肉、淮山、泽泻、丹皮、茯苓滋养肾阴为主；龙骨、牡蛎、白芍平肝潜阳为辅；远志、菖蒲、竹茹开窍化痰为佐。药后神志稍清，再加桑枝、牛膝舒筋脉；玉竹、玄参养阴液。

通脉汤

【来源】杨百茀经验方（《名医治验良方》）

【组成】黄芪30克　当归15克　白芍15克　桃仁10克　生地15克　川芎10克　丹皮10克　桂枝10克　茯苓10克

【用法】每日1剂，水煎2次，分3次温服。

【功用】益气活血，逐瘀通络。

【主治】半身不遂，口眼㖞斜，语言謇涩，口角流涎，脉迟缓或浮弱，舌苔薄白。

【方解】主治症状，均属"中风"的范畴，古今皆称重症，对其发病原因及其机理的认识，历代争论颇大。唐、宋以前侧重于外风，多从外风立论；从金、元起侧重于内风，多从内风立论。如刘河间主张"心火暴甚"；李东垣主张"正气自虚"；朱丹溪主张"湿痰生热"；张景岳主张"内伤积损"；尤在泾则进一步主张"无论贼风邪气，从外来者，必先有肝风为之内应"，从内外二因立论，这与《内经》所说的"邪之所凑，其气必虚"的理论是一致的；王清任则认为中风"实因气亏"。当然，中风并非只因气亏，治疗时还必须活血化瘀。

本方是从张仲景之桂枝茯苓丸和王清任之补阳还五汤二方化裁而来，根据气为血帅，血随气行的理论，以黄芪为君，重在补气；配桂枝、桃仁、川芎、丹皮为臣，以活血通脉；用当归、生地、白芍、茯苓为佐使，以养血安正，使瘀去而不伤正，活血而无耗血之虑，共奏益气活血之效。

【临床应用】

1. **随症加减** 气血亏虚者，加党参，丹参；神志不清者加石菖蒲、远志；口眼㖞斜较甚者加全蝎，蜈蚣；头昏者加菊花、蔓荆子；失眠者加酸枣仁、女贞子、旱莲草；语言不利较甚者加胆南星、石菖蒲；血压偏高者可倍用黄芪，再加入龙骨、牡蛎、磁石、珍珠母之属以重镇熄风（均为先煎）。

2. **使用注意** 对中风后遗症属气虚者有良效。凡中风初期实证者忌用。

加味补阳还五汤

【来源】邓铁涛经验方（《邓铁涛临床经验辑要》）

【组成】黄芪120~240克 赤芍15克 归尾10克 川芎10克 桃仁10克 红花5克 地龙10克 丹参24克 水蛭10克

【用法】每日1剂，水煎服，日服2~3次。

【功用】益气活血。

【主治】中风后遗症（偏瘫），外伤性截瘫。

涤痰熄风汤

【来源】谭日强经验方（《谭日强医案》）

【组成】法半夏9克 胆南星9克 云茯苓9克 明天麻9克 白僵蚕9克 建菖蒲5克 远志肉5克 广陈皮5克 双钩藤15克 水牛角30克（刨片、先煎）水竹沥2匙（兑服） 生姜汁1匙（兑） 生甘草3克

【用法】水煎服，每日1剂，2~3次分服。

【功用】涤痰开窍，镇痉熄风。

【主治】中风偏瘫。症见痰涎壅盛、神志不清、舌强不语、一侧偏瘫、舌苔黄腻、脉象弦滑，证属风阳内扰、痰热阻窍之证。

【方解】本方主治痰热阻窍之中风，故方用半夏、南星、白僵蚕、竹沥化痰散结；陈皮理气，气顺则痰降；茯苓健脾渗湿，湿化而痰无由生；生姜降逆化痰，兼制半夏之毒；天麻、钩藤清热平肝，熄风定惊；水牛角可代犀角之用，有较强的平肝熄风作用，又善清热；菖蒲、远志清心宁神，开窍豁痰。诸药配伍恰当，丝丝入扣，临床投之，对挽救痰热阻窍的危重病人有一定效果。

通络活血汤

【来源】王季儒经验方（《肘后积余集》）

【组成】生石决明30克　黛蛤粉30克　旋覆花9克　代赭石9克　桑寄生30克　威灵仙10克　地龙10克　生穿山甲9克　僵蚕9克　豨莶草12克　竹茹12克　鸡血藤20克　知母9克　黄柏9克　土鳖虫3克　全蝎3克

【用法】水煎服，每日1剂，日服3次。

【功用】平肝豁痰，通络活血。

【主治】中经络为中风证之较轻者，多为脑血栓形成。实证多见半身不遂、口眼㖞斜、言语謇涩、脉象弦滑而数。

【方解】方中桑寄生、威灵仙、豨莶草皆为疏通活络之品。鸡血藤活血通络，加入穿山甲、地龙、土鳖虫等活血通络之力更强；石决明镇肝熄风；旋覆花、代赭石平肝降逆；竹茹、黛蛤粉清热化痰；知母、黄柏滋水泻火；全蝎、僵蚕专熄肝风而治口眼㖞斜。如再加羚羊角粉、牛黄清心丸、活络丹等效果更好。此方活血之味较多，古人虽有"治风先治血，血行风自灭"之说，其实活血通络，使血栓疏散，血脉流通无阻，偏瘫自能痊愈。

【临床应用】随症加减　若湿痰盛，加清半夏9克，广皮6克，茯苓12克；言语不利，加羚羊角粉1克，九节菖蒲、天竹黄、川郁金各9克；如不语或兼饮水即呛者，为会厌麻痹，除加上四味外，再加入天麻、白附子各3克；脉数大有力，加生石膏30克，龙胆草、栀子各9克；头重脚轻，加白蒺藜10克，钩藤12克（后下），杭菊花、龙胆草、牛膝各9克，羚羊角粉0.6克（冲服）。

通络益气汤

【来源】王季儒经验方（《肘后积余集》）

【组成】黄芪、党参、鸡血藤各18～30克　桑寄生30克　威灵仙10克　豨莶草12克　当归9克　白术9克　地龙9克　僵蚕9克　熟地12克　杭白芍12克　全蝎3克　白附子2克

【用法】水煎服，每日1剂，日服3次。

【功用】补气养血，宣通经络。

【主治】中风（中经络，虚证），多见半身不遂，四肢麻木等证。脉象弦软无力或濡滑。

【方解】古人曾说，气为血之帅，血为气之母，也就是说血为气的物质基础，气为血的循行动力。气为阳主动，血为阴主静。血必须由气的推动才能循环不息，营养全身，然又必须有脾的健运，肝的条达疏泄，这样才能维持其正常的生理功能。若患者体质素弱，气血不足，必大补气血方能收功。方用党参、黄芪、白术补气以健脾；当归、杭白芍、熟地养血以柔肝；再配以活血通络之品，俾正气充足，循环旺盛，其病自易恢复。

【临床应用】随症加减　若头晕，加生海蛤 30 克，白蒺藜 10 克，菊花 9 克，何首乌 10 克，或加麻桑丸 30 克（布包同煎），或加鹿角胶 9 克（烊化）。腰腿无力，加川续断、狗脊、枸杞子各 12 克，虎骨（狗骨代）1 克（研细冲服）；口干，加石斛 30 克，麦冬 12 克；大便干燥，加肉苁蓉 30 克，或加郁李仁、桃仁各 9 克；精神倦怠，加白人参（或西洋参）、鹿角胶（烊化）各 9 克，何首乌 12 克；湿痰盛，加清半夏 9 克，广皮 6 克，茯苓 12 克；言语不利或声音低微，加九节菖蒲、巴戟天、山茱萸各 10 克，远志 6 克，天麻 3 克，麦冬 10 克，五味子 5 克。

镇肝益阴汤

【来源】王季儒经验方（《肘后积余集》）

【组成】生石膏、生石决明、黛蛤粉各 30 克　龙胆草、栀子、天竹黄、九节菖蒲、旋覆花、代赭石、知母、黄柏、牛膝、川郁金各 9 克　竹茹、滑石、磁石各 12 克　安宫牛黄丸 1 粒（吞服）　羚羊角粉 0.6 克（冲服）　犀角（水牛角代）粉 0.6 克（冲服）

【用法】水煎服，每日 1 剂，日服 3 次。

【功用】清热镇肝，豁痰开窍。

【主治】中风闭证（中脏腑，即为脑出血之类），多见突然倒仆，不省人事，牙关紧闭，两手握固，面赤气粗，痰涎壅盛，口眼㖞斜，半身瘫痪，脉弦滑而数，或沉弦而缓。

【方解】中腑、中脏多同时出现，因此合为一型。然中脏腑必然兼中经络，而中经络可以不兼中脏腑。如属闭证，治宜清热镇肝、豁痰开窍，故方用石决明、龙胆草、羚羊角粉镇肝熄风，泻肝胆之火；旋覆花、赭石镇肝潜阳，牛膝引热下行；生石膏专清胃热，胃为五脏六腑之海，胃热清则五脏六腑自无热邪熏蒸；栀子泻三焦火，能引热从小便而解；知、柏育阴兼清下焦。以上皆是清热泻火、镇肝熄风之药。火性炎上，使火不上炎，则气血自不上行，且泻火即所以育阴。黛蛤粉清热化痰；竹茹和胃降逆；天竹黄清热豁痰，凉心安神；郁金入心，凉血解郁；犀角粉凉血解毒，再配以石菖蒲、安宫牛黄丸之类芳香通窍，可清神志而化痰涎。本方以清热育阴为主，镇肝豁痰为辅，芳香开窍，宣通经络，以为佐使，俾热净则风熄，阴复则肝平，豁痰开窍以清神志，宣通经络以利偏瘫，平肝潜阳以降血压，补肾强筋以健腰膝。但必须灵活运用，辨证加减，如稍露虚象，此方即当禁用。

【临床应用】随症加减　如突然昏仆，脉沉弦而缓者，必然四肢不温，面色苍白，此为气血郁闭之象，可先用苏合香丸以开之，或于方内去安宫牛黄丸，加入苏合香丸，如服后脉转滑数，面转红润，再去苏合香丸，改用安宫牛黄丸。如患者牙关紧闭，不能服药者，可用乌梅一个，温水泡软，塞于腮内，牙关即开。如肥胖人湿痰素盛者，加清半夏9克，广皮6克，茯苓12克；如痰涎壅盛，加竹沥水30克（兑服），猴枣0.6克（冲服），或先用稀涎散（白矾、皂角）1.5克，白开水送下，痰涎即顺口流出。神志清醒后，去安宫牛黄丸、犀角（水牛角代）粉，加桑寄生30克，威灵仙10克，鸡血藤30克，地龙、生穿山甲各9克，土鳖虫3克以及大活络丹等，活血通络以治偏瘫；脉弦滑有力、头晕甚者，石决明可用至60～90克，加菊花、白蒺藜各9克，天麻1.5克；面赤烦躁不安，脉数大有力者，生石膏可用至60～90克；舌强言謇，加全蝎3克，僵蚕9克；大便燥结，加瓜蒌30克，大黄、芒硝各9克；大便溏加黄连6克，芡实30克；如四肢已灵活，腰膝尚觉无力，加狗脊18克，续断、杜仲各12克；若偏瘫部已见活动，唯觉无力，脉象滑大之象已衰，可加黄芪30～120克，党参30克，以及活血通络之类。然必须风痰已净，热势已平，方可加入参芪，以免闭邪于内，而遗终身之累；舌赤少苔，为阴液不足，加川石斛20克，北沙参、麦冬各15克；如热势不重，脉弦滑而不数，去石膏、石决明，改用生龙骨、生牡蛎各15克，珍珠母30克。

固脱保元汤

【来源】王季儒经验方（《肘后积余集》）

【组成】黄芪、党参、熟地、山萸肉、桂圆肉、山药各30克　枸杞子15克　茯神、枣仁各12克　白术9克　生龙骨、生牡蛎各12～30克　甘草3克

【用法】水煎服，每日1剂，日服3次。

【功用】补气固脱。

【主治】中风脱证，多见卒然昏仆不语、口开、眼合、手撒、遗尿、鼾声，或四肢厥冷，汗出如油，或面赤如妆，脉浮大无力，或沉细欲绝。凡五绝俱全者，死，不治。五绝之中心脾两绝（口开、手撒）最为严重。如再兼四肢逆冷，汗出如油，危在顷刻。为了挽救万一，可用参附汤以回阳救逆，扶正固脱。凡五绝中出现肝（眼合）、脾（手撒）、肾（遗尿）三绝者均可用之。

【方解】方用党参、黄芪、甘草大补元气；熟地、枸杞、山茱萸、山药大补肾阴；桂圆肉、茯神、熟枣仁强心；山药、白术健脾；生龙牡敛精固脱。共奏补气固脱之功。

【临床应用】随症加减　如四肢清冷，汗出如油，脉微细者，加附子15克（先煎），干姜5克，待四肢转温即去之；药后病情好转，但仍昏迷时，加十香丹1粒（方见《肘后积余集》），分2～3次服；如天柱骨倒（症见头不能直竖），系督脉虚损，加鹿茸0.6克（冲服），或用人参鹿茸丸1粒，分2～4次；大便燥，加肉苁蓉30克，或火麻仁20～30克。

通脉舒络汤

【来源】张学文经验方（《中风病防治研究》）

【组成】黄芪30克　红花10克　川芎10克　地龙15克　川牛膝15克　丹参30克　桂枝6克　山楂30克

【用法】水煎服，每日1剂，日服3次。

【功用】益气活血，通脉舒络，排滞荡邪，祛瘀生新。

【主治】中风、痹证等偏于气虚血瘀者。

【方解】本方从清代王清任之补阳还五汤加减而成。方中黄芪为补气要

药，健脾益肺，补气通阳，配合诸活血之品，其行气、补气活血之功更甚，乃方中君药。川芎为血中之气药，其性辛香走窜，可温通脉络，活血行气，祛风止痛，走而不守，既能上行头目，又可外彻皮毛、旁达四肢，更可通行血海。红花活血祛瘀行滞之力甚强，二者相得益彰，共司臣职。地龙咸寒走窜，入络剔邪，畅通血气，熄风止痉；川牛膝味苦重于甘，攻破之力甚强，非但可活血通络、祛瘀，亦可引血下行，走而能补；丹参功似"四物"，善活血凉血，养血益心，祛瘀生新，安神定志；桂枝则可温经行瘀，通阳化气，此四者相伍，可佐君臣，增其活血祛瘀止痛之效。山楂入血分，不但消食化积之功甚强，且其活血散瘀消肿之力亦佳。故而独领使命，该方能补能攻，能下能上，且寒温之品并施，以防辛温走窜之品伤及阴血，共奏益气活血，通脉舒络，排荡滞邪，祛瘀生新之功。同时一味山楂既可奏活血散瘀之效，又可消解诸药之腻，健脾和胃。

【临床应用】随症加减　如意识、语言障碍明显，属气郁或痰湿内阻者，加郁金12克，菖蒲、法半夏各10克，茯苓15克；语言障碍，吞咽困难者，原方去桂枝，加胆南星、郁金各10克；头痛甚者去桂枝、红花，加僵蚕10克，菊花15克；眩晕明显，属肝阳上亢者，去桂枝、川芎、黄芪，加珍珠母30克（先煎），茺蔚子10克；纳呆胸闷、舌苔白腻、湿浊明显者，加白术、茯苓各10克，苡仁20克，或藿香、佩兰各10克；呕吐者，加竹茹、姜半夏各10克；便秘、口臭者，加大黄12克（后下）；抽搐者去桂枝，加僵蚕、钩藤各10克。

化痰通腑饮

【来源】王永炎经验方（《中医脑病学》）

【组成】全瓜蒌30～40克　胆南星6～10克　生大黄10～15克（后下）　芒硝10～15克（分冲）

【用法】每日1剂，水煎服，日服2次。或改制成冲剂。

【功用】化痰通腑。

【主治】中风，若证兼见便干便秘、舌苔黄腻、脉弦滑者均可用之。

【方解】中风之因，从古至今，代有论述，不外"风、火、虚、瘀"四端。王老对中风研究有素，提出了对中风病机的新见解——痰热腑实。用自创化痰通腑饮取得了满意疗效，从而为治疗中风病创立了全新治法。本方系从大承气汤化裁而成，并以全瓜蒌、胆南星代厚朴、枳实。方中全瓜蒌清热化痰散结，利大肠，使痰热下行；胆南星熄风解痉，也有清化痰热的作用。二味合用，能清化痰热，散结宽中；生大黄苦寒峻下，荡涤胃肠积滞；芒硝咸寒软坚，润燥散结，助大黄以通腑导滞。诸药合用，共奏化痰通腑，清热熄风之功。

【临床应用】临证应用　硝黄用量一般掌握在 10 ~ 15 克左右，以大便通泻，涤除痰热积滞为度，不宜过量，等腑气通后，再予清化痰热活络之剂，如全瓜蒌、胆南星、丹参、赤芍、鸡血藤、威灵仙等，针对中脏腑而见痰热腑实证的重症病人，还可加用竹沥、清开灵等。竹沥苦微寒，具清热化痰之功，可单用或兑入汤剂中服，每服 30 ~ 60 毫升，日服 2 ~ 3 次。清开灵针剂 40 毫升加入 250 毫升 5% 葡萄糖溶液中静脉点滴，每日 1 ~ 2 次。

三化复遂汤

【来源】焦树德经验方（《名医秘方汇萃》）

【组成】生大黄 3 ~ 10 克　枳实、川厚朴、羌活、半夏、防风、桃仁泥各 10 克全瓜蒌 30 克　钩藤 20 ~ 30 克　玄明粉 6 ~ 9 克（分冲）

【用法】每日 1 剂，水煎服，日服 2 次。

【功用】通腑化痰，活血通络。

【主治】中风病（中经络）。表现为神志清楚，半身不遂病侧肢体不能活动，肌力 0 ~ 1 级。大便秘结，数日甚至 10 余日不能自行排大便。可兼见口中有热腐气味，舌苔厚腻而黄，脉沉滑，重按有力等症。或渐渐出现神识恍惚，有欲向中腑证转化趋势。

【方解】仲圣有"邪在于经，即重不胜"之说，后世医家又有邪中于经，必归于腑之论。证之临床，中风病，邪中于经者，除半身肢体不遂，不能自己活动外，又多出现大便秘结，阳明经痰热结滞，腑气不通之证。常须同时通其阳明腑气，使大便通畅，半身不遂之情也常随大便的通利，而随之明显好转，活动度一日比一日增强，而渐恢复正常。如大便不通，腑气闭阻，全身气血运行也因之不畅，故半身不遂之症也多不见好转，所以前人制订了三化汤（大黄、枳实、厚朴、羌活）以专主此症。然而本证不仅腑气不通，而且还有痰浊瘀血阻滞，经络血脉不通之证，故在三化汤中加入化痰降浊，活瘀通络之品，而成本方。方中以大黄荡涤肠胃，下燥结，除瘀热推陈致新；枳实行气降痰，除痞消积，二药一走血，一走气，共为主药；以厚朴行气除满，消痰化食；半夏除湿化痰，下逆止呕；羌活搜肝风，理游风，共为辅药；以全瓜蒌降气化痰，润肺滑肠；桃仁泥活血润燥，通大便血秘；防风搜肝散风行滞气；钩藤舒筋活络，平肝熄风，共为佐药；玄明粉咸能软坚，通腑泻热为使药。诸药合用，共奏通腑化痰，活血通络之功，故用之有效。

【临床应用】随症加减　上肢不遂者，加桑枝30克，片姜黄、红花各10克；下肢不遂者，加桑寄生30克，怀牛膝12～15克，川断15克；大便通畅后，去元明粉；去玄明粉后大便仍一日2～3次者，可减少大黄用量，但不可去掉；去玄明粉后，大便虽能一日1次，但感到排便不太通畅，腹部略感胀满者，可另加焦槟榔10～12克消滞行痰，通降腑气。时日稍久，病入血分，瘀血症明显者，加红花10克，鸡血藤15克，川芎6克；患肢感到有疼痛者，加红花10克，地龙9克，地鳖虫6克，络石藤20～30克，伸筋草20～30克；舌苔厚腻，食纳不香者，加苍术9克，藿香、佩兰各10克，陈皮3～6克，茯苓10克；兼有言语不利者，加全蝎6～9克（或蝎尾10～20条），菖蒲、远志各10克；有欲向中腑证转化者（神识有些恍惚），加菖蒲、远志各12克，天竹黄10克，或再加服牛黄清心丸。

镇肝复遂汤

【来源】焦树德经验方（《名医秘方汇萃》）

【组成】生石决明25～35克（先煎）　生牡蛎、生代赭石各20～30克（均先煎）胆南星、制半夏各10克　化橘红12克　茯苓15克　钩藤30克（血压高者后下）　全蝎6～9克　桑枝30克　红花、桃仁各10克　赤白芍各12克　菖蒲、郁金各10克炙山甲6～9克　竹沥汁50～60毫升（临服前滴入生姜汁2～3滴），分2次随汤药同服　羚羊角粉1～1.5克（分冲）

【用法】每日1剂，水煎服，日服2～3次。

【功用】镇肝熄风，化痰活络。

【主治】卒然中风，神情烦躁，半身不遂，口面歪斜，言语不利，神志尚清楚，或兼患肢抽动拘挛，属肝阳旺、肝风盛之证。适用于西医之脑血栓形成刚发病后，或突患脑出血轻症（出血量少，未出现神志昏迷者），可即服此方。

【方解】本方系由安魂汤和导痰汤加减化裁而成。方中以生代赭石镇肝降逆；生石决、生牡蛎养肝阴，潜肝阳，共为主药；以南星、半夏、钩藤、全蝎、羚羊角化痰熄风；牛膝（配代赭石）引风阳下行，以交于阴中，共为辅药；白芍养血柔肝；郁金舒郁化风；橘红、茯苓健脾化湿；菖蒲开窍涤痰；红花、桃仁、赤芍活血行瘀，以应血行风自灭之理；桑枝祛风活络，通达四肢，竹沥善祛经络之痰（滴入生姜汁既助辛通之力，又防寒滑伤胃），共为佐药；以炙山甲通经活络，直达病所为使药。诸药合用，共奏镇肝熄风，化痰活络之功，故用之效佳。

【临床应用】随症加减 半身不遂主要在上肢者，减郁金、赤芍、加片姜黄9～12克，葛根10克，羌活6克；半身不遂主要在下肢者，减药同上，加桑寄生30克，怀牛膝、川续断各15克，地龙9克；言语不利明者，加羌活6克，改全蝎为9～12克；口眼㖞斜较重者减药同上，加白僵蚕9～12克，白附子6克，白芷6克；大便不畅通者，加川大黄3～6克，全瓜蒌30克，把桃仁改为桃仁泥；患肢有时拘挛者，加伸筋草，生苡仁各30克，鸡血藤15克。

活瘀复遂汤

【来源】焦树德经验方（《名医秘方汇萃》）

【组成】桑枝30克　土鳖虫6～9克　红花、桃仁各10克　皂刺6～9克　赤芍9～12克　蜈蚣2～3条　钩藤30克　半夏10克　化橘红12克　茯苓15克　地龙6～9克　川续断15～18克　怀牛膝15克　炙山甲6～9克

【用法】每日1剂，水煎服，日服3次。

【功用】活血通络，化痰熄风。

【主治】中风病（中经络）恢复期。症以半身不遂为主，其他症状不明显。中风后已数月（或更长时间），半身不遂之症迟迟不见恢复者。

【方解】方中以桑枝通利四肢关节，祛风活络；土鳖虫破血逐瘀，搜剔血积，通经活络，共为主药；红花、桃仁破瘀通经，行血润燥；皂刺搜风通络，溃散壅结；赤芍散瘀，行血中之滞；蜈蚣入肝经祛风，并善走散；钩藤除风舒筋，共为辅药；半夏、化橘红、茯苓化痰祛湿和胃健脾；地龙性寒，祛湿清

热，以防瘀血久郁化热，并善通下肢经络；川断补肾肝，壮筋骨；怀牛膝益肝肾，强筋骨，起足痿，共为佐药；炙山甲活血通络，引药直达病所为使药。因久病入血，故用多种破瘀，行血，活络，祛风之品；同时又配以化痰祛湿，健脾胃、补肝肾之品，使之祛风不燥血，破瘀不伤正，标本同治，提高疗效。

【临床应用】随症加减　大便经常干燥者，加全瓜蒌30克，酒大黄5克，或加当归9克，生大黄3~5克（体胖痰盛者，用前者，体瘦、血虚者，用后者）；上肢不遂明显者，去地龙，加片姜黄9~12克，桂枝6~12克；言语不利者，去蜈蚣，加羌活6~9克，全蝎6~9克；兼有头晕者，去地龙，加天麻9~12克，泽泻25~30克；症情较痼者，加水蛭3~6克；下肢不遂明显者，加重川断，牛膝用量，另加杜仲15克，补骨脂（或巴戟天）9~12克；足部浮肿者，加重地龙、茯苓用量；患侧脉象明显小于健侧脉象者加黄芪15~30克，当归9克；见人易哭者，去赤芍、地龙，加天竹黄9克，合欢花6克，节菖蒲9克，远志9克；吞咽时容易发呛咳者，去赤芍、蜈蚣加代赭石15~25克（先煎），旋覆花10克（布包），羌活、全蝎各9克；健忘者，去地龙、赤芍、蜈蚣，加菖蒲、运志肉各9~12克，生龙骨15克（先煎），炙鳖甲15克（先煎），水蛭3克；肢体沉重，舌苔厚腻，痰浊壅盛者，加竹沥汁60毫升（兑入生姜汁2~3滴）分冲。

乌附星香汤

【来源】李仲愚经验方

【组成】制川乌10g（先煎2小时）　制南星10g（先煎0.5小时）　制白附子10g（先煎0.5小时）　木香10g　酒大黄6g（后下）　桃仁10g　红花10g　姜黄10g　生姜15g

【用法】每日1剂，水煎，分3次。

【功用】涤痰化饮通络。

【主治】中风。

【方解】乌附星香汤正是李仲愚教授积累多年临床经验之所得，该方用大辛大热之制川乌，温化痰饮，通调津气，为本方主药（亦可用附片代替）；用制南星祛痰解痉，该药对中风病症见假性球麻痹、吞咽困难者尤可重用；白附子平肝涤痰解痉，可加强南星的治疗作用；桃仁、红花、姜黄活血化瘀；姜黄亦可涤痰、通络走四肢。以上五药共为辅药，与川乌相辅相成。再用木香行气和胃，使辛燥之药不伤胃气；生姜既可温化寒饮，又可制约川乌、南星的毒性；酒大黄反佐以制约川乌、南星之燥性，又能活血通便，使全方温而不燥。以上三药共为佐使。全方诸药合用，共奏温阳化气、涤痰解痉、化瘀通络之功效，正切中本病病机。

【临床应用】

1. **用方要点** 李仲愚教授认为，阳气乃一身之根本。若阳气不足，则水津不化，凝聚成痰，痰阻经络，可致半身不遂。仲景曰："病痰饮者，当以温药和之。"故温阳之品，可以温化痰凝。若阳气不足，则不能推动血液运行，致血运不畅，不仅容易引起脑血管内血栓，而且亦能影响溢出脑血管外之血块的吸收。温阳之法能促进血液的运行，故温阳之法既可用于治疗脑梗死恢复期，也可用于治疗脑出血恢复期。李老认为，功能恢复期的主要病变或病理基础是痰瘀阻络，应以温阳涤痰、化瘀通络为其治疗大法。

2. **随症加减** 气虚者加人参或党参。左侧肢体瘫痪者，多加血分药如归尾、赤芍、生地、川芎等；右侧肢体瘫痪者，多加气分药如黄芪、白术等；肢体拘挛者，加伸筋草、丝瓜络、舒筋草；痰郁化热，咯黄稠痰或咯痰不利者，加天竹黄、郁金、花粉；痰多色白清稀者，加云茯苓、益智仁。

第二章　中风后遗症　痿痹

一、定义

痿痹，又名痿躄。痿，为手足痿弱，无力运动的疾患。痹，为肢体麻痹或疼痛，或四肢挛急的疾患。二者病因不同，症状各异。

中医所论述的痿证，在临床上相当于西医学所论述的肌肉疾病，包括重症肌无力、肌营养不良症、运动神经元疾病、多发性神经炎、脊髓空洞症、代谢性疾病等。

中医所论述的痹证，在临床上相当于西医学所论述的风湿热、类风湿性关节炎、骨性关节炎、痛风等。

二、病因病机

痿证基本病机是肺胃肝肾等脏腑精气受损，肢体筋脉失养。

痹证基本病机与外感风寒湿热之邪和人体正气不足有关。风寒湿等邪气，在人体卫气虚弱时容易侵入人体而致病。风寒湿等邪气侵入机体经络，留于关节，导致经脉气血闭阻不同，不通则痛。

三、辨病辨证要点

1. 痿证

（1）辨病要点：以为手足痿弱，无力运动为主症的疾患。

（2）辨证要点：辨虚实：凡起病急，发展较快，肢体力弱，或拘急麻木，肌肉萎缩尚不明显，属实证；而起病缓慢，渐进加重，病程长，肢体弛缓，肌肉萎缩明显者，多属虚证。辨脏腑：发生于热病过程中，或热病之后，伴咽干咳嗽者，病变在肺；若面色萎黄不华，食少便溏者，病变在脾胃；起病缓慢，腰脊酸软，遗精耳鸣，月经不调，病变在肝肾。

2. 痹证

（1）辨病要点：以为肢体麻痹或疼痛，或四肢挛急为主症的疾患。

（2）辨证要点：若疼痛游走，痛无定处，时见恶风发热，舌淡苔薄白，脉浮，为行痹（风痹）；疼痛较剧，痛有定处，遇寒痛增，得热痛减，局部皮色不红，触之不热，苔薄白，脉弦紧，为痛痹；若肢体关节酸痛重着不移，或有肿胀，肌肤麻木不仁，阴雨天加重或发作，苔白腻，脉濡缓，为着痹；关节疼痛，局部灼热红肿，痛不可触，关节活动不利，可累及多个关节，伴有发热恶风，口渴烦闷，苔黄燥，脉滑数，为热痹。

四、治疗大法

1. 痿证

（1）独取阳明：即指治痿病应重视调理脾胃，因脾胃为后天之本，肺之津液来源于脾胃，肝肾的精血来源于脾胃的生化，只有脾胃健运，津液精血之源生化，才能充养肢体筋脉，有助于痿病的康复。

（2）泻南补北：南方属火，北方属水，治痿病应重视滋阴清热，肝肾精血不足，不能濡养筋脉，且阴虚则火旺，火旺则阴更亏，故滋阴可充养精血以润养筋骨，且滋阴有助降火；外感热毒，当清热解毒，火清热去则不再灼阴耗精，有存阴保津之效。若属虚火当滋阴以降火。若湿热当清热化湿而不伤阴。

2. 痹证 痹证以风、寒、湿、热、痰、瘀痹阻经络气血为基本病机，其治疗应以祛邪通络为基本原则，根据邪气的偏盛，分别予以祛风、散寒、除湿、清热、化痰、行瘀，兼顾"宣痹通络"。

黄芪桂枝五物汤

【来源】《金匮要略》

【组成】黄芪三两　芍药三两　桂枝三两　生姜六两　大枣十二枚（一方有人参）

【用法】上药，以水六升，煮取二升，温服七合，日三服。

【功用】调养营卫，祛风散邪；益气温经，和血通痹。

【主治】血痹。阴阳俱微，外证肌肤麻木不仁，如风痹状。寸口关上微，尺中小紧，脉微涩而紧。

【方解】方药五味，配伍精当。黄芪得桂枝不留邪，桂枝得黄芪益气而振奋有卫阳，芍药配桂枝调营卫而和表里，大枣养血益气助黄芪、白芍药之功，生姜调和营卫。五药合用，益气温经，和血通痹。

【临床应用】

1. **用方要点**　由于营卫气血不足，已不能濡养肌肤，加上风寒入侵血脉，使血行涩滞，运行不畅，肌肤变得麻木不仁。本方中黄芪益气实卫；桂枝温经通阳；白芍和营养血；黄芪、桂枝相伍补气通阳；生姜、大枣合用既可调营卫，又可健脾和中，重用生姜可助桂枝以散风寒通血脉。全方配伍起来，既可温养卫气营血以扶正，又可散风寒、通血脉，祛除邪气。

2. **随症加减**　本方为治疗血痹之常用方剂。以四肢麻木，或身体不仁，微恶风寒，舌淡，脉无力为证治要点。若风邪偏重者，加防风、防己以祛风通络；兼血瘀者，可加桃仁、红花以活血通络；用于产后或月经之后，可加当归、川芎、鸡血藤以养血通络。

3. **使用注意**　本方药性偏温，血痹属热者，不宜使用。

4. **现代应用**　对于皮肤炎、末梢神经炎、中风后遗症等见有肢体麻木疼痛，属气虚血滞，微感风邪者，均可加味用之。不仅适用于血痹，亦可用于中风之后，半身不遂，或肢体不用，或半身汗出，肌肉消瘦，气短乏力，以及产后、经后身痛等。另外，对原发性低血压亦有良好的治疗效果。对胃脘痛、硬皮病、冻伤、面肌痉挛、急性脑梗死、增生性骨关节病（肿痛消失，活动复常）等病症的治疗，效果亦佳。

5. **历代名家的应用经验**

(1)《金鉴》：以黄芪固卫；芍药养阴；桂枝调和营卫，托实表里，驱邪外出；佐以生姜宣胃；大枣益脾，为至当不易之治也。

(2)《金匮要略方论本义》：黄芪桂枝五物汤，在风痹可治，在血痹亦可治也。以黄芪为主固表补中，佐以大枣；以桂枝治卫升阳，佐以生姜；以芍药入营理血。五物而营卫兼理，且表营卫里胃肠亦兼理矣。推之中风于皮肤肌肉者，亦兼理矣。固不必多求他法也。

黄芪建中汤

【来源】《金匮要略》

【组成】桂枝三两（去皮）　甘草二两（炙）　大枣十二个（擘）　芍药六两　生姜三两（切）　胶饴一升　黄芪一两半

【用法】上六味，以水七升，煮取三升，去渣，内饴，更上微火消解。温服一升，日三服。

【功用】温中补气，和里缓急。

【主治】中焦虚寒之痿病。症见四肢筋脉弛缓，软弱无力，兼见腹中时时拘急疼痛，喜温喜按，少气懒言；或心中悸动，虚烦不宁，劳则愈甚，面色无华；或伴神疲乏力，肢体酸软，手足烦热，咽干口燥，舌淡苔白，脉细弦。

【方解】本方为小建中汤加黄芪组成。本方病证因中焦虚寒，肝脾失和，化源不足所致肢筋脉弛缓，软弱无力。中焦虚寒，肝木乘土，故腹中拘急疼痛、喜温喜按。脾胃为气血生化之源，中焦虚寒，化源匮乏，气血俱虚，故见心悸、面色无华、发热、口燥咽干等。症虽不同，病本则一，总由中焦虚寒所致。治当温中补虚而兼养阴，和里缓急而能止痛。方中重用甘温质润之饴糖为君，温补中焦，缓急止痛。臣以辛温之桂枝温阳气，祛寒邪；酸甘之白芍养营阴，缓肝急，止腹痛。佐以生姜温胃散寒，大枣补脾益气。炙甘草益气和中，调和诸药，是为佐使之用。其中饴糖配桂枝，辛甘化阳，温中焦而补脾虚；芍药配甘草，酸甘化阴，缓肝急而止腹痛。在小建中汤中加用黄芪以益气建中之力，阳生阴长，诸虚不足之证自除。诸药合用，温中补虚缓急之中，蕴有柔肝理脾，益阴和阳之意，用之可使中气强健，阴阳气血生化有源，故以"建中"。

【临床应用】

1. **用方要点** 本方即小建中汤加黄芪一两半，名为黄芪建中汤，用法同小建中汤。功效：益气温中，补虚缓急。主治：虚劳里急，诸不足。于"虚劳里急"外，更加"诸不足"三字，是虚劳的程度较小建中汤证更甚。宗"虚者补之"、"劳者温之"之旨，于小建中汤内加黄芪益气补脾，则补益中土，温养脾胃之力较小建中汤优胜。

2. **随症加减** 原方有加减法："气短胸满者，加生姜；腹满者去枣，加茯苓一两半；及疗肺虚损不足，补气，加半夏三两。"《千金》黄芪建小汤又有人参二两。可供临床参考。《医宗金鉴》引魏荔彤说："气虚者，加黄芪；津枯甚，加人参，以治虚劳里急。此言里急非单指里急之谓也，乃虚劳津不足腹痛之谓也。故名其方为建中，正所以扶持其中气，使渐生阴阳，达于营卫，布于肢体也。"

3. **现代应用** 中暑，小儿夏季热，乙脑，流脑，肺炎后期所致眩晕者。

4. **历代名家的应用经验** 著有《温热论》的清代著名中医温病大家叶天

士为黄芪建中汤治虚劳提出具体指征：①久病消瘦；②胃纳不佳，时寒时热，喘促短气，容易汗出；③脉虚无力；④有操劳过度史；⑤阴虚内热者忌用。

越婢加术汤

【来源】《金匮要略》

【组成】麻黄六两　石膏半斤　生姜三两　甘草二两　白术四两　大枣十五枚

【用法】上药六味，以水 1.2 升，先煮麻黄，去上沫，纳诸药，煮取 600 毫升，分三次温服。

【功用】疏风泄热，发汗利水。

【主治】本方此处用于治疗肢体关节及肌肉酸痛、麻木、重着、屈伸不利，甚或关节肿大灼热皮水，一身面目悉肿，发热恶风，小便不利，苔白，脉沉者。

【方解】越，为发越；越婢者，指发越肌腠，使水湿从表而散，是一种凉散法。用于治疗皮水挟热之阳水。方中麻黄散表寒，石膏清里热，麻黄、石膏配仍发越水气，白术健脾祛湿，引药入皮，甘草、大枣、生姜调补脾胃，调和营卫，使皮中水湿从表而散。诸药合用，清热散表宣肺消肿。是治疗水肿病"开鬼门"汗法应用较早的处方之一。

【临床应用】

1. **用方要点**　越婢加术汤所治疗的足弱，和一般"筋痿"的足弱，在病因、病机以及治疗方面，有严格的区分。此是由于长期的下肢水肿，阻格了气血的运行，使下肢筋脉得不到足够的温煦、濡养，因而致筋脉软弱不任使用，"筋痿"是因热邪伤津，筋脉失养，而致筋脉松弛，不任使用。在治疗方面，前者以逐水、消肿为主，后者以滋阴和血兼助阳气为主。越婢加术汤证的下焦湿热，不独越婢加术汤治疗有效。而且凡是健脾除湿、消肿之剂，久服皆能取效。所谓"师其意，泥其方"。

2. **历代名家的应用经验**

(1)《金匮要略心典》：里水，水从里积，与风水不同，故其脉不浮而沉，而盛于内者，必溢于外，故一身面目悉黄肿也。水病，小便当不利，今反自利，则津液消亡，水病已而渴病起矣。越婢加术是治其水，非治其渴也。以其身面悉肿，故取麻黄之发表；以其肿而且黄，知其湿中有热，故取石膏之清热。与白术之除湿。不然，则渴而小便利者，而顾犯不可发汗之戒耶。

（2）《医宗金鉴》：里字当是皮字，岂有里水而用麻黄之理，阅者自知是传写之讹。皮水表虚有汗者，防己茯苓汤固所宜也；若表实无汗有热者，则当用越婢加术汤；无热者，则当用甘草麻黄汤发其汗，使水外从皮去也。

（3）《金匮要略方义》：术乃脾家正药、本方乃越婢汤加白术而成。白术，健脾化湿是其专长，与麻黄相伍，能外散内利，祛一身皮里之水。本方治证，乃脾气素虚，湿从内生复感外风，风水相搏，发为水肿之病。方以越婢汤发散其表，白术治其里，使风邪从皮毛而散，水湿从小便而利。二者配合，表里双解，表和里通，诸症得除。

（4）《金匮悬解》：里水一身面目黄肿，小便自利而渴者，以皮毛外闭，湿气不得泄，郁而生热，湿热淫蒸，是以一身面目黄肿。若小便不利，此应表里渗泄以祛湿。今小便自利而渴者，则湿兼在表，而不但在里，便利亡津，是以发渴。甘草、姜、枣补土和中，麻黄泄经络之湿热，白术补脏腑之津液也。

复元活血汤

【来源】《医学发明》

【组成】柴胡半两　天花粉、当归各三钱　红花、甘草、穿山甲（炮，用代用品）各二钱　大黄（酒浸）一两　桃仁（酒浸，去皮尖，研如泥）五十个

【用法】上除桃仁外，锉如麻豆大，每服一两，以水一盏半，加酒半盏，同煎至七分，去滓，食前温服。以利为度，得利则减，不尽服。

【功用】活血祛瘀，疏肝通络。

【主治】跌打损伤。瘀血留于胁下，痛不可忍所致四肢筋脉弛缓，软弱无力者。

【方解】本方用当归、桃仁、红花、穿山甲归经入肝，行瘀活血，通络止痛；柴胡疏肝达郁；酒大黄入肝，活血通经，攻逐凝瘀，引瘀下行；天花粉与山甲合用，可消肿散结；甘草能缓急止疼，和中调药；共成活血祛瘀，疏肝通络之剂，使瘀祛新生，痛自舒，血脉和，元自复，故名"复元"。

【临床应用】

1. 用方要点　本方所治证候，系跌仆损伤于胸胁下，致肝血瘀滞不通而疼痛。胸胁部位归属肝，肝藏血，喜畅达，主疏泄。今外伤损及胸胁，以致疼

痛难忍，故为肝血滞瘀滞不畅作痛。治宜活血祛瘀，疏肝通络为法。故本方用治跌打损伤，以胁肋瘀肿疼痛，痛不可忍为证治要点。可用于肋间神经痛、肋软骨炎等属血瘀气滞者。

2. 随症加减 若疼痛较甚者，可加入乳香 9 克，没药 10 克，延胡索 10 克，三七末 6 克；若气滞甚者，可加入香附 12 克，青皮 8 克，郁金 9 克，川芎 9 克；上肢受伤，可加入姜黄 12 克，桂枝 10 克，下肢受伤，可加入牛膝 12 克，木瓜 10 克。

3. 历代名家的应用经验 《成方便读》："夫跌打损伤一证，必有瘀血积于两胁间，以肝为藏血之脏，其经行于两胁，故无论何经之伤，治法皆不离于肝。且跌仆一证，其痛者在腰胁间，尤为明证。故此方以柴胡之专入肝胆者，宣其气道，行其郁结。而以酒浸大黄，使其性不致直下，随柴胡之出表入里以成搜剔之功。当归能行血中之气，使血各归其经。甲片可逐络中之瘀，使血各从其散。血瘀之处，必有伏阳，故以花粉清之。痛盛之时，气脉必急，故以甘草缓之。桃仁之破瘀，红花之活血。去者去，生者生，痛自舒而元自复矣。"

小活络丹

【来源】《太平惠民和剂局方》

【组成】 川乌（炮，去皮脐）、草乌（炮，去皮脐）、地龙去土、天南星（炮）各六两 乳香研、没药（研）各二两二钱

【用法】 为细末，入研药和匀，酒面糊为丸，如梧桐子大，每服 20 丸，空心，日午冷酒送下，荆芥茶下亦得。

【功用】 祛风除湿，化痰通络，活血止痛。

【主治】 风寒湿痹。肢体筋脉疼痛，麻木拘挛，关节屈伸不利，疼痛游走不定。亦治中风，手足不仁，日久不愈，经络中湿痰瘀血，而见腰腿沉重，或腿臂间作痛。

【方解】 本方由六味药组成。用于风寒湿痹、肢体疼痛、麻木拘挛。方中川乌、草乌温经活络、祛风除湿、散寒止痛，故为主药。胆南星燥湿活络，以祛经络之痰，并能祛风，故为辅药。乳香、没药活血化瘀止痛，故为佐药。地龙通经活络，引诸药直达病所，为本方使药。诸药合用，共奏温经活络、搜风除湿、祛痰逐瘀之功。如此，风寒、痰湿、瘀血得以祛除，经络得以通，营卫

得以调和,肢体自得以温煦濡养,诸症悉除。

【临床应用】

1. 随症加减 用于坐骨神经痛,制川乌9g,制草乌9g,制南星9g,乳香9g,没药9g,地龙15g,日1剂,水煎服。煎药后药渣可外敷疼痛部位。20日为一疗程,随证加减。用于急性软组织损伤,应用小活络丸100粒加入适量的75%酒精浸泡,捣烂调制成糊状密封。患处先行一般常规消毒,有污渍者先用松节油、汽油等清除再行常规消毒,擦干净后将小活络软膏均匀涂擦在创面上约2~3mm厚,涂擦范围尽可能大于受伤范围,用一张薄塑料薄膜覆盖后再覆盖两层纱布包扎即可。无破皮者隔日1次,有破皮者日1次或隔日1次,肌皮损伤较重者常规消毒,清洗创面,创面上消炎粉按伤口大小覆盖干纱条后再外敷小活络软膏,有表皮挫伤者,行常规消毒擦干,挫伤面涂以3%碘酊,干后再外敷小活络软膏。

3. 使用注意 方中药力较峻烈,以体实气壮者为宜,对阴虚有热者及孕妇慎用。

4. 现代应用 本方可用于治疗坐骨神经痛,急性软组织损伤。

大活络丹

【来源】《兰台轨范·卷一》引《圣济》

【组成】 白花蛇二两　乌梢蛇二两　威灵仙二两　两头尖(俱酒浸)二两　草乌二两　天麻(煨)二两　全蝎(去毒)二两　首乌(黑豆水浸)二两　龟板(炙)二两　麻黄二两　贯众二两　炙甘草二两　羌活二两　官桂二两　藿香二两　乌药二两　黄连二两　熟地二两　大黄(蒸)二两　木香二两　沉香二两　细辛一两　赤芍二两　没药(去油,另研)一两　丁香一两　乳香(去油,另研)一两　僵蚕一两　天南星(姜制)一两　青皮一两　骨碎补一两　白豆蔻一两　安息香(酒熬)一两　黑附子(制)一两　黄芩(蒸)一两　茯苓一两　香附(酒浸,焙)一两　玄参一两　白术一两　防风二两半　葛根一两半　虎胫骨(狗骨代)(炙)一两半　当归一两半　血竭(另研)七钱　地龙(炙)五钱　犀角(水牛角代)五钱　麝香(另研)五钱　松脂五钱　牛黄(另研)一钱五分　片脑(另研)一钱五分　人参三两

【用法】 上为末,炼蜜为丸,如龙眼核大,金箔为衣。陈酒送下。

【功用】 祛风、温里、除湿。

【主治】主治气血亏虚，肝肾不足，内蕴痰热，外受风邪，中风瘫痪，口
呱眼斜，语言謇涩，昏迷不醒；或气血亏虚，肝肾不足，风湿痹痛，经久不
愈，关节肿胀、麻木重着，筋脉拘挛，关节变形、屈伸不利；或平素痰盛，复
因恼怒气逆，痰随气升，上闭清窍，突然昏厥，呼吸气粗，喉有痰声，即痰厥
昏迷者；或胸阳不振，痰浊阻络，气滞血瘀，痹阻心脉，胸部憋闷，或胸痛彻
背，背痛彻心，喘息气短，即胸痹心痛等证。中风瘫痪，痿痹痰厥，拘挛疼
痛，痈疽流注，跌扑损伤，小儿惊痛，妇人停经。西医诊为脑血管意外、癔病
性昏厥、风湿性及类风湿性关节炎、冠心病心绞痛等均可用此药。

【方解】方中以人参、白术、茯苓、甘草、当归、赤芍、补气生血以培
本，收扶正祛邪之效，为主药，辅以虎胫骨（狗骨代）、何首乌、龟甲、骨碎
补以补肝肾，强筋骨，利关节；麻黄、细辛、葛根、肉桂、草乌、附子既散在
表之风邪，又逐在里之冷湿；威灵仙、羌活、防风、两头尖、白花蛇、乌梢蛇
透骨搜风，通络止痛；乳香、没药、血竭、松脂活血散瘀，舒筋止痛；香附、
木香、乌药、青皮、沉香、丁香、藿香、白豆蔻仁理气和中，畅通气血；黄
芩、黄连、大黄、贯众清热燥湿，泻火解毒；犀角（水牛角代）、玄参清热凉
血，解毒定惊；麝香、冰片、安息香芳香开窍，通经达络；天麻、僵蚕、天南
星、地龙、全蝎平肝潜阳，化痰熄风；牛黄清心凉肝，豁痰熄风。全方配伍共
奏调理气血，祛风除湿，活络止痛，化痰熄风之功，为攻补兼施之剂。

参苓白术散

【来源】《太平惠民和剂局方》

【组成】莲子肉（去皮）一斤　薏苡仁一斤　缩砂仁一斤　桔梗（炒令深黄色）
一斤　白扁豆（姜汁浸，去皮，微炒）一斤半　白茯苓二斤　人参（去芦）二斤　甘草
（炒）二斤　白术二斤　山药二斤

【用法】上为细末，每服二钱，枣汤调下。

【功用】健脾益气，和胃渗湿。

【主治】脾胃虚弱所致四肢筋脉弛缓，软弱无力者，兼见食少便溏，或吐
或泻，胸脘闷胀，四肢乏力，形体消瘦，面色萎黄，舌苔白、质淡红，脉细缓
或虚缓。

【方解】方中人参、白术、茯苓益气健脾渗湿为君。配伍山药、莲子肉助

君药以健脾益气，兼能止泻；并用白扁豆、薏苡仁助白术、茯苓以健脾渗湿，均为臣药。更用砂仁醒脾和胃，行气化滞，是为佐药。桔梗宣肺利气，通调水道，又能载药上行，培土生金；炒甘草健脾和中，调和诸药，共为佐使。综观全方，补中气，渗湿浊，行气滞，使脾气健运，湿邪得去，则诸症自除。

【临床应用】

1. **用方要点** 本方证是由脾虚湿盛所致。脾胃虚弱，运化失司，故四肢筋脉弛缓，软弱无力，脾胃气虚，纳运乏力，故饮食不化；水谷不化，清浊不分，故见肠鸣泄泻；湿滞中焦，气机被阻，而见胸脘痞闷；脾失健运，则气血生化不足；肢体肌肤失于濡养，故四肢无力、形体消瘦、面色萎黄；舌淡，苔白腻，脉虚缓皆为脾虚湿盛之象。治宜补益脾胃，兼以渗湿止泻。本方是在四君子汤基础上加山药、莲子、白扁豆、薏苡仁、砂仁、桔梗而成。两方均有益气健脾之功，但四君子汤以补气为主，为治脾胃气虚的基础方；参苓白术散兼有渗湿行气作用，并有保肺之效，是治疗脾虚湿盛证及体现"培土生金"治法的常用方剂。

2. **随症加减** 呕哕恶心，加半夏、乌梅；元气虚脱，昏倦，加黄芪、升麻少许，去砂仁、藿香；饱闷，加厚朴，去肉蔻、诃子；小水短涩，加木通、车前，去干姜；泻甚不止，加炒苍术、乌梅、熟附子少许。

3. **使用注意** 本方是治脾胃气虚的基本方。重点在渗湿患者以长期脾胃气虚挟湿为特点，适合大多数气血不足有饮食不佳、腹胀，但症状并不分明的亚健康人群，尤以中年妇女多见。并本方用药平和，辨证正确，可考虑长期做丸、散剂用。

4. **历代名家的应用经验**

（1）《医方考》：脾胃喜甘而恶秽，喜燥而恶湿，喜利而恶滞。是方也，人参、扁豆、甘草，味之甘者也；白术、茯苓、山药、莲肉、薏苡仁，甘而微燥者也；砂仁辛香而燥，可以开胃醒脾；桔梗甘而微苦，甘则性缓，故为诸药之舟楫，苦则喜降，则能通天气于地道矣。

（2）《冯氏锦囊杂症》：脾胃属土，土为万物之母。东垣曰：脾胃虚则百病生，调理中州，其首务也。脾悦甘，故用人参、甘草、苡仁；土喜燥，故用白术、茯苓；脾喜香，故用砂仁；心生脾，故用莲肉益心；土恶水，故用山药治肾；桔梗入肺，能升能降。所以通天气于地道，而无塞之忧也。

（3）《太平惠民和剂局方》：方中人参、白术、茯苓、甘草补气健脾，山药、扁豆、莲肉补脾渗湿；砂仁醒脾，桔梗升清，宣肺利气，用以载药上行。诸药合用，共成健脾益气，和胃渗湿之功。

凉膈散

【来源】《太平惠民和剂局方》

【组成】川大黄、朴硝、甘草梢各二十两　山栀子仁、薄荷去梗、黄芩各十两　连翘二斤半

【用法】上药为粗末，每服二钱，小儿半钱，水一盏，加竹叶七片、蜜少许，煎至七分，去滓，食后温服。得利下住服。

【功用】泻火通便，清上泄下。

【主治】上中二焦火热证。四肢筋脉弛缓，软弱无力者，兼见烦躁口渴，面赤唇焦，胸膈烦热，口舌生疮，或咽痛吐衄，便秘溲赤，或大便不畅，舌红苔黄，脉滑数。

【方解】方中重用连翘，清热解毒以为君。配黄芩以清胸膈郁热；山栀通泻三焦，引火下行；大黄、芒硝泻火通便，以荡热于中，共为臣药。薄荷、竹叶轻清疏散，以解热于上；兼有"火郁发之"之义而为佐。使以甘草、白蜜，既能缓和硝、黄峻泻之力，又能存胃津，润燥结，和诸药。全方配伍，共奏泻火通便，清上泄下之功。此方配伍特点，是既有连翘、黄芩、栀子、薄荷、竹叶，疏解清泄胸膈邪热于上；更用调胃承气汤合白蜜，通便导滞，荡热于中，使上焦之热得以清解，中焦之实由下而去。是以清上与泄下并行，但泻下是为清泄胸膈郁热而设，所谓"以泻代清"，其意在此。

【临床应用】

1. **用方要点**　本方所治为上、中二焦邪郁生热证。热聚胸膈，故症见身热口渴，胸膈烦热。火热上冲，而见面赤唇焦，口舌生疮，咽痛，吐血等。燥热内结，不从下泄，而见便秘溲赤。上有无形之邪热，非清不去；中有有形之积滞，非下不除。故须清热泻火通便为治。本方证为上、中二焦火热炽盛，以胸膈烦热，面赤唇焦，烦躁口渴，舌红苔黄，脉数为证治要点。本方虽有通腑之力，但其用重在胸膈之热，而不在大便之秘，即使大便不秘，而胸膈灼热如焚者，亦应施用。

2. **随症加减**　若热毒壅阻上焦，症见壮热，口渴，烦躁，咽喉红肿，大

便不燥者，可去朴硝，加石膏、桔梗以增清热凉膈之功。

3. 现代应用 咽炎、口腔炎、急性扁桃体炎、胆道感染、急性黄疸型肝炎等属上、中两焦火热者，均可加减用之。

4. 历代名家的应用经验 《成方便读》："若火之散漫者，或在里，或在表，皆可清之散之而愈。如挟有形之物，结而不散者，非去其结，则病终不瘥。故以大黄、芒硝之荡涤下行者，去其结而逐其热；然恐结邪虽去，尚有浮游之火，散漫上中，故以黄芩、薄荷、竹叶清彻上中之火；连翘解散经络中之余火；栀子自上而下，引火邪屈曲下行，如是则有形无形上下表里诸邪，悉从解散。用甘草、生蜜者，病在膈，甘以缓之也。"

控涎丹

【来源】《三因极一病证方论》

【组成】 甘遂去心 大戟去皮 白芥子等份

【用法】 上为细末，煮糊为丸，如梧桐子大，晒干。食后及临卧时用姜汤或熟水送下 5~10 丸。如疾猛气实，酌加用量。

【功用】 涤除痰瘀伏饮。

【主治】 治痰涎内伏，胸背、手脚、颈项、腰胯突然痛不可忍，内连筋骨，牵引钓痛，坐卧不宁，走易不定，或头痛不可举，昏倦多睡，饮食无味，痰唾稠黏，夜间喉中多有锯声，及手脚沉重，腿冷痹麻，气脉不通等。

【方解】 本方是由十枣汤去芫花、大枣，加白芥子而成，并制成丸剂。白芥子味辛性温，善治胸膈痰浊及皮里膜外之痰饮，与大戟、甘遂配伍应用，则长于祛痰逐饮。改为丸剂，则攻逐之力较缓，治疗痰涎水饮停留于胸膈，而见胸背、手足、头颈、腰胯隐痛等证，历代相延为治疗悬饮之主方。

【临床应用】

1. 用方要点 甘遂色黄入脾而行中焦，能深入经隧曲道之处，荡涤经隧曲道中之水饮、痰毒、恶血。现代药理证明，甘遂含有一种无水酸，能刺激肠管，引起肠蠕动亢进，产生峻下作用，并有利尿之功。甘遂入药自神农本草至今两千余年，甘遂为主古方如仲景之"十枣汤"、"大陷胸汤"，张景岳之"舟车丸"，王肯堂之"甘遂散"及三因方之"控涎丹"，以其狼虎峻猛之性攻逐王道之品所不能攻逐之邪，盖药过病所和微不济急，全在医者驾驭之能。大戟色黑入肾而走下焦，逐脏腑之水饮，亦能荡涤脏腑曲道之处之水饮痰毒、恶血。现代药理言大戟根具有刺激性，与甘遂之作用类似。且苦寒下走肾阴，辛散上泻肺气，并横行经脉。白芥子色白入肺而走上焦，白芥子能深入全身皮里膜外之经隧曲道，荡涤皮里膜外之水饮、痰毒、恶血，现代药理言白芥子含有脂肪油及白芥子甙、杏仁酶等成分，有祛痰平喘，止咳作用，并对组织中炎性渗出物的吸收尤有殊功。控涎丹与十枣汤皆为攻逐水饮之剂，主治水饮内停，形气俱实之证。

2. **随症加减**　痰猛加丸数；脚气加槟榔、木瓜、松脂、卷柏；惊痰加朱砂、全蝎；惊气成块加穿山甲、鳖甲、延胡索、蓬术；热痰加芒硝；寒痰加胡椒、丁香、姜、桂。

3. **现代应用**　现常用于治疗颈淋巴结核、淋巴腺炎、胸腔积液、腹水、精神病、关节痛及慢性支气管炎、哮喘等。

4. **历代名家的应用经验**　《医方集解》：此手足太阳太阴药也。十枣汤加减，行水例药亦厉剂。李时珍曰：痰涎为物，随气升降，无处不到，入心则迷癫痫，入肺则塞窍为喘咳背冷，入肝则膈痛干呕、寒热往来；入经络则麻痹疼痛，入筋骨则牵引灼痛，入皮肉则瘰疬痈肿，陈无择三因方并以控涎丹主之，殊有奇效；此乃治痰之本，痰之本，水也，湿也，得气与火，则结为痰，大戟能泄脏腑水湿，甘遂能行经隧水湿，直达水气所结之处，以攻决为用。白芥子能散皮裹膜外痰气，唯善用者能收奇功也。

参蛤散

【来源】《杨氏家藏方》

【组成】蛤蚧一对（蜜炙）　人参（去芦头）半两　百部半两　款冬花（去梗）半两　川贝、知母（去心）各半两　紫菀茸半两　阿胶（蛤粉炒）一分　柴胡（去苗）一分　肉桂（去粗皮）一分　黄芪（蜜炙）一分　甘草（炙）一分　鳖甲（醋炙）一分　杏仁（汤浸，去皮尖）一分　半夏（生姜汁制）一分

【用法】上为细研，每服三钱，水一盏半，加生姜三片，煎至一盏，温服，不拘时候。

【功用】补肺益肾，纳气定喘。

【主治】肺肾不足之痿症，症见四肢筋脉弛缓，软弱无力，或兼见喘咳。

呼吸浅短，咳声低怯，胸满气短，重则张口抬肩，不得平卧，痰白如沫，面色晦暗，苔白润，脉沉细无力或结代。

【方解】本方证病位在于肺、脾，属虚，兼见有痰热。方中蛤蚧一对，在于补肺肾，止咳定喘；人参补肺脾之气；北杏、桑白皮降肺热、止咳定喘；川贝、知母清热化痰、润肺；炙甘草补中益气，调和诸药。

【临床应用】

1. **随症加减** 体质偏阳虚、气虚的可用蛤蚧一对，去头足，与红参25克研粉；体质偏阴虚者，或有血虚者，可用蛤蚧一对，去头足后，与生晒参25克研粉，成人每日2次，每次2克，开水送服。治疗肺结核咯血，可用蛤蚧一对，去头足后，与生晒参35克，仙鹤草、旱莲草各60克研粉服用，每日3次，每次3克，开水送服。治疗阳痿、早泄，用蛤蚧一对，去头足后，加红参25克，淫羊藿125克，菟丝子45克，冬虫夏草50克，研粉服用，服法同上。

2. **使用注意** 实热者不用。

3. **现代应用** 本方还能用于治疗支气管哮喘，慢性支气管炎，肺气肿，心源性哮喘。

导痰汤

【来源】《重订严氏济生方》

【组成】制半夏二钱　橘红、茯苓、枳实（麸炒）、南星各一钱　甘草五分

【用法】炙上㕮咀，每服四钱，水二盏，生姜十片，煎至八分，去滓温服，食后。

【功用】燥湿豁痰，行气开郁。

【主治】治一切痰厥，本方此处用于治疗因痰气阻滞所致肢体关节及肌肉酸痛、麻木、重着、屈伸不利，甚或关节肿大灼热，兼见头目眩晕。或痰饮留食不散，胸膈痞塞，胁肋胀满，头痛吐逆，喘急痰漱，涤唾稠黏，坐卧不安，饮食少思。

【方解】方中半夏燥湿化痰，降逆止呕，橘红理气燥湿化痰，使气顺则痰降，二者同为君药；茯苓健脾渗湿化痰，使湿去则痰消，枳实行气导滞，既助橘红理气燥湿化痰，又助半夏降逆止呕，南星辛外苦降，助半夏燥湿化痰，三者同为臣药；生姜降气逆，散痰饮，既助橘红、半夏化痰止呕，又兼制半夏之

毒，为佐药；甘草和药调中，为使药。诸药配伍，共奏导痰化浊，降逆止呕之功效。

【临床应用】

1. **随症加减** 若痰浊较重者，加苍术、厚朴、豆蔻仁、茯苓等；兼气滞寒饮凝聚者，加干姜、炮姜、沉香等；兼饮食积滞者，加谷芽、麦芽、山楂等；久化热者，加瓜蒌、竹叶、竹茹等；呕吐较重者，加代赭石，旋覆花。

2. **历代名家的应用经验**

（1）清·徐大椿：卒中风邪，痰气闭塞，故胸膈痞满，迷闷不醒也。南星化风痰，枳实破滞气，合二陈治一切痰实为病。中风痰盛气壅者，洵可先用之以破气导痰，然后调其血气，而风无不解矣。

（2）清·蔡陆仙：此为痰中、痰厥之借治方也。夫类中既因湿痰，则无论兼风与否，自应以燥湿化痰为根本不二之治法。本方即二陈汤加胆星、枳实是也。胆星祛风痰，合半夏有助燥湿之效，枳实能降泄，会二陈有推墙倒壁之功，故痰中症用之宜焉。

异 功 散

【来源】《小儿药证直诀》

【组成】人参去芦　炙甘草　茯苓　白术　陈皮等份

【用法】上药制为细末。每服二钱，水一盏，加生姜五片，大枣两个，同煎至七分，食前温服，量多少与之。

【功用】补气健脾，行气化滞。

【主治】脾胃气虚兼有气滞的病证，见面色萎白，四肢无力，胸脘胀闷不舒，饮食减少，肠鸣泄泻，或兼有暖气、呕吐等表现。现常用于小儿消化不良属脾虚气滞者。此处用于治疗小儿因脾胃气虚所致以手足痿弱，无力运动为主症的痿痹。

【方解】本方在四君子汤的基础上加陈皮，意在行气化滞，醒脾助运，有补而不滞的优点。

【临床应用】

1. **随症加减** 小儿厌食用本方加味：党参6克，白术6克，茯苓6克，陈皮5克，甘草5克，焦山楂6克，炒谷芽6克，神曲6克。每日1剂，水煎

服。可连服半个月。小儿疳积用本方，水煎服，每日 1 剂，或配合针刺法，则
疗效更好。小儿腹泻用本方加味：党参 6 克，白术 6 克，茯苓 6 克，陈皮 5
克，木香 5 克，甘草 5 克。每日 1 剂，水煎，宜少量多次饮服；小儿尿白症用
本方加味：党参 10 克，白术 10 克，茯苓 10 克，陈皮 6 克，甘草 5 克，木防
己 10 克。每日 1 剂，水煎服。

2. 现代应用　此外，本方对小儿低热、遗尿、咳喘、嗜睡、胃痛等症均
有效。

3. 历代名家的应用经验　《医略六书》：人参扶元气以补肺，白术燥湿气
以健脾，茯苓渗湿清治节，橘红利气化痰涎，炙甘草以益胃气，姜汤煎服，使
脾气鼓运，则痰涎自化而肺络清和。

泻青丸

【来源】《小儿药证直决》

【组成】 当归去芦头，切，焙秤　龙胆焙，秤　川芎　山栀子仁　川大黄湿纸裹
煨　羌活　防风（去芦头，切，焙，秤）各等份

【用法】 上为末。炼蜜为丸，如鸡头大。每服半丸至一丸，煎竹叶汤同砂
糖温水送下。

【功用】 清火，泻肝，祛风，利便。

【主治】 肝火郁结所致肢体关节及肌肉酸痛、麻木、重着、屈伸不利，甚
或关节肿大灼热，并可治目赤肿病、小儿急惊风、热盛抽搐、多惊善怒等。

【方解】 肝者将军之官，风淫火炽，不易平也。肝主东方，属木色青，
"泻青"，即泻肝也。龙胆、大黄苦寒厚味，沉阴下行，直入厥阴而散泻之，
所以抑其怒而折之于下也。羌活气雄，防风善散，故能搜肝风而散肝火，所以
从其性而升之于上也。少阳火实，多头痛目赤，川芎能上行头目而逐风邪。少
阳火郁，多烦躁，栀子能散三焦郁火而使邪热从小便下行。且川芎、当归乃血
分之药，能养肝血而润肝燥，又皆血中气药，辛能散而温能和兼以培之也。

【临床应用】

1. 用方要点　肝主风，少阳胆则其腑也。少阳之经行乎两胁，风热相干，
故不能安卧；此方名曰泻青，泻肝胆也。龙胆草味苦而浓，故入厥阴而泻肝；
少阳火实者，头角必痛，故佐以川芎；少阳火郁者，必生烦躁，故佐以栀子；

肝者将军之官，风淫火炽，势不容易以治，故又夺以大黄。用当归者，培养乎血，而不使其为风热所燥也。复用乎羌活、防风者，二物皆升散之品。煎服法：竹叶汤下。一泻一散一补，同为平肝之剂，故曰泻青。五脏之中，惟肝常有余，散之即所以补之，以木喜条达故也，然必壮实之人方可施用。

2. 历代名家的应用经验

（1）《删补名医方论》云："肝木主春，乃阳生发动之始，万物生化之源，不可伤也。本方重用苦寒之品，以清泻肝火为主，又佐升散之品，以散郁火，寓升于降，是升降同用之法，可使泻肝而不伤肝气，升散而不助火势，相得而益彰，故为泻肝之善法。"

（2）汪昂云："本方一泻（肝火）一散（肝风）一补（肝血），同为平肝之剂，故曰'泻青'。"

圣愈汤

【来源】《兰室秘藏》

【组成】 生地黄三分 熟地黄三分 川芎三分 人参三分 当归身五分 黄芪五分

【用法】 上㕮咀，如麻豆大。都作一服，水二大盏，煎至一盏，去滓，稍热服，不拘时候。

【功用】 补气养血。

【主治】 治一切失血，此处治疗因失血导致四肢筋脉弛缓，软弱无力，兼见血虚烦渴燥热，睡卧不宁，五心烦热，作渴等症。

【方解】 本方所治之证，属于气血两虚。方中人参、黄芪补气，当归身、生熟地黄、川芎补血滋阴。配合成方，有补气养血之功。气旺则血自生，血旺则气有所附。喻嘉言论本方说："按失血过多，久疮溃脓不止，虽曰阴虚，实未有不兼阳虚者，合用人参、黄芪，允为良法。凡阴虚证大率宜仿此。"临床常用于出血过多，血虚而气亦虚，以烦热、烦渴、睡卧不宁、心慌气促、倦怠无力、舌质淡、苔薄润、脉细软等为辨证要点。《医宗金鉴·删补名医方论》所载圣愈汤，即四物汤加人参、黄芪，治一切失血过多，阴亏气弱，烦热作渴，睡卧不宁者。

【临床应用】

1. **随症加减** 若便泻遗精可加龙骨 30 克。

2. **历代名家的应用经验** 柯韵伯曰：经曰"阴在内，阳之守也；阳在外，阴之使也"，故阳中无阴，谓之孤阳；阴中无阳谓之死阴。朱震亨曰：四物皆阴，行天地闭塞之令，非长养万物者也。故四物加知柏，久服便能绝孕，谓其嫌于无阳耳！此方取参、芪配四物，以治阴虚、血脱等症。盖阴阳互为其根，阴虚则阳无所附，所以烦热燥渴，而阳亦亡；气血相为表里，血脱则气无所归，所以睡卧不宁，而气亦脱。然阴虚无骤补之法，计在存阳；血脱有生血之机，必先补气。此阳生阴长，血随气行之理也。故曰阴虚则无气，无气则死矣。此方得仲景白虎加人参之义而扩充者乎！前辈治阴虚，用八珍、十全，卒不获效者，因甘草之甘，不达下焦；白术之燥，不利脾肾；茯苓渗泄，碍乎生升；肉桂辛热，动其虚火。此六味，皆醇浓和平而滋润，服之则气血疏通，内外调和，合于圣度矣。

二妙散

【来源】《丹溪心法》

【组成】黄柏炒 苍术米泔浸，炒

【用法】上二味为末，沸汤，入姜汁调服。

【功用】清热燥湿止痒。

【主治】湿热下注，着于下肢，阻滞经脉所致筋骨疼痛，下肢痿软无力，足膝红肿疼痛，或湿热带下或下部湿疮等，小便短赤，舌苔黄腻者。

【方解】本方为治疗湿热下注之基础方。湿热下注，流于下肢，使筋脉弛缓，则两足痿软无力，而成痿证。湿热痹阻筋脉，以致筋骨疼痛、足膝红肿，或为脚气；湿热下注于带脉与前阴，则为带下臭秽或下部湿疮；小便短赤，舌苔黄腻是为湿热之征。治宜清热燥湿。方中黄柏为君，取其苦为燥湿，寒以清热，其性沉降，长于清下焦湿热。臣以苍术，辛散苦燥，长于健湿燥脾。二药相伍，清热燥湿，标本兼顾。入姜汁调服，取其辛散以助药力，增强通络止痛之功。

【临床应用】

1. **用方要点** 本方清热燥湿之力较强，非独治疗痿、痹，亦可用于湿热下注之脚气、带下、湿疮等。以小便短赤,舌苔黄腻为证治要点。本方最早于元·危亦林氏之《世医得效力》,方名苍术散,主治湿热走注。《丹溪心法》改称此名。治湿却盛于下焦而成痿证者,夫痿者,萎也,有软弱不振之象。其病筋脉弛长,足不任地,步履歪斜,此皆湿热不攘、蕴留经络之中所致。然湿热之邪虽盛于下,其始未尝不从脾胃而起,故治病者必求其本,清流者,必洁其源。方中苍术辛苦而温,芳香而燥,直达中州为燥湿强脾之主药。但病既传下下焦,又非治中可愈,故以黄柏苦寒下降之品入肝、肾,直清下焦之湿热,标本兼治,中下两宜,如邪气盛,正不虚者,即可用之。

2. **随症加减** 若湿热痿证,可加豨莶草、木瓜、革薢等,以祛湿热强筋骨;若湿热脚气,宜加薏苡仁、木瓜、槟榔等,以渗湿降浊;若下部湿疮,可加赤小豆、土茯苓等,以清湿热,解疮毒。若气虚者加补气药,血虚者加补血药,痛甚者加生姜汁,热服。

3. **使用注意** 湿多热少者,不宜使用。

4. **现代应用** 适用于关节炎、阴囊湿疹、阴道炎等属湿热者。

虎潜丸

【来源】《丹溪心法》

【组成】黄柏半斤(酒炒) 龟板四两(酒炙) 知母二两(酒炒) 熟地黄二两 陈皮二两 白芍二两 锁阳一两半 虎骨(狗骨代)一两(炙) 干姜半两(一方加金箔一片,一方无干姜)

【用法】上为末,酒糊丸,一方加金箔一片,一方用生地黄,懒言者加山药。

【功用】滋阴降火,强壮筋骨。

【主治】肝肾不足,阴虚内热之痿证。腰膝酸软,筋骨痿弱,腿足消瘦,步履乏力,或眩晕,耳鸣,遗精,遗尿,舌红少苔,脉细弱。

【方解】方中重用黄柏,配合知母以泻火清热;熟地、龟板、白芍滋阴养血;虎骨(狗骨代)强壮筋骨;锁阳温阳益精;干姜、陈皮温中健脾,理气和胃。诸药合用,共奏滋阴降火,强壮筋骨之功。

【临床应用】

1. **用方要点** 本方与大补阴丸均有熟地、龟板、黄柏、知母,有滋补肝肾之阴，清降虚火之功，用于肝肾阴虚火旺证。大补阴丸以猪脊髓、蜂蜜为丸，故滋补精血之功略胜；本方尚有锁阳、虎骨（狗骨代）、白芍、干姜、陈皮，故补血养肝之力较佳，并有很好的强筋壮骨作用，且补而不滞，为治痿证的专方。

2. 随症加减 丹溪加干姜、白术、茯苓、甘草、五味、菟丝、紫河车，名补益丸，治痿。一方加龙骨一名龙虎济阴丹，治遗泄。

3. 使用注意 阴虚阳亢、脾虚泄泻、实热便秘均忌服。

生脉散

【来源】《医学启源》

【组成】 人参 麦门冬 五味子

【用法】 长流水煎，不拘时服。

【功用】 益气生津，敛阴止汗。

【主治】 本方此处用于治疗因气阴不足所致肢体关节及肌肉酸痛、麻木、重着、屈伸不利，甚或关节肿大灼热，兼见汗多神疲，体倦乏力，气短懒言，咽干口渴，舌干红少苔，脉虚数。

【方解】 方中人参甘温，益元气，补肺气，生津液，是为君药。麦门冬甘寒养阴清热，润肺生津，用以为臣。人参、麦冬合用，则益气养阴之功益彰。五味子酸温，敛肺止汗，生津止渴，为佐药。三药合用，一补一润一敛，益气养阴，生津止渴，敛阴止汗，使气复津生，汗止阴存，气充脉复，故名"生脉"。《医方集解》说："人有将死脉绝者，服此能复生之，其功甚大。"至于久咳肺伤，气阴两虚证，取其益气养阴，敛肺止咳，令气阴两复，肺润津生，诸症可平。

【临床应用】

1. 用方要点 本方所治为温热、暑热之邪，耗气伤阴，或久咳伤肺，气阴两虚之证。温暑之邪袭人，热蒸汗泄，最易耗气伤津，导致气阴两伤之证。肺主皮毛，暑伤肺气，卫外失固，津液亏虚则无以濡润筋骨，故肢体关节屈伸不利，津液外泄，故汗多；肺主气，肺气受损，故气短懒言、神疲乏力；阴伤而津液不足以上承，则咽干口渴。舌干红少苔，脉虚数或虚细，乃气阴两伤之象。咳嗽日久伤肺，气阴不足者，亦可见上述征象，治宜益气养阴生津。

2. **使用注意** 若属外邪未解，或暑病热盛，气阴未伤者，均不宜用。久咳肺虚。亦应在阴伤气耗，纯虚无邪时，方可使用。

3. **历代名家的应用经验**

（1）《内外伤辨》：圣人立法，夏月宜补者，补天真元气，非补热火也，夏食寒者是也。故以人参之甘补气，麦门冬苦寒泻热，补水之源，五味子之酸，清肃燥金，名曰生脉散。孙真人云：五月常服五味子，以补五脏之气，亦此意也。

（2）《医方考》：肺主气，正气少故少言，邪气多故多喘。此小人道长，君子道消之象。人参补肺气，麦冬清肺气，五味子敛肺气，一补一清一敛，养气之道毕矣。名曰生脉者，以脉得气则充，失气则弱，故名之。东垣云：夏月服生脉散，加黄芪、甘草，令人气力涌出。若东垣者，可以医气极矣。

（3）《古今名医方论》引柯韵伯：麦冬甘寒，清权衡治节之司；人参甘温，补后天营卫之本；五味酸温，收先天天癸之原。三气通而三才立，水升火降，而合既济之理矣。

（4）《医方集解》：人参甘温，大补肺气为君；麦冬止汗，润肺滋水，清心泻热为臣，五味酸温，敛肺生津，收耗散之气为佐。盖心主脉，肺朝百脉，补肺清心，则元气充而脉复，故曰生脉也。夏月炎暑，火旺克金，当以保肺为主，清晨服此，能益气而祛暑也。

（5）《成方便读》：方中但以人参保肺气，麦冬保肺阴，五味以敛其耗散。不治暑而单治其正，以暑为无形之邪，若暑中无湿，则不致留恋之患，毕竟又无大热，则清之亦无可清，故保肺一法，即所以祛暑耳。此又治邪少虚多，热伤元气之一法也。在夏月肺虚者，可服之。

（6）《温病条辨》：汗多而脉散大，其为阳气发泄太甚，内虚不可留恋可知。生脉散酸甘化阴，守阴所以留阳，阳留，汗自止也。以人参为君，所以补肺中元气也。

（7）《血证论》：人参生肺津，麦冬清肺火，五味敛肺气，合之甘酸化阴，以清润肺金，是清燥救肺汤之先声。

枳术丸

【来源】《内外伤辨惑论》

【组成】白术二两　枳实（麸炒黄色，去瓤）一两

【用法】上同为极细末，荷叶裹，烧饭为丸，如梧桐子大。每服五十丸，多用白汤下，无时。

【功用】健脾消痞。

【主治】四肢筋脉弛缓，软弱无力兼见乏力纳呆，腹胀痞满者。

【方解】本方所治证属脾胃虚弱，饮食停积，食积气滞，运化失职所致。脾虚当补，食积宜消，故当从健脾消积立法。方中白术健脾祛湿，助脾运化；枳实破气化滞，消痞除满。白术用量倍于枳实，乃补重于消，寓消于补之中。复以荷叶烧饭为丸，取其升养脾胃之清气，以助白术健脾益胃之功；与枳实相配，一升清，一降浊，清升浊降，脾胃调和，正合"脾宜升则健，胃宜降则和"之理。本方药仅二味，相须为用，药简效宏，且下药相配，使补而不滞，消不伤正，以期达到脾促积消，邪去正复、主症自除。

白术专入脾，为何专补脾气，盖以脾苦湿，急食苦以燥之，脾欲缓，急食甘以缓之。方中白术味苦而甘，既能燥湿实脾，复能缓脾生津，湿燥则脾实，脾缓则津生。且其性最温，服则能以健食消谷，为脾脏补气第一要药。五脏各有阴阳，白术专补脾阳。《本草经疏》术禀初夏之气以生，其味苦，其气温，从火化，正得土之冲气。《别录》益之以甘，表土德也，故无毒。其气芳烈，其味甘浓，其性纯阳，安脾胃之神品。白术用土炒，取其入脾之意。现代药理研究白术有保肝利胆作用，对实验性胃溃疡、胃应激性溃疡均有显著抑制作用，对肠管运动有明显的调节作用。枳实《药性解》：温苦，酸，性微寒，无毒，沉也，阴也。其用有四：消胸中之虚痞，逐心下之停水，化日久之稠痰，削年深之坚积，除腹胀，消宿食，定喘咳，下气逆。枳实入肝脾血分，消食泻痰，滑窍破气，心下痞及宿食不消。枳实气寒，秉天冬寒之水气，入足太阳寒水膀胱经、手太阳寒水小肠经，味苦无毒，得地南方之火味，入手少阳相火三焦经。气味俱降，阴也。现代药理研究枳实对胃肠平滑肌有双重调节作用，其作用可能与机体的功能状态、药物不同成分和动物种属不同有关。两药相合，用行气之枳实配伍益气健脾之白术，且白术用量重于枳实，加一味荷叶生发胃气，补重于消，以补为主，并为丸剂，作用更缓适用于脾虚气滞食停之胸脘痞满证。

【临床应用】

1. **用方要点**　白术苦甘温，其苦味除胃中之湿热，其甘温补脾家之元气，

多于枳实一倍；枳实味苦温，泄心下痞闷，消胃中所伤。此药下胃，所伤不能即去，须一二时许，食乃消化，先补虚而后化所伤，则不峻利矣。荷叶状如仰盂，于势为震，正少阳肝胆之气，饮食入胃，营气上行，即此气也，取之以生胃气。更以煨饭和药，与术协力滋养谷气而补脾胃，其力大矣。若用食药下之，传变诸症，不可胜数。

2. **随症加减** 枳实量倍白术，改作汤剂，名枳术汤《金匮要略》，治心下坚大如盘，边如旋盘，水饮所作。加神曲、麦芽，名曲麦枳术丸（医学正传），治食物过多，心腹胀满不快。加半夏、陈皮，名橘半枳术丸（《医学入门》），治脾虚停痰，饮食不消，气滞痞闷。加木香、砂仁，名香砂枳术丸（《摄生秘剖》），能破气滞、消宿食、开胃进食。

3. **现代应用** 临床上慢性胃炎、慢性支气管炎、胃肠神经官能症等属于脾虚气滞食停者皆可加减应用。

4. **历代名家的应用经验** 白术苦甘温，其甘温补脾胃之元气，其苦味除胃中之湿热，利腰脐间血，本意不取其食速化，但令人胃气强实，不复伤也；枳实味苦寒，泄心下痞闷，消化胃中所伤，是先补其虚，而后化其滞，则不峻利也；荷叶色青形空，食药感此气之化，胃气何由不上升乎？更以烧饭和药，与白术协力，滋养谷气，而补令胃厚，再不至内伤，其利广大也。

八珍汤

【来源】《元戎》

【组成】四物汤 缩砂四君子汤各半

【用法】水煎服。

【功用】补益气血。

【主治】本方在原书用于保胎气，令人有子。现可用于因气血两虚所致四肢筋脉弛缓，软弱无力者，兼见面色苍白或萎黄，头晕耳眩，四肢倦怠，气短懒言，心悸怔忡，饮食减少，舌淡苔薄白，脉细弱或虚大无力。

【方解】人参与熟地相配，益气养血，共为君药。白术、茯苓健脾渗湿，助人参益气补脾；当归、白芍养血和营，助熟地补益营血，共为臣药。川芎活血行气，为佐药。炙甘草益气和中，调和诸药，为使药。本方为四君子汤与四物汤的合方，四君子汤为补气诸方之首，四物汤乃补血诸方之冠，本方合二为一，兼具两者之长，故以"八珍"名之。其配伍特点即在于补气药与补血药并用，气血同补。

【临床应用】

1. **用方要点** 本方本方是气血双补常用方。临床上以四肢筋脉弛缓，软弱无力，面色苍白，头晕，倦怠，气短，舌质淡，苔薄白，脉细虚为证治要点。

2. **随症加减** 若气血两虚而见四肢不温、体虚有寒者，可加黄芪、肉桂，名十全大补汤；若气血两虚而见心神不安者，可去川芎，加五味子、远志、橘皮、桂心、黄芪，名曰人参养荣汤；若气血虚弱之堕胎、滑胎、胎动不安，可去茯苓，加黄芪、续断、黄芩、砂仁、糯米，名曰泰山磐石散。

3. **使用注意** 肝阳上亢所致四肢筋脉弛缓，软弱无力者禁用本方。

4. **现代应用** 本方仍用于病后虚弱，各种慢性病，以及妇女月经不调等属气血两虚证者。

坎离既济丸

【来源】《症因脉治》

【组成】 熟地黄、天门冬、麦门冬各四两　当归、白芍药、牡丹皮各三两 知母、黄柏各二两

【用法】 为细末，入龟板胶、鹿角胶各等份为丸。

【功用】 滋阴降火。

【主治】 肾痹，远行劳倦，腰痛遗精，小便时时变色，足挛不能伸，骨痿不起。

【方解】 本药功能滋阴降火，方用熟地、当归补肝肾，养阴血为主；天门冬、麦门冬养阴清热，生津润燥为辅；知母、黄柏泻相火，除烦热为佐；诸药配合，共奏补肝肾，泻相火之功。"坎"，八卦之一，卦形象征水；"离"亦为八卦之一，卦形象征火。古人谓肾为坎水，心为离火。"既济"，六十四卦之一，离下坎上。《易·既济》曰："水在火上，既济，君子以思患而豫防之。"本方功能滋肾水而降心火，服之可使心肾之水火上下交通相济，以防阴虚阳亢之症由生。故名"坎离既济丸"。

【临床应用】随症加减 若心烦失眠，口苦咽干，属于心火偏旺者，可加

入莲子心 5 克，黄连 3 克，青龙齿（先煎）10 克；若脾胃不和，脘腹作胀，纳食欠佳，大便偏溏者，先当以调理脾胃入手，予以香砂六君汤加减，然后再从心肾论治；如脾胃不和，症状甚轻者，即在上方中去肉苁蓉、当归，加入炒白术 10 克，砂仁（后下）5 克，陈皮 6 克，煨木香 9 克；若夹有痰湿，口腻痰多，纳差脘痞者，加入陈皮 6 克，制半夏 5 克，佩兰 9 克；若肝火偏旺，头痛、目赤、烦躁忿怒者，加入钩藤（后下）15 克，白蒺藜 10 克，苦丁茶 9 克，夏枯草 10 克等。

【备注】本方是从《杂病源流犀烛》的坎离既济丹变化而来的。坎离既济丹是由肉苁蓉、熟地黄、麦冬、山茱萸、枸杞子、五味子、黄柏、当归身、白芍、天门冬、远志、茯苓、茯神、牡丹皮、酸枣仁、人参、泽泻组成的。名曰坎离既济丹，即言其有心肾相交、水火交合的功效。

潜行散

【来源】《万氏家抄方》

【组成】黄柏酒浸

【用法】上为末，生姜汁和酒调服，必兼四物等汤相间服妙。

【功用】解暑清脑，益气生津。

【主治】痛风。血虚阴火之痛风，及腰以下湿热诸痛。

【方解】潜行散用药十分简单，仅一味黄柏而已。朱丹溪认为，痹证发生的根本原因在于血虚有热。血属阴，热与火同类，而黄柏"有泻火为补阴之功"，故取而用之。诚然，虽言黄柏"为补阴之功"，而其取意在于"泻火"，火热祛不使耗阴，不补而有补益之功，故言补。真正要滋阴补虚，还当投用他剂，故强调配用四物汤。朱丹溪《格致余论·痛风论》中记载的三个病例，均用了潜行散，其中两例合四物汤同用，其理即在于此。

【临床应用】历代名家的应用经验 《格致余论》：东阳傅文，年逾六十，性急作劳，患两腿痛甚，动则甚痛。余视之曰：此兼虚证，当补血温血，病当自安。遂予四物汤加桃仁、陈皮、牛膝、生甘草，煎入生姜，研潜行散，热饮三四十帖而安。

又朱宅，年近三十，食味甚厚，性躁急，患病风，挛缩数月，医祷不应。余视之曰：此挟痰与气证，当和血疏气导痰，病自安。遂以潜行散入生甘草、牛膝、炒枳壳、通草、陈皮、桃仁、姜汁，煎服半年而安。

又邻鲍六，年二十余，因患血痢，用涩药取效，后患病风，叫号撼邻。余视之曰：此恶血入经络证，血受湿热，久必凝浊，所下未尽，留滞隧道，所以作痛。经久不治，恐成偏枯，遂予四物汤加桃仁、红花、牛膝、黄芩、陈皮、生甘草，煎入生姜，研潜行散，入少酒饮之数十帖。又与刺委中，出黑血近三合而安。

术附汤

【来源】《普济方》

【组成】附子（炮，去皮脐）半两 白术六钱 人参（洗，去芦）二钱半 杜仲（去皮，姜炒去丝）六钱 甘草（炙）二钱半 官桂（去粗皮）二钱半 川姜七钱半（炮）当归（去土，酒浸一宿，焙干）一两二钱半 牛膝（去根，酒浸，焙干）半两

【用法】上为粗末。每服半两，水二盏，煎至八分，温热服，病在上者食后，病在下者食前服。

【功用】清血热，止痹痛。

【主治】寒湿脚气，筋骨手足一切疼痛。风热血燥，筋骨作痛。

补肝散

【来源】《证治准绳类方》

【组成】山茱萸肉半两 当归半两 五味子（炒，杵）半两 山药半两 黄芪（炒）半两 川芎半两 木瓜半两 熟地黄（自制）一钱 白术（炒）一钱 独活四钱 酸枣仁（炒）四钱

【用法】上为末。每服五钱，加大枣，水煎服。

【功用】祛风清热。

【主治】类风湿关节炎，小关节肿痛变形，或疼痛游走不定，低热或潮热，口渴不欲饮，脉象滑数，舌红苔黄。

【方解】类风湿关节炎。病因风寒湿痰热瘀痹阻经脉引起，风则游走疼痛，寒则剧痛不解，湿则关节肿大，痰则隐痛不移，瘀则关节变形，热则低热或关节热肿。治宜祛风清热。方用黄柏、知母、秦艽清热降火；防己、桂枝、

麻黄、苍术祛风除湿；红花、土鳖虫活血化瘀。

【临床应用】随症加减　如上肢痛，加桑枝、防风引药上行；如下肢痛，加牛膝、木瓜引药下行。

秦艽地黄汤

【来源】《疡疡机要》

【组成】秦艽一钱　生地黄一钱　当归一钱　川芎一钱　羌活一钱　防风一钱　荆芥一钱　甘草一钱　白芷一钱　升麻一钱　白芍药一钱　牛蒡子（蒸）一钱　蔓荆子一钱

【用法】水煎服。

【功用】清血热，止痹痛。

【主治】风热血燥，筋骨作痛。

人参养营汤

【来源】《一盘珠》

【组成】当归一钱　熟地一钱　白芍一钱　白苓一钱　人参七分　甘草七分　麦冬（去心）　五味九粒　陈皮一钱　半夏一钱　枣仁一钱　远志肉（去骨，甘草水炒）一钱　肉桂八分　附子八分　制南星八分　天麻（煨）八分

【用法】水煎服。

【功用】温补气血，安神和胃。

【主治】气血不足致病，此处可治因气血不足所致四肢筋脉弛缓，软弱无力者，兼见惊悸健忘，身热自汗，咽干唇燥，饮食无味，体倦肌瘦，毛发脱落，气短，腰背酸痛，小便赤涩等症，没有热者，有良效。特别是脾虚致之失血证其效更佳。

【方解】方中五味异功散补气健脾理气，补气更有利于补血，补血不配行血药，补血的效果更显著，而川芎辛燥而温，对血虚有热更不合适。故四物汤中去川芎。五味子配合参、芪，更有养心补气固表敛汗作用。远志养心安神，姜、枣调和营卫。诸药合用肺脾心并益，气血双补，对以上诸证疗效甚佳。

【临床应用】

1. **用方要点** 本方主治是心脾肺三脏俱损，营血不足所致。血是由脾胃吸收水谷精微变化而成，并输送到全身。血的运行生化，需依赖于气化。所谓"气为血之帅，气行则血行，气滞则血瘀"，故补血药中往往配补气药。本方是由于心脾肺俱虚所致，脾主肉，脾气虚则大肉不长，故见四肢筋脉弛缓，软弱无力，肺主气，心主血，故呼吸气少，行动喘息为肺气虚；心虚惊悸，毛发脱落为血虚；纳差，为脾胃差。咽干唇燥，小便赤为血亏有热。总之本方是气血俱亏之证。本方是一张益气补血，又以养血为目的的方剂。故方名以补气药人参为代表，以"养营"表示本方的作用。人参，能大补元气。而"营者"，血也，乃水谷精微所化生的精气之一，它是血液的组成部分，随血液运行，以营养全身，与血液的基本功能相同，又同行于脉中，不能分离，因此营与血通称。张琰说："盖气与血，两相维附，气不得血则散而无统，血不得气，则凝而不施。"这就说明气与血之间存在着相互依存，相互为用的密切关系。气既能生血，血又为气之母。气旺则化生血的功能强；气虚，刚化生血的功能弱，甚至导致血虚。所以在治疗血虚的病人时，补血药要和补气药配合，以体现"血无气不生"的理论。"人参养营汤"正是这种气能生血理论在临床实践中的具体应用，故以补气药"人参"代表方名，以"养营"表示方剂的作用，因此命名为"人参养营汤"。

2. **使用注意** 本方偏温补，有热证勿用。

3. **现代应用** 常用于营养不良、贫血、营养不良性浮肿、神经官能症等。

4. **历代名家的应用经验** 柯韵伯说："补气药品宜加行气药，则其效益佳；补血药品宜去行血药，则其效益宏。"本方是四君子汤加陈皮行气之品，四物汤去川芎行血之药，可见它补气补血的功效比八珍汤更好。同时，用五味子配合参、芪敛汗、固表以强外，用远志化痰安神以安里，外强里安，便有利于气血两生。

大补阴丸

【来源】《同寿录》

【组成】 黄柏（酒炒）三两（净） 知母（酒炒）三两（净） 龟板（酥炙，去边）三两（净） 熟地（酒蒸九次）五两 锁阳二两 甘枸杞二两 干姜（炒紫色）二两五味子—两　白芍（酒炒）—两　天冬—两　覆盆子二两　菟丝子（酒炒）二两　于白术三两（炒）　陈皮—两　牡蛎（童便煅）—两　山萸肉—两　虎胫骨（狗骨代）—两　防己（酒洗）—两　牛膝（酒洗）—两　当归（酒洗）二两

【用法】每服八九十丸，空心炒淡盐汤送下；冬月，酒送下或米汤送下。

【功用】滋阴降火。

【主治】主治阴虚火旺证。本方此处用于治疗因阴虚火旺所致肢体关节及肌肉酸痛、麻木、重着、屈伸不利，甚或关节肿大灼热等，兼见骨蒸潮热，盗汗遗精，咳嗽咯血，心烦易怒，足膝疼热，或消渴易饥，舌红少苔，尺脉数而有力。

【方解】肝肾阴亏，则相火失制阴虚火旺，故骨蒸潮热，盗汗遗精，足膝疼热，甚则虚火刑金，损伤肺络，而咳嗽咯血，虚火上扰，则心烦易怒。治宜滋阴为主，以培其本，佐以降火，以清其源。本方重用熟地、龟板滋阴潜阳，壮水制火，共为君药。黄柏、知母相须为用，苦寒降火，保存阴液，平其阳亢，均为臣药。本方的配伍特点为：滋阴药与清热降火药相配，培本清源，两者兼顾。

【临床应用】

1. 用方要点　本方为滋阴降火的常用方，是金元名医朱丹溪据"阴常有余，阳常不足，宜常养其阴"的理论制定而成，对一般阴虚火旺证均可使用。临症以骨蒸潮热，舌红少苔，尺脉数而有力为证治要点。

2. 随症加减　若阴虚较重者，可加天门冬、麦门冬以润燥养阴；阴虚盗汗者，可加骨皮以退热除蒸；咯血、吐血者，加仙鹤草、旱莲草、白茅根以凉血止血；遗精者，加金樱子、芡实、桑螵蛸、潼蒺藜以固精止遗。

3. 使用注意　若脾胃虚弱，食少便溏，以及火热属于实证者不宜使用。

4. 现代应用　现代主要用于治疗肺结核，肾结核，甲状腺功能亢进，糖尿病等属阴虚火旺之证。

5. 历代名家的应用经验　《成方便读》：夫相火之有余者，皆肾水之不足，故以熟地大滋肾水为君。然火有余则少火化为壮火，壮火蚀气，若仅以滋水配阳之法，何足以杀其猖獗之势？故必须黄柏、知母之苦寒入肾，能直清下焦之火者，以折服。龟为北方之神水畜，用骨髓者，取其能通肾命，以有形之精髓而补之也，和蜜为丸者欲其入下焦，缓以奏功也。

加味健步虎潜丸

【来源】《医宗金鉴》

【组成】龟胶（蛤粉炒成珠）二两　鹿角胶（蛤粉炒成珠）二两　虎胫骨（狗骨代）（酥油炙）二两　何首乌（黑豆拌，蒸晒各九次）二两　川牛膝（酒洗晒干）二两　杜仲（姜汁炒断丝）二两　锁阳二两　当归（酒洗炒干）二两　威灵仙（酒洗）一两　黄柏（酒洗晒干，小盐少许酒炒）一两　人参（去芦）一两　羌活一两　干姜一两　白芍药（微炒）一两　云白术（土炒）一两　熟地黄三两　大川附子（童便、盐水各一碗，生姜二两，切片同煮一日，令极熟，水干再添，盐水煮毕取出，剥皮切薄片，又换净水，入川黄连五钱，甘草五钱，同煮长香五炷，取出晒干，如琥珀明亮色方用）一两五钱

【用法】共为细末，炼蜜为丸，如梧桐子大。每服9克，空腹时淡盐汤送下；冬日淡黄酒送下。

【功用】滋肾养肝，活血补气，舒筋止痛。

【主治】一侧或双侧下肢感觉障碍，或感觉消失，渐致下肢痿废不用，腰脊酸软，头晕耳鸣，遗精滑泄，或月经不调，舌淡红少苔，脉沉细数。

【方解】肾主骨，肝主筋。本方从肝肾论治，筋骨病种，补肝益肾，强健筋骨为主，辅以除痹祛瘀，使痿证得以治疗。

清燥救肺汤

【来源】《医门法律》

【组成】桑叶（去枝梗）三钱　石膏（煅）二钱五分　甘草一钱　人参七分　胡麻仁（炒、研）一钱　真阿胶八分　麦门冬（去心）一钱二分　杏仁（泡去皮尖，炒黄）七分　枇杷叶一片（刷去毛，蜜涂炙黄）

【用法】上以水一碗，煎六分，频频二三次滚热服。

【功用】轻宣达表，清肺润燥。

【主治】始发热，或热退后突然肢体软弱无力，症见皮肤枯燥，心烦口渴，咽干咳呛少痰，小便短赤，大便秘结，舌红苔黄，脉细数。

【方解】方中人参、甘草、麦门冬是《金匮》麦门冬汤中的主药，功能生津润肺，补益脾胃（培土生金），主治津液亏损、肺虚而燥的肺痿。现在再加芝麻滋补润燥，阿胶补肺养阴，杏仁宣肺化痰，桑叶、枇杷叶肃肺降气，清宣

肺络，石膏直泻肺火，综合起来，便具有滋补润燥、清热祛邪两顾的作用。所以用它治疗肺燥津伤、邪热犯肺的温燥与肺痿，最为适合。本方由白虎汤化裁而来。白虎汤证为热盛而正不虚，本证为热势已衰，余热未尽而气津两伤。热既衰且胃气不和，故去苦寒质润的知母，加人参、麦冬益气生津，竹叶除烦，半夏和胃。其中半夏虽温，但配入清热生津药中，则温燥之性去而降逆之用存，且有助于输转津液，使参、麦补而不滞，此善用半夏者也。

【临床应用】

1. **用方要点** 本方所主系燥热伤肺之重证。秋令气候干燥，燥热伤肺，肺合皮毛，故头痛身热，肺为热灼，气阴两伤，失其清肃润降之常，故干咳无痰，气逆而喘，咽喉干燥，口渴鼻燥；《素问·至真要大论》说"诸气膹郁，皆属于肺"，肺气不降，故胸膈满闷。治宜清燥热，养气阴，以清金保肺立法。方中重用桑叶质轻性寒，清透肺中燥热之邪，为君药。温燥犯肺，温者属热宜清，燥胜则干宜润，故用石膏辛甘而寒，清泄肺热；麦冬甘寒，养阴润肺，共为臣药。《难经·第十四难》说："损其肺者益其气"，而胃土又为肺金之母，故用甘草培土生金，人参益胃津，养肺气；麻仁、阿胶养阴润肺，肺得滋润，则治节有权；《素问·藏气法时论》说"肺苦气上逆，急食苦以泄之"，故用杏仁、枇杷叶之苦，降泄肺气，以上均为佐药。甘草兼能调和诸药，以为使。如此，则肺金之燥热得以清宣，肺气之上逆得以肃降，则燥热伤肺诸证自除，故名之曰"清燥救肺"。

本方与桑杏汤虽均治温燥，但本方以清肺燥与养气阴的药物组成，较桑杏汤的养阴润肺作用为强。故温燥外袭，肺津受灼之轻证，症见身热不甚，干咳少痰，右脉数大者，宜桑杏汤；若燥热甚而气阴两伤之重证，症见身热，干咳，气逆而喘，胸膈满闷，脉虚大而数者，宜用清燥救肺汤。

2. **随症加减** 若痰多，加川贝、瓜蒌以润燥化痰；热甚者，加羚羊角、水牛角以清热凉血。

3. **使用注意** 胃虚弱者慎用，服药期间忌食辛燥。

4. **历代名家的应用经验**

(1)《医门法律》：桑叶经霜者，得金气而柔润不凋，取之为君；石膏禀清肃之气，极清肺热；甘草和胃生金；人参生胃之津，养肺之气。命名清燥救肺汤，大约以胃气为主，胃土为肺金之母也。

(2)《金鉴》：经云，损其肺者益其气。肺主诸气故也。然火与元气不两立，故用人参、甘草甘温而补气，气壮火自消，是用少火生气之法也。火燥膹郁于肺，非佐甘寒多液之品不足以滋肺燥，而肺气反为壮火所食益助其燥矣。故佐以石膏、麦冬、桑叶、阿胶、胡麻仁辈使清肃令行，而壮火亦认气化也。经曰：肺苦气上逆，急食苦以降之。故又佐以杏仁、枇杷叶之苦以降气，气降火亦降，而制节有权，气行则不郁，诸痿喘呕自除矣。要知诸气膹郁则肺气必大虚，若泥于肺热伤肺之说而不用人参，郁必不开而火愈炽，皮聚毛落，喘咳不休而死矣。此名救肺，凉而能补之谓也。若谓实火可泻，而久服芩、连，苦从火化，亡可立待耳。

（3）《成方便读》：此必六淫火邪，外伤于肺，而肺之津液素亏，为火刑逼，是以见诸气膹郁，诸展喘呕之象。然外来之火，非徒清降可愈，经有火郁发之之说，故以桑叶之轻宣肌表者，以解外来之邪，且此物得金气而柔润不凋，取之为君；石膏甘寒色白，直清肺部之火，禀西方清肃之气，以治其主病；肺与大肠为表里，火逼津枯，肺燥则大肠亦燥，故以杏仁、麻仁降肺而润肠；阿胶、麦冬，以保肺之津液；人参、甘草以补肺之母气；枇杷叶苦平降气，除热消痰，使金令得以下行，则膹郁喘呕之证皆可痊矣。

沙参麦冬汤

【来源】《温病条辨》

【组成】沙参三钱　玉竹二钱　生甘草一钱　冬桑叶一钱五分　麦冬三钱　生扁豆一钱五分　花粉一钱五分

【用法】上七味，以水一斗，煮取六升，去滓，内粳米，煮米熟，汤成去米，温服一升，日三服。

【功用】甘寒生津，清养肺胃。

【主治】用于燥伤肺胃，津液亏损而见四肢筋脉弛缓，软弱无力者，兼见口渴咽干、或干咳少痰，舌红少苔，脉细数者。

【方解】燥之为病，必见口干、咽干、鼻干；伤肺则干咳少痰，伤胃则口渴欲饮。方中沙参、麦冬清润肺胃以治其本而为主。玉竹、花粉生津止渴以治其标而为辅。燥之所凑，其气乃虚，生扁豆益气培中，甘缓和胃；桑叶清热宣燥，二药均为兼治。甘草调和诸药而为引和。

【临床应用】

1. **用方要点** 主要表现为腰及下肢疼痛,多为单侧广泛性疼痛,夜间尤甚,睡眠差,食欲不好,大便干结,舌质红,苔少,脉弦细数等。本方为一首常用的甘寒清润滋补方剂。用于湿燥热邪袭人肺胃,以致津液受伤,损及阴分的病证,故治宜甘寒救其津液。

2. **随症加减** 久热久咳者,加地骨皮;舌红苔黄厚者,加黄连;大便干结者,加大黄;痰稠黄者,加黄芩、公英、桑白皮;咽喉肿痛者,加牛蒡子、射干;口渴甚者,加生石膏、石斛。去花粉,名养胃汤(叶天士)。治胃阴不足,口舌干燥,少苔或无苔,胃脘疼痛。去花粉、桑叶、扁豆、甘草,加生地、冰糖,名益胃汤(《温病条辨》)。治阳明温病,下后汗出,当复其阴者。

3. **历代名家的应用经验** 吴鞠通云:"燥伤肺胃阴分,或热或咳者,沙参麦冬汤主之。"说明是因夏热秋燥相煎,损伤阴分,肺胃津乏,或风温后期邪热已退而肺胃阴伤之故。由于肺阴受伤、阴虚则低热内生,故见身热不甚;肺津亏虚,肺系失润则干咳不已或痰少而黏;津不承则口舌干燥而渴。素体偏虚,外固秋令气候干燥,肺为燥金之脏,同气相求,燥热最易袭肺。燥邪与肺的关系最为密切,肺主皮毛,开窍于鼻,故燥邪常侵犯上呼吸道,而见阴液缺乏的表现。肺位居上,上焦病不愈,则下传胃腑,而见肺胃受损,故治以甘寒之品。吴鞠通说:"温病燥热,欲解燥者,先滋其干,不可纯用苦寒也,服之反燥甚。"正说明苦寒之品不能退虚热,反有苦燥劫津之弊。

五痿汤

【来源】《医学心悟》

【组成】 人参一钱　白术一钱　茯苓一钱　甘草(炙)四分　当归一钱五分　苡仁三钱　麦冬二钱　黄柏(炒褐色)五分　知母五分

【用法】 水煎服。

【功用】 益气祛湿,养阴清热。

【主治】 治五脏气阴亏虚,湿热相加,以致宗筋痿纵,肌肉瘦削,运动无力,神疲,内热,舌淡而干,脉虚数。

【方解】 方解方中人参、白术、甘草、苡仁、茯苓补中益气,脾胃健旺,津液气血充足,筋脉得濡,则痿渐向愈。此方治痿证,用药着重脾胃,是据

《内经》治痿独取阳明之旨。肺燥不能输津于五脏，则痿弱难行，故以麦冬甘寒清上以养肺润燥，助肺液输布，并能下荫肝肾。黄柏泻火清。当归、知母滋阴养血，合黄柏则泻火不复伤阴。本方健脾益气，润燥清热，补中寓清，清中寓滋，用于脑外伤及骨折后久卧病床所致痉证属于脾胃虚弱，阴虚燥热，虚中夹实证者。

【临床应用】

1. **随症加减** 心气热，加黄连三分，丹参、生地各一钱；肝气热，加黄芩、丹皮、牛膝各一钱；脾气热，加连翘一钱，生地一钱五分；肾气热，加生地、牛膝、石斛各一钱五分；肺气热，加天冬、百合各二钱。

2. **历代名家的应用经验** 《证因方论集要》：治痿之法不外补中祛湿，养阴清热而已。人参、白术、炙草以补中；当归、麦冬以养阴；茯苓、苡仁以祛湿；黄柏、知母以清热。

羌活除湿汤

【来源】《医方集解》

【组成】羌活酒洗、藁本酒洗、防风各一钱 甘草、升麻、苍术（酒洗）五分 生姜三片

【用法】上咬咀，都作一服。水二盏，煎至一盏，空心食前去滓大温服。

【功用】解表祛风湿。

【主治】风湿相搏，一身尽痛。

【方解】方中羌活为君药，辛苦温燥之晶，其辛散祛风，味苦燥湿，性温散寒，故可祛风除湿、通利关节。独活善祛下部风湿，两药相合，能散一身上下之风湿，通利关节而止痹痛。臣以防风、藁本，入太阳经，祛风胜湿，且善止头痛。佐以苍术燥湿；升麻祛风止痛。使以甘草调和诸药。综合全方，以辛苦温散之品为主组方，共奏祛风胜湿之效，使客于肌表之风湿随汗而解。

【临床应用】

1. **用方要点** 本方长于祛风胜湿止痛，主治风湿在表之头身重痛而表证不明显者。临床应用以头身重痛或腰脊疼痛，苔白脉浮为辨证要点。本方主治为风湿在表，其证多由汗出当风，或久居湿地，风湿之邪侵袭肌表所致。风湿之邪客于太阳经脉，经气不畅，致头痛身重、或腰脊疼痛、难以转侧。风湿在

表，宜从汗解，故以祛风胜湿为法。本方为羌活胜湿汤去独活、川芎、蔓荆子，加升麻，苍术组成，其主治与羌活胜湿汤基本相同，但比羌活胜湿汤的作用较弱，适于发热恶寒，头痛、身痛等表症较轻而兼见胸院满闷者。

2. **随症加减** 若湿邪较重，肢体酸楚甚者，可加细辛以助祛湿通络；郁久化热者，宜加黄芩、黄柏、知母等清里热。本方除苍术、升麻，加独活、蔓荆子、当归，名升阳除湿汤，治水疝肿大，阴汗不绝。再加麦芽、神曲、猪苓、泽泻，除当归、黄芪。

3. **使用注意** 服药期间忌食生冷滋腻之品，起居要避免风寒湿气侵袭，并且要注意精神调养，加强功能锻炼。

4. **现代应用** 本方适用于风湿性关节炎、类风湿性关节炎、骨质增生症、强直性脊柱炎等属风湿在表者。

活络效灵丹

【**来源**】张锡纯经验方（《医学衷中参西录》）

【**组成**】当归　丹参　生明乳香　生明没药各五钱 (15 克)

【**用法**】上药全研细末，备用，亦可水泛为丸。

【**功用**】活血祛瘀，通络止痛。

【**主治**】本方可广泛用于各种瘀血阻滞之痛症，尤适合跌打损伤，症见伤处疼痛，伤筋动骨或麻木酸胀，或内伤血瘀，心腹疼痛，肢臂疼痛等症。

【**方解**】方中当归、丹参活血化瘀，通络止痛，兼以养血；配伍乳香、没药以增强活血行气，消肿定痛之效。四药成方，有活血通络、化瘀止痛之能，是伤骨科活血止痛常用的基础方剂。

【**临床应用**】

1. **随症加减** 足跟痛用本方加减：当归、丹参、牛膝、威灵仙、鹿角霜、川断、五加皮各15g，乳香、没药、木瓜各10g。阴虚者加石斛、生地各15g，黄柏12g；气虚者加党参、黄芪各 12～15g。

2. **使用注意**

(1) 孕妇慎用，无血瘀滞者忌用。

(2) 疼痛加剧。本方性和功峻。个别病人服后有时会感到患处疼痛加剧，或向周围放散，此属活血化瘀的一时性反应，仍可继续服用。

3. 现代应用 气血瘀滞,心腹疼痛,腿臂疼痛,跌打瘀肿,内外疮疡,以及癥瘕积聚等。现用于冠心病心绞痛、宫外孕、脑血栓形成、坐骨神经痛等属气血瘀滞,经络受阻者。

起痿汤

【来源】 张锡纯经验方(《医学衷中参西录》)

【组成】 生黄芪四钱　生赭石六钱(轧细)　怀牛膝六钱　天花粉六钱　玄参五钱　柏子仁四钱　生杭芍四钱　生明没药三钱　生明乳香三钱　土鳖虫四枚(大者)　制马钱子末二分

【用法】 将前十味煎汤,送服马钱子末;至煎滓再服时,亦送服马钱子末二分。徐服此药,久自能愈。

【功用】 益气养阴,活血通络。

【主治】 因脑部充血以至肢体痿废,待脑充血治愈,脉象和平,而肢体仍痿废者。

【方解】 方中选取部分活血通络之药,用意乃为补而不滞,起活血通络之功,十一味药合用,则能合而治疗因肺脾气血亏虚,血行不畅所致四肢筋脉弛缓,软弱无力者。

【临床应用】 **使用注意** 方中马钱子有毒,当慎用。

干颓汤

【来源】 张锡纯经验方(《医学衷中参西录》)

【组成】 生箭芪五两　当归一两　甘枸杞果一两　净杭萸肉一两　生滴乳香三钱　生明没药三钱　真鹿角胶六钱(捣碎)

【用法】 先将黄芪煎十余沸,去滓;再将当归、枸杞、萸肉、乳香、没药入汤同煎十余沸,去滓;入鹿角胶末融化,取汤二大盅,分二次温饮下。

【主治】 肢体痿废,或偏枯,脉象极微细无力者。

【方解】 方中重用黄芪以升补胸中大气,且能助气上升,上达脑中,而血液亦即可随气上注。唯其不良反应能外透肌表,具有宣散之性,去滓重煎,则其宣散之性减,专于补气升气矣。当归为生血之主药,与黄芪并用,古名补血汤，因气旺血自易生，而黄芪得当归之濡润，又不至燥热也。萸肉性善补肝，枸杞性善补肾，肝肾充足，元气必然壮旺，且二药又善赞助当归生血也。用乳香、没药者，因二药善开血痹，血痹开则痿废者久瘀之经络自流通矣。用鹿角胶者，诚以脑既贫血，其脑髓亦必空虚，鹿角其所熬之胶善补脑髓，脑髓足则脑中贫血之病自易愈也。

补脑振痿汤

【来源】张锡纯经验方（《医学衷中参西录》）

【组成】生箭芪二两 当归八钱 龙眼肉八钱 杭萸肉五钱 胡桃肉五钱 土鳖虫三枚（大者） 地龙（去净土）三钱 生乳香三钱 生没药三钱 鹿角胶六钱 制马钱子末三分

【用法】上将前九味煎汤二盅半，去滓，将鹿角胶入汤内融化，分二次送服马钱子末一分五厘。

【主治】肢体痿废偏枯，脉象极微细无力，服药久不愈者。

【临床应用】**随症加减** 此方因胡桃肉补肾，且有强健筋骨之效。《沪滨医报》谓脑中血管及神经之断者，地龙能续之。盖蚯蚓（即地龙）善引，土鳖虫善接（断之能自接），二药并用能将血管神经之断者引而接之，是以方中又加此二味也。加制马钱子者，以其能动神经使灵活也。此方与前方若服之觉热者，皆可酌加天花粉、天冬各数钱。

振颓汤

【来源】张锡纯经验方（《医学衷中参西录》）

【组成】生黄芪六钱 知母四钱 野台参三钱 白术三钱 当归三钱 生明乳香三钱 生明没药三钱 威灵仙一钱半 干姜二钱 牛膝四钱

【用法】水煎服。

【功用】补气健脾，活血祛风。

【主治】痿废，中风后抑郁。

【方解】方中黄芪以补大气；白术以健脾胃；当归、乳香、没药以流通血脉；灵仙以祛风消痰；恐其性偏走泄，而以人参之气血兼补者佐之；干姜以开气血之痹；知母以解干姜、人参之热，则药性和平，可久服而无弊。

【临床应用】随症加减 热者，加生石膏数钱，或至两许；寒者，去知母，加乌附子数钱；筋骨受风者，加明天麻数钱；脉弦硬而大者，加龙骨、牡蛎各数钱，或更加山萸肉亦佳；骨痿废者，加鹿角胶、虎骨胶（狗骨代）各二钱（另炖同服），然二胶伪者甚多，若恐其伪，可用续断、菟丝子各三钱代之；筋骨受风者，加明天麻；手足皆痿者，加桂枝尖二钱。

温经通络汤

【来源】赵炳南经验方（《赵炳南临床经验集》）

【组成】鸡血藤、全丝瓜、鬼箭羽、赤白芍各 15～30 克　海风藤、路路通、桂枝、蕲艾、全当归各 9～15 克　鬼见愁 6～12 克

【用法】水煎服。

【功用】温经通络，活血止痛。

【主治】痹症，脱疽，炸筋腿。

【方解】本方为温经通络的常用方。方中桂枝、蕲艾温经暖血通络；全当归、路路通、鸡血藤、海风藤活血通络；赤白芍、鬼见愁理血养阴；全丝瓜通经活络，祛湿化痰。

【临床应用】

1. 用方要点 方中运用丝瓜、鬼见愁、鬼箭羽，后两种临床用药少见，药源少。在运用中不必拘泥，可适当增删，丝瓜则具有通经活络，祛风、清热解毒之功，但其力缓，需适当配伍其他适络药。

2. 随症加减 若关节固定性痛者加透骨草；游走性痛者加插络、伸筋草。血瘀痹痛甚者加炮穿山甲、制乳香、制没药；气血两虚加熟地。

3. 现代应用 血栓闭塞性脉管炎初期（脱疽），雷诺病初期，静脉曲张（炸筋腿），象皮腿，关节痛（痹症）。

清痹汤

【来源】张谷才经验方（《济民医书》）

【组成】黄柏 10 克　知母 10 克　苍术 10 克　防己 10 克　秦艽 10 克　麻黄 10 克

脑病名方

桂枝 10 克　红花 10 克　土鳖虫 10 克

【用法】水煎服。

【功用】祛风清热。

【主治】类风湿关节炎，小关节肿痛变形，或疼痛游走不定，低热或潮热，口渴不欲饮，脉象滑数，舌红苔黄。

【方解】类风湿关节炎，病因风寒湿痰热瘀痹阻经脉引起，风则游走疼痛，寒则剧痛不解，湿则关节肿大，痰则隐痛不移，瘀则关节变形，热则低热或关节热肿。治宜祛风清热。方用黄柏、知母、秦艽清热降火；防己、桂枝、麻黄、苍术祛风除湿；红花、土鳖虫活血化瘀。

【临床应用】随症加减　如上肢痛，加桑枝、防风引药上行；如下肢痛，加牛膝、木瓜引药下行。

决明化痰汤

【来源】程门雪经验方（《程门雪医案》）

【组成】细石斛 12 克　盐水炒山萸肉 4.5 克　炙远志 4.5 克　干菖蒲 3 克　化橘红 4.5 克　枳实 3 克　炒竹茹 4.5 克　煅石决明 15 克（先煎）　陈胆星 4.5 克　广郁金 4.5 克　京玄参 9 克　指迷茯苓丸 15 克（包煎）　嫩钩藤 4.5 克（后下）

【用法】文火水煎，每日一剂。

【功用】平肝泻风，清化痰热。

【主治】类中风。症见偏中，右半体不遂，舌强言謇，四肢麻木，夜寐不安，头痛，大便不行，舌苔厚腻，脉弦滑数。

【临床应用】应用经验　证属风阳上升，痰热内盛，风痰阻络，窍遂闭塞。故以石决明镇逆风阳；石斛、山萸肉、玄参滋补肾水，以摄肝阳；钩藤、远志、茯神平肝宁志；而痰热上壅是其关键，故以胆星、枳实、菖蒲、郁金配茯苓丸以增强清热化痰，宣窍开闭之力。程师治疗内风卒中，常依证情运用四法，前后调治：①开关，常用皂角、白矾等使痰开窍通；②重镇，常用石类吸纳，金类镇坠，介类潜降；③清滋，用在内风既降，气火渐平，痰浊得化，标症已除，乃固本之法；④滋补，清滋之后当用血肉有情之品生精血、填骨髓、养肾阴，以恋肝阳。整个过程豁痰、通络、宣通机窍为重要手段。

128

通痹汤

【来源】曲生经验方

【组成】羌活 15 克　秦艽 15 克　细辛 3 克　川芎 15 克　当归 20 克　杜仲 20 克　赤芍 20 克　萆薢 10 克　木瓜 10 克　茯苓 20 克　牛膝 20 克　乳香 10 克

【用法】先将诸药用温水浸泡 30 分钟，然后先用武火煎至沸腾，再用文火煎煮 30 分钟，取出药液，共煎煮 3 次，将三次药液混匀，约 400 毫升，日服 2 次，每次服 100 毫升，温开水送服即可。

【功能】祛风除湿，活血止痛。

【主治】风湿性关节火、类风湿性关节炎所见关节肿胀、疼痛，筋脉拘急，活动不利等。

【方解】本方以羌活、木瓜、川芎，祛风除湿，温经通络，乳香活血止痛，杜仲、益肝肾、强筋骨。在临症之时，不可忽视乳香的作用，辛温，善祛风通络，乳香能通行十二经，祛风伸筋，调气活血，止痛。二药同时应用不但能增强止痛之功，而且具有神圣活血之效，是本方不可缺少之药。

【临床应用】临症加减　风邪重而疼痛走窜者以祛风通络为主，重用当归、川芎加防风；寒邪重而痛甚者以温经散寒为主，加附子、肉桂、延胡索，减秦艽、萆薢；湿邪重而关节沉重疼痛者，加苍术，着苡仁；若痹证日久、正气亏虚、气血不足者，加黄芪，人参；若关节肿胀变形者可加仙灵脾、狗脊；若关节红肿热痛者可加连翘、赤小豆，赤小豆入血而通络，能散血消肿，清热解毒，凡遇关节红肿者，加入赤小豆，皆可收到良效。

乌附麻辛桂姜汤

【来源】陈潮祖经验方（《中医治法与方剂》）

【组成】制乌头 10g　制附子 10g　麻黄 6g　细辛 3g　桂枝 9g　干姜 10g　蜂蜜 30g

【用法】制川乌、制附子先煮 1~4 小时，以不麻口为度，后下诸药再煮半小时，汤成去渣，分 3 次温服。可连服数剂。

【功能】温经散寒，除湿宣痹。

【主治】痛痹。肢体关节剧烈疼痛，屈伸更甚，痛有定处，自觉骨节寒凉，得温痛减，舌淡苔白，脉沉紧或弦紧。

【方解】寒湿痹阻经络，肢节剧烈疼痛是本方主症，病在体表，是血脉筋骨齐病象征；自觉骨节寒凉，得温痛减，舌淡苔白，脉象紧弦，按八纲辨证，病性属寒，按气血津液辨证，属津凝为湿，流注关节现象。本证疼痛为寒湿凝结，血行不畅，筋脉拘急所致。治宜温经散寒，除湿宣痹，令寒邪得散，阳气振奋，筋脉得舒，津血流畅，其痛逐渐缓解。

本方君以川乌、附子温经散寒，开筋骨之痹；臣以桂枝温通心阳以退脉痹，干姜温运脾阳以开肌痹，麻黄宣通肺卫以开皮痹，细辛搜剔深伏之寒。诸药共用，通散皮、肉、脉、筋、骨之寒邪。从气血津液角度分所，麻黄宣通气分之痹，桂枝温通血分之痹，乌、附温行津液之痹，可使气血津液一起流通。甘草、蜂蜜缓拘急，制毒性，为佐使药。

【临床应用】

1. **用方要点** 本方为治疗寒湿痹痛的常用方。临床以肢体关节疼痛，自觉骨节寒凉、得温痛减，舌淡苔白，脉紧为使用依据。

2. **临症加减** 若寒甚加制草乌 15g；痛偏上肢加羌活 15g、威灵仙 24g、千年健 15g；痛偏下肢加独活 15g、牛膝 18g、防己 24g；痛偏于腰加桑寄生 15g、杜仲 10g、川断 15g、淫羊藿 15g。

3. **使用注意** 本方药量偏大，可据病情酌减；川乌、附子有毒，宜久煎，煮至不麻口才可服用。

4. **现代应用** 本方可用于三叉神经痛，癌症疼痛等。

人参再造丸

【来源】《北京市中药成方选集》

【组成】蕲蛇（酒炙）120克　炙龟板30克　玄参30克　麻黄60克　炙香附30克　山甲珠60克　天竹黄30克　白芷60克　地龙肉15克　炙大黄60克　威灵仙75克　熟地60克　羌活30克　姜黄60克　乌药30克　炙首乌60克　茯苓60克　葛根75克　细辛30克　草豆蔻60克　紫豆蔻60克　藿香60克　赤芍30克　黑附片30克　炙虎骨（狗骨代）30克　杭菊24克　川芎60克　炒青皮30克　炒僵蚕30克　炒白术30克　黄芪60克　天麻60克　黄连60克　骨碎补30克　全蝎75克　炙白附子

60克 防风60克 萆薢60克 桑寄生75克 人参30克 沉香30克 肉桂（去粗皮）60克 炙松香15克 炙没药30克 炙乳香30克 血竭花24克 山羊血15克 母丁香30克 甘草60克 当归60克

【用法】上药共研为细粉，过箩。再兑入麝香9克，牛黄10克，朱砂粉30克，犀角粉（水牛角代）24克、高丽参粉60克，冰片10克，均细研，炼蜜为丸，每丸重9克，金箔为衣，蜡皮封固。每次1丸，日服2次，温开水送服。

【功能】祛风化痰，活血通络，益气养血。

【主治】中风后风痰湿瘀未愈，气血已伤，口眼㖞斜，言语不清，手足拘挛，左瘫右痪，半身不遂。

【方解】方中以人参、黄芪、茯苓、白术、甘草补其气；当归、熟地、首乌补其血；玄参、龟甲滋其阴；附子、肉桂、母丁香、骨碎补补命火而助其阳。按审因论治分析：中风或因六淫风邪侵袭，故本方用麻黄、细辛、防风、白芷、葛根，以疏风祛邪，令邪从表解。中风或因肝阳上亢、虚风内动而发病者，故本方用天麻、全蝎、僵蚕、地龙，以平肝熄风；投朱砂、琥珀，以镇静安神。中风或因痰涎壅盛而出现神昏、痉厥者，故用麝香、冰片，以芳香开窍醒神；牛黄配天竹黄，以清心开窍豁痰定惊。中风或因瘀血阻滞者，故方用川芎、姜黄、乳香、没药、血竭，以活血化瘀、通经活络；若兼邪郁化热而迫血妄行者，又用水牛角、赤芍，以清热凉血；若兼血不归经者，又用三七，以化瘀止血，使血止而不留瘀，瘀散则血自归经。中风或因情致不遂而诱发者，方中用青皮、草蔻、香附、沉香、乌药、肉蔻，以理气解郁，并助活血化瘀。若中风而兼有腑实证者，方中有黄连清热泻火，大黄荡涤肠胃之实热。此外，羌活气雄而散，灵仙辛咸走散，性温通利，善疗麻木瘫痪、头痛脊强及一身尽痛；蕲蛇内走脏腑外达皮肤，可除人体内外风湿；寄生、虎骨（狗骨代）祛风定痛、强筋骨；藿香、神曲可醒脾和胃。综观全方，具有温阳补气、滋阴养血、疏风祛邪、疏筋活络、镇肝熄风、豁痰解痉、芳香开窍、理气解郁、活血化瘀、强壮筋骨等多种作用。

【临床应用】使用注意

（1）该品含朱砂，不宜过量或久服。

（2）服用该品时，不宜同时服用含有藜芦或五灵脂、郁金的药物。

（3）孕妇忌服。

（4）该品含朱砂，不宜与碘化钾、硫酸亚铁等同用。

抗瘫灵汤

【来源】董俊峰经验方（董俊峰．抗瘫灵汤治疗偏瘫 117 例．山西中医）

【组成】水蛭 9 克　全蝎 6 克　鸡血藤 25 克　土鳖虫 10 克　木香 9 克　臭虫 3 克　乌梢蛇 9 克　干地龙 12 克　丹参 20 克　忍冬藤 15 克　钩藤 15 克　黄芪 50 克

【用法】每日 1 剂，水煎服。

【功用】活血祛瘀通络。

【主治】用于中风后遗留肢体运动障碍为主症的患者，根据辨证加减药物。

【临床应用】

1. **随症加减**　偏头痛加川芎、茺蔚子；血压偏高加石决明、紫石英、磁石、怀牛膝；肢体麻木加姜黄、桑枝，肢体疼痛加葛根、桂枝，语言不利加石菖蒲、生蒲黄；痰盛加天竹黄、胆星；大便干燥加枳壳、酒大黄；小便不利加车前子、木通；肝火盛加龙胆草、栀子；失眠加朱砂、夜交藤；腿软无力加五加皮、狗脊、川续断、制马钱子。

2. **应用经验**　共治 117 例。其中男 79 例，女 38 例。51～60 岁 73 例，61～70 岁 31 例，71～80 岁 13 例。左侧偏瘫 76 例；右侧偏服 41 例。痊愈（偏瘫完全恢复，肢体活动自如，主要症状消失者）共 63 例，占 53.9%，基本痊愈（肢体活动显著好转，肌力达到 4 级以上，主要症状大部分消失）共 34 例，占 29%；显效（肢体活动有明显好转，肌力达 3～4 级，主要症状部分消失）共 13 例，占 11.1%；好转（肢体活动有进步，肌力达 1～2 级，主要症状减轻者）共 3 例，占 2.6%；无效（治疗后偏瘫从症状无好转或恶化者）共 4 例，占 3.4%。总有效率为 96.6%。

消栓汤

【来源】俞大毛经验方（《名中医验方选集》）

【组成】丹参 20 克　川牛膝 15 克　大黄 6 克　川芎、葛根、桃仁、红花、赤芍、僵蚕、地龙、天竹黄、制胆星各 10 克

【用法】文火水煎，日服1剂，早晚各服1次，重症每日服2剂。

【功用】活血消栓，熄风除痰，祛瘀血通腑。

【主治】症见：意识障碍，不省人事，或神志清楚，伴见完全性偏瘫（肌力0级），半身偏瘫（肌力1~2级），或不完全性轻度偏瘫（肌力3~4级），口眼㖞斜，语言不利，大便秘结或燥。

【方解】用葛根、川芎扩张脑部血管且引药上行直达病位；川牛膝、大黄活血化瘀，引血下行；四药合用升降并行，确能引起扩张血管作用，使血行风自灭。天竹黄、胆星、僵蚕、地龙、丹参、赤芍、桃仁、红花除痰化瘀，痰瘀同治。诸药合用，共奏熄风除痰，祛痹通腑之功。

【临床应用】

1. **用方要点** 脑血栓属于中医学的中风中经络的范畴。本病一般多由风中经络，痰瘀互阻，脑络阻塞不通而致。根据笔者临床观察，脑血栓急性期，多见以风痰上扰、痰瘀腑实为多见。治疗越及时，疗效越理想、疗程就越短。应采取快速果断，防微杜渐，控制病情，以阻止传变，缩短疗程之措施。未出现神志意识改变，就用安宫牛黄丸化痰祛瘀，通络开窍；若转至恢复期，常由实转虚，气阴不足，治疗时则应加生黄连、玄参、鳖甲等。

2. **随症加减** 若大便秘结难下者，加玄明粉、瓜蒌实、炒莱菔子；痰多失语，舌苔厚腻者，加蒲黄、郁金、鲜竹沥；意识障碍，加羚羊片，并吞服安宫牛黄丸；血压偏高者，加钩藤、石决明、桑寄生。

3. **典型医案** 沈某某，男，72岁，退休工人。1988年3月21日，初诊：嗜烟酒40余年。患高血压病15年，平时常见头昏目眩，手足发麻。此因饮酒饱食加上暴怒，即觉头晕肢麻，口眼㖞斜，语言不利，八小时后抬来就诊。右上下肢肌力1级左右，口眼㖞斜，语言欠利，神志时清时昧，喉有痰鸣，舌质红，苔黄腻，脉弦滑有力，头痛烦躁不安，大便2天未行。西医诊断为脑血栓急性期。中医辨证为风痰阻络，络脉不痛。急拟消栓汤熄风除痰，开窍通腑，冀其转危为安。处方：僵蚕20克，丹参30克，天竹黄、制胆星、葛根、川芎、桃仁、九节菖蒲各12克，2剂。安宫牛黄丸2粒，日服1次，每服1粒。药后下燥屎甚多。神志清楚，喉无痰鸣，言语较前清楚，右上下肢肌力恢复在2级左右，头痛明显减轻，舌质红，苔转微腻，脉弦滑。前方去安宫牛黄丸、菖蒲、郁金。大黄减至6克，炒莱菔子改瓜蒌仁12克。续服5帖，头已不痛，右上肢肌力恢复到3级，右下肢肌力达4级，去扶杖在室内步行，二便正常。

再予消栓汤续服 1 周后，右上肢肌力已达 4 级以上，右下肢肌力已达 5 级。偏瘫完全恢复，口眼不㖞斜，生活能自理，诸症均减，已能独自外出行走。

自拟愈瘫灵方

【来源】赵水生经验方（《名中医验方选集》）

【组成】生黄芪 50 克　川芎 15～25 克　当归 20～30 克　地龙 15 克　丹参 30 克　桃仁、红花各 15 克　赤芍 18 克　胆星、橘络各 10 克　法半夏、茯苓各 12 克　全蝎 6 克　水蛭 10 克　豨莶草、伸筋草各 20 克

【用法】每日 1 剂，水煎，分 2 次温服用。

【功用】益气化瘀通络。

【主治】脑中风所致的偏瘫。

【方解】本方以大剂量黄芪活跃气之运行，促 RNA 蛋白质合成，增强细胞代谢，激活神经支配肌肉之能；取丹参以在肝内氧化加强之作用，影响血脂运转，改善血液黏滞；借川芎血中气药，提高细胞和血小板表面负荷，降低血管阻力，对血管壁有直接扩张作用，且能抑制血液凝固；红花能减轻脑组织中单胺类神经介质的代谢紊乱，使降低的神经介质恢复；配赤芍具有提高抗高血脂、高胆固醇、溶解血栓作用；当归降血脂，抑制血小板聚集，降低血液黏滞具有明显抗栓作用；胆、橘、夏、茯健脾化湿，豁解顽痰之凝积；水蛭为凝血酶特效抑制之品，不仅能阻止纤维蛋白质凝固，并能阻止凝血酶催化的血瘀，有明显抑制血栓形成之功效；全蝎搜络中之风，宣通络脉痹阻，能加速患肢功能之复；豨、伸两草舒松经筋以利多节之屈伸。诸药合用具溶栓抗栓，调整恢复肌肉收缩和伸展；神经兴奋与传导，舒张与运动，纠正患肢变形和恢复患肢正常之功能。

【临床应用】

1. **用方要点**　症见：意识障碍，不省人事，或神志清楚，伴见完全性偏瘫（肌力 0 级），半身偏瘫（肌力 1～2 级），或不完全性轻度偏瘫（肌力 3～4 级），口眼㖞斜，语言不利，大便秘结或燥。

2. **随症加减**　口眼㖞斜者，加白附、僵蚕各 12 克；失语或语謇者，加菖蒲 15 克，鲜竹沥每日 2 次，每次 1 支；脑出血者，上方去丹参、桃仁、红花，加蒲黄、益母草各 30 克；高血压者，加羚羊角片 10 克（先煎）、夏枯草 10

克；血糖高者，加苦丁茶 10 克、荔枝核 30 克；高血脂症者，加续股兰 30 克，首乌、泽泻各 20 克；冠心病者，加薤白、瓜蒌各 15 克，降香 18 克。

3. 典型医案 张某某，女，81 岁。1995 年 5 月 10 日，初诊。脑血栓形成，住院 23 天，出院时左半身不遂，言语不利，改请中医。刻见：血压 130/90mmHg，ADL 评价，左侧上、下肢活动 0 分。舌红少苔，边紫瘀，右脉弦细，左脉沉。此症属气滞血瘀，肝肾俱虚之证。治拟愈瘫灵，辅以水针穴注。生黄芪 50 克，当归 30 克，赤芍 20 克，川芎 20 克，地龙 18 克，桃仁、红花各 15 克，全蝎 8 克（研末吞服），水蛭 15 克，淮牛膝 40 克，杜仲 30 克，伸筋草 30 克。连服 30 剂，大活络丸每日 2 次，每次 1 丸。经上述治疗 40 天，患肢功能完全恢复，生活能自理，能从事家务劳动。

补气通脉汤

【来源】陈靖经验方（《名中医验方选集》）

【组成】小白花蛇 2 条（研服） 生黄芪 50 克 当归、广地龙、赤芍、川芎、炮山甲各 6 克 土鳖虫 3 克 炒杜仲、川断、桑寄生各 15 克 川牛膝 10 克

【用法】文火水煎，每日 1 剂，分 2 次温服用，人工培育小白花蛇 2 条，酒浸焙干研末服。

【功用】益气活血，健肾通络。

【主治】中风偏瘫。

【方解】本方在补阳还五汤的基础上加减而成。《灵枢·刺节真邪》篇载："虚邪偏客于身半，其入深，内居荣卫，荣卫稍衰，则真气去，邪气独留，发为偏枯。"这是中风偏瘫的病机。方中重用黄芪补气；广地龙、穿山甲、白花蛇搜风通络；当归、川芎、赤芍、土鳖虫补血活血；川断、桑寄生、川牛膝、杜仲健肾补肝；具有补气、活血、通络、滋肝肾功能，使瘀去络通，肾健肝平之功。

【临床应用】

1. 随症加减 中经络且血瘀甚者，加桃仁、红花、丹参，并适当加重当归用量；中经络且肝阳上亢、风火上扰者，加双钩、白菊花、天麻、生白芍；中脏腑属风火上扰清窍者，加生石决明、天麻、双钩、条芩；中脏腑属痰热蒙闭心窍者，加天竹黄、姜竹茹、广郁金、石菖蒲、鲜竹沥。

2. **典型医案** 胡某，男，56岁。1995年，脑溢血后30天初诊。查：语言欠清，神清，左侧上下肢肌力分别为0级和2级，血压相对稳定，舌质红，苔白略厚，脉弦数，属中经络风火上扰者。给服上方加天麻、白菊花、生白芍，每日1剂，连服1月后，能扛着拐杖走路。那以后，间歇服用上方及华佗再造丸年余，迄今健在，生活自理。

偏瘫复原方

【来源】 吴子静经验方（《名中医验方选集》）

【组成】 生黄芪100克 桂枝、益母草、赤芍各20克 桃仁、穿山甲、胆南星、藁本、甘菊花各10克 川芎30克

【用法】 文火水煎，每日1剂，分2次温服用。

【功用】 补气化瘀，祛痰通脉。

【主治】 中风偏瘫，口眼喎斜，痰鸣语謇，舌红，苔属黄腻，脉促。

【方解】 生黄芪补气，补而不滞，其性上升，补脑养心、使心脉充盈，改善血液循环；桂枝、桃仁、炮山甲、赤芍合用活血化瘀，消除脉中瘀阻，配藁本上达头顶，引药上行，与川芎同用，扩张血管，改善头脑血循环；益母草引血下行，升降配合，防止化瘀出血之弊；胆南星化顽痰，痰火上升易蒙心窍，配菊花合用，达到平肝降火，清除痰火，醒神开语。

【临床应用】

1. **用方要点** 本方对中风发作期与后遗症有较好疗效。对脑梗死、脑出血都适用。病程短效果更佳。

2. **随症加减** 大便秘结者，加生大黄10克；偏肢肿胀者，加炒桑枝20克、生薏苡仁30克；高血压者，加夏枯草10克、羚羊角片3克。

3. **典型医案** 陈某，男，56岁。1995年11月3日，初诊。主诉：右手足偏瘫不用50余天，曾住院治疗，病情稳定。惟右手足不用，步履艰难，且有麻木，阴天则酸痛加重，痰吐咯血，大便干结，舌红少津，苔黄腻，脉滑。血压160/90mmHg。西医诊断：脑梗死。方用补气通脉汤加生大黄10克，5剂。二诊：右手脚麻木酸痛大减，大便通畅，痰涎减少，原方续进5剂。三诊：诸症好转，血压稳定，原方再进10剂。病人继续服用本方35剂，右手脚功能恢复正常，生活工作无妨。

第三章 中风后遗症 喑痱

一、定义

喑痱是以中风后舌喑不能言，足废不能用为主要表现的痿病类疾病。中风病特别是中脏腑者，多有后遗症，临床上以半身不遂，舌喑不语为最常见。

喑痱相当于西医学脑血管意外后遗症。

二、病因病机

本病多为中风之后，风痰内扰，瘀阻经络，或肾虚精亏所致。

三、辨病辨证要点

1. 辨病要点

喑痱与口僻相鉴别：口僻虽有口眼㖞斜，面部麻木等症状，但无中风病史，亦无语言不利、半身不遂等症状。

喑痱与肌痿相鉴别：肌痿无中风病史，亦无口眼㖞斜、语言不利等症状。

2. 辨证要点

以中风后舌喑不能言，足废不能用为主要表现的痿病类疾病。

四、治疗大法

治以祛风化痰、益气行瘀、补肾益精、补益精血为法。

地黄饮子

【来源】《黄帝素问宣明论方》

【组成】熟干地黄焙　巴戟天去心　山茱萸炒　石斛去根　肉苁蓉酒浸,切,焙　附子炮裂,去皮脐　五味子炒　肉桂去粗皮　白茯苓去黑皮　麦门冬去心,焙　菖蒲　远志（去心）各等份

【用法】上为末，每服三钱，水一盏半，加生姜五片，大枣一枚（擘破），薄荷少许，同煎至八分，不计时候。

【功用】滋肾阴，补肾阳，开窍化痰。

【主治】用于舌强不能言，足废不能用，口干不欲饮，舌苔浮腻，脉沉迟细弱之喑痱证。

【方解】"喑痱"是由于下元虚衰，阴阳两亏，虚阳上浮，痰浊随之上泛，堵塞窍道所致。"喑"是指舌强不能言语，"痱"是指足废不能行走。肾藏精主骨，下元虚衰，包括肾之阴阳两虚，致使筋骨失养，故见筋骨痿软无力，甚则足废不能用；足少阴肾脉夹舌本，肾虚则精气不能上承，痰浊随虚阳上泛堵塞窍道，故舌强而不能言；阴虚内热，故口干不欲饮，虚阳上浮，故面赤；肾阳亏虚，不能温煦于下，故足冷；脉沉细数是阴阳两虚之象。此类病证常见年老及重病之后，治宜补养下元为主，摄纳浮阳，佐以开窍化痰。方用熟地黄、山茱萸滋补肾阴，肉苁蓉、巴戟天温壮肾阳，四味共为君药。配伍附子、肉桂之辛热，以助温养下元，摄纳浮阳，引火归源；石斛、麦冬、五味子滋养肺肾，金水相生，壮水以济火，均为臣药。石菖蒲与远志、茯苓合用，是开窍化痰，交通心肾的常用组合，是为佐药。姜、枣和中调药，薄荷疏郁而轻清上行，清利咽喉窍道，对痰阻窍道更为适合，功兼佐使。综观全方，标本兼治；阴阳并补，滋阴药与温阳药的药味及用量相当，补阴与补阳并重，上下同治，而以治本治下为主。诸药合用，使下元得以补养，浮阳得以摄纳，水火既济，痰化窍开则"喑痱"可愈。

【临床应用】

1. **用方要点**　本方主治喑痱证。"喑"指舌强不能言；"痱"指足废不能用。其证由下元虚衰，虚火上炎，痰浊上泛，堵塞窍道所致，故刘河间选用滋补肾阴的干地黄为主。王晋三曰："饮，清水也。方名饮子者，言其煎有法也。"陈修园曰："又微煎数沸，不令诸药尽出重浊之味，俾轻清走于阳分以散风，重浊走于阴分以降逆。"方中以干地黄为主，用清水微煎为饮服，取其轻清之气，易为升降，迅达经络，流走四肢百骸，以交阴阳，故名"地黄饮子"。

2. **随症加减**　若用于肾虚之痱证，减去石菖蒲、远志、薄荷等宣通开窍之品；喑痱以阴虚为主，而痰火盛者，去温燥的附、桂，酌加川贝母、竹沥、陈胆星、天竹黄等以清化痰热；兼有气虚者，适当加黄芪、人参以益气。

3. **使用注意** 本方阴阳并补,温而不燥,是其特长;然毕竟偏于温补,故对气火上升,肝阳偏亢之证,不宜应用。

4. **现代应用** 对晚期高血压病、脑动脉硬化、中风后遗症、脊髓炎等慢性疾病过程中出现阴阳两虚者,均可加减运用。

5. **历代名家的应用经验** 《成方便读》:"夫中风一证,有真中,有类中。真中者,真为风邪所中也。类中者,不离阴虚、阳虚两条。如肾中真阳虚者,多痰多湿;真阴虚者,多火多热。阳虚者,多暴脱之证;阴虚者,多火盛之证。其神昏不语,击仆偏枯等证,与真中风似是而实非,学者不得不详审而施治也。此方所云少阴气厥不至,气者,阳也,其为肾脏阳虚无疑矣。故方中以熟地、巴戟、山萸、苁蓉之类,大补肾脏之不足,而以桂、附之辛热,协四味以温养真阳。但真阳下虚,必有浮阳上僭,故以石斛、麦冬清之。火载痰升,故以茯苓渗之。然痰火上浮,必多堵塞窍道,菖蒲、远志能交通上下而宣窍辟邪。五味以收其耗散之气,使正有攸归。薄荷以搜其不尽之邪,使风无留着。用姜、枣者,和其营卫,匡正除邪耳。"

神授英明饮

【来源】日本·菅原岑嗣、物部广泉 《金兰方》

【组成】竹沥 500 毫升 生葛根 60 克 生姜汁 150 毫升

【用法】上三味相和,温暖,分三服。平旦、日晡、夜一服讫。觉四体有异似好,次进后汤方:竹沥 500 毫升,防己、川芎、附子、人参各 12 克,生葛汁 250 毫升,芍药、黄芩、甘草、桂心、生姜各 12 克,羚羊角 6 克,石膏 18 克,杏仁、麻黄、防风各 4.5 克。上 16 味,以水 500 毫升煮减半,内沥意取 750 毫升,分三服取汗。间 5 日,更服一剂,频予三剂,渐觉少损,仍进后药:竹沥 300 毫升,防风、升麻、羚羊角、防己、桂心、川芎各 6 克,麻黄 9 克。上八味,以水 2000 毫升,合竹沥煮取 750 毫升,分三服,两日服一剂,常用加独活 90 克最佳,此方神良,频进三剂。

【功用】治风痱。

【主治】卒不能语言,口噤,手足不遂而强直。

长圆满寿方

【来源】日本·菅原岑嗣、物部广泉 《金兰方》

【组成】黄芪、芍药、荆芥、红花各6克 附子、生姜、桑白皮、桑花各3.5克

【用法】上八味，以长流水500毫升煮减半。

【功用】治风痹。

【主治】治风痹症。

第四章 眩 晕

一、定义

眩是指眼花或眼前发黑,晕是指头晕甚或感觉自身或外界景物旋转。二者常同时并见,故统称为"眩晕"。轻者闭目即止;重者如坐车船,旋转不定,不能站立,或伴有恶心、呕吐、汗出,甚则昏倒等症状。

眩晕是临床常见症状,可见于西医的多种疾病,如梅尼埃综合征、高血压病、低血压、脑动脉硬化、椎 - 基底动脉供血不足、贫血、神经衰弱等。

二、病因病机

眩晕的病因主要有情志、饮食、体虚年高、跌仆外伤等方面。其病性有虚实两端,属虚者居多,如阴虚易肝风内动,血虚则脑失所养,精亏则髓海不足,均可导致眩晕。属实者多由于痰浊壅遏,或化火上蒙,而形成眩晕。

三、辨病辨证要点

1. 辨病要点

眩晕与中风鉴别:中风以猝然昏仆,不省人事,口舌歪斜,半身不遂,失语,或不经昏仆,仅以喁僻不遂为特征。中风昏仆与眩晕之甚者相似,眩晕之甚者亦可仆倒,但无半身不遂、口舌歪斜等诸症。也有部分中风病人,以眩晕、头痛为其先兆表现,故临证当注意中风与眩晕的区别与联系。

眩晕与厥证鉴别:厥证以突然昏仆,不省人事,四肢厥冷为特征,发作后可在短时间内苏醒。严重者可一厥不复而死亡。眩晕严重者也有欲仆或晕旋仆倒的表现,但眩晕病人无昏迷、不省人事的表现。

眩晕与头痛鉴别:头痛症状以头痛为主,病因分外感、内伤两个方面,辨证以偏实证者多;眩晕主症为头晕眼花,病因以内伤为主,辨证以虚证为多。两者既可单独出现,又可同时互见。

2. 辨证要点

（1）辨相关脏腑：眩晕病在清窍，但与肝、脾、肾三脏功能失调密切相关。肝阳上亢之眩晕兼见头胀痛、面色潮红、急躁易怒、口苦脉弦等症状。脾胃虚弱，气血不足之眩晕，兼有纳呆、乏力、面色㿠白等症状。脾失健运，痰湿中阻之眩晕，兼见纳呆呕恶、头痛、苔腻诸症。肾精不足之眩晕，多兼有腰酸腿软、耳鸣如蝉鸣等症。

（2）辨标本虚实：凡病程较长，反复发作，遇劳即发，伴两目干涩，腰膝酸软，或面色㿠白，神疲乏力，脉细或弱者，多属虚证，由精血不足或气血亏虚所致。凡病程短，或突然发作，眩晕重，视物旋转，伴呕恶痰涎，头痛，面赤，形体壮实者，多属实证。其中，痰湿所致者，头重昏蒙，胸闷呕恶，苔腻脉滑；瘀血所致者，头昏头痛，痛点固定，唇舌紫暗，舌有瘀斑；肝阳风火所致者，眩晕，面赤，烦躁，口苦，肢麻震颤，甚则昏仆，脉弦有力。

四、治疗大法

本病治法有从本从标之异：急者多偏实，可选用熄风、潜阳、清火、化痰等治标为主；缓者多偏虚，当用补养气血、益肾、健脾等法治本为主。肝阳眩晕有发展为中风可能，故应及时防治眩晕，并宜进行饮食、生活调摄。

竹叶石膏汤

【来源】《伤寒论》

【组成】 竹叶二把　石膏一升　半夏半斤（洗）　麦门冬一升（去心）　人参二两　甘草二两（炙）　粳米半升

【用法】上七味，以水一斗，煮取六升，去滓，内粳米，煮米熟，汤成去米，温服一升，日三服。

【功用】解暑清脑，益气生津。

【主治】头晕目眩，或头痛，身热面赤，心烦口渴，胸闷恶心，舌红苔黄，脉洪数无力。

【方解】方中竹叶配石膏清透气分余热，除烦止渴为君。人参配麦冬补气养阴生津为臣。半夏降逆和胃以止呕逆为佐。甘草、粳米和脾养胃以为使。全方清热与益气养阴并用，祛邪扶正兼顾，清而不寒，补而不滞，为本方的配伍特点。本方实为一首清补两顾之剂，使热清烦除、气津得复，诸症自愈，正如《医宗金鉴》说："以大寒之剂，易为清补之方。"

【临床应用】

1. **用方要点** 暑为阳邪，其性炎上，蒙于脑窍，故头晕目眩，头痛；暑气袭人，内热炽盛，故身热面赤，心烦口渴；暑易夹湿气机受阻，故胸闷恶心；舌红苔黄为暑热内盛之象；脉洪数无力，为暑热耗气伤阴之征。本方由白虎汤化裁而来。白虎汤证为热盛而正不虚，本证为热势已衰，余热未尽而气津两伤。热既衰且胃气不和，故去苦寒质润的知母，加人参、麦冬益气生津，竹叶除烦，半夏和胃。其中半夏虽温，但配入清热生津药中，则温燥之性去而降逆之用存，且有助于输转津液，使参、麦补而不滞，此善用半夏者也。本方在《伤寒论》中治"伤寒解后，虚羸少气，气逆欲吐"证。在实际运用中，凡热病过程中见气津已伤、身热有汗不退、胃失和降等均可使用。对于暑温病发热气津已伤者，尤为适合。

2. **随症加减** 若胃阴不足，胃火上逆，口舌糜烂，舌红而干，可加石斛、天花粉等以清热养阴生津；胃火炽盛，消谷善饥，舌红脉数者，可加知母、天花粉以增强清热生津之效；气分热盛，可加知母、黄连以增强清热之力。

3. **使用注意** 本方清凉质润，如内有痰湿，或阳虚发热，均应忌用。

4. **现代应用** 中暑，小儿夏季热，乙脑，流脑，肺炎后期所致眩晕者。

5. **历代名家的应用经验**

（1）《注解伤寒论》：辛甘发散而除热，竹叶、石膏、甘草之甘辛以发散余热；甘缓脾而益气，麦门冬、人参、粳米之甘以补不足；辛者，散也，气逆者，欲其散，半夏之辛，以散逆气。

（2）《医方集解》：此手太阴、足阳明药也。竹叶、石膏之辛寒，以散余热；人参、甘草、麦冬、粳米之甘平，以益肺安胃，补虚生津；半夏之辛温，以豁痰止呕。故去热而不损其真，导逆而能益其气也。

（3）《伤寒溯源集》：竹叶性寒而止烦热，石膏入阳明而清胃热，半夏蠲饮而止呕吐，人参补病后之虚，同麦冬而大添胃中之津液，又恐寒凉损胃，故用甘草和之，而又以粳米助其胃气也。

（4）《古方选注》：竹叶石膏汤分走手足二经，而不悖于理者，以胃居中焦，分行津液于各脏，补胃泻肺，有补母泻子之义也。竹叶、石膏、麦冬泻肺之热，人参、半夏、炙草平胃之逆，复以粳米缓于中，使诸药得成清化之功，是亦白虎、越婢、麦冬三汤变方也。

（5）《金鉴》：是方也，即白虎汤去知母，加人参、麦冬、半夏、竹叶也。以大寒之剂，易为清补之方，此仲景白虎变方也。经曰：形不足者，温之以气；精不足者，补之以味。故用人参、粳米，补形气也；佐竹叶、石膏、清胃热也；加麦冬生津，半夏降逆，更逐痰饮，甘草补中，且以调和诸药也。

（6）《血证论》：方取竹叶、石膏、麦冬以清热，人参、甘草、粳米以生津。妙在半夏之降逆，俾热气随之而伏；妙在生姜之升散，俾津液随之而布，此二药在口渴者，本属忌药，而在此方中，则能止渴，非二药之功，乃善用二药之功也。

（7）《成方便读》：方中以竹叶、石膏清肺胃之热，然热则生痰，恐留恋于中，痰不去热终不除，故以半夏辛温体滑之品，化痰逐湿，而通阴阳，且其性善散逆气，故又为止呕之圣药，况生姜之辛散，以助半夏之不及，一散一清，邪自不能留恋。人参、甘草、粳米以养胃，麦冬以保肺，此方虽云清热，而却不用苦寒，虽养阴又仍能益气，不伤中和之意耳。

真武汤加桂枝

【来源】《伤寒论》

【组成】茯苓、芍药、生姜（切）各三两　白术二两　桂枝二两　附子一枚（炮，去皮，破八片）

【用法】以水八升，煮取三升，去滓，温服七合，每日三次。

【功用】温阳利水。

【主治】脾肾阳虚，水饮内停所致眩晕。症见小便不利，四肢沉重疼痛，甚则肢体浮肿，腹痛下利，苔白不渴，脉沉。或太阳病，发汗，其人仍发热，心下悸，头眩，身𥆧动，振振欲擗地。

【方解】本方由真武汤加桂枝组成。真武汤由附子、茯苓、白术、白芍、生姜等组成，其功效为温阳利水。方中附子温肾阳，宜用制附片，且应久煎；苓、术温脾阳；白芍阴柔以制术、附之燥，且合生姜和营卫，其中生姜务必是新鲜的，取其宣发之性，而不能用干姜代之，不然就失去用姜的意义。在真武汤加上有温经通脉功用的桂枝，可助此方散寒之力，以治寒水内停之眩晕。

【临床应用】

1. 用方要点　《伤寒论》用本方治"太阳病发汗，汗出不解，其人仍发热，心下悸，头眩，身𥆧动，振振欲擗地"等症。其实，"太阳病过汗"这个"因"是不尽然的。临床上用真武汤者，未必都是因发汗所伤。换言之，凡阳虚水泛的病机，或水邪泛滥而四肢或通体浮肿者，或咳喘水邪停肺者，皆可以真武汤治疗。从真武汤温阳利水的作用机制看，是很严格的。然而，从阳虚水停的病机而论，阳虚势必气虚，水泛又损伤阳气。因此，在原方中加人参、黄芪益气，使全方功能益气温阳利水，较之原方更为完善。临床慢性肾炎、肺心病等，用原方加参、芪益气，更有益于治疗。同时，用真武汤温阳利水，加入防己黄芪汤，增强益气利水之功，亦可在原方中加入桂枝，合成苓桂术甘汤，增强温通效益，对水泛上焦的种种病证疗效更为显著。必须指出，运用真武汤应切实掌握"温阳利水"这个大法，不能局限于肾炎水肿。临床上凡是"阳虚水肿（水邪泛滥）"，无论其病在何脏，均可予之。这样就能正确地扩大其运用范围。用本方治疗高血压、风心病、眩晕、心动过缓等多种疾病，均以"阳虚水邪泛滥"为辨证要点。

2. 随症加减　原方后注云："若咳者，加五味子、细辛、干姜；若小便利者，去茯苓；若下利者，去芍药，加干姜；若呕者，去附子，加重干姜。"可资临床参考。

3. 使用注意　湿热内停所致小便不利，浮肿者忌用。

4. 现代应用　眩晕症应用本方。附子（15 克），白术（捣 30 克），白芍（50 克），茯苓（50 克），生姜（50～100 克）。以水 1750 毫升，先煎附子 40 分钟以上，再入它药，煎至 500 毫升，分 3 次饭前服，1 日服完。重症呕吐不止者，去附子，加重生姜至 100～150g，小便频数者去茯苓。

5. 历代名家的应用经验

（1）《古今名医方论》赵羽皇："真武一方，为北方行水而设。用三白者，以其燥能制水，淡能伐肾邪而利水，酸能泄肝木以疏水故也。附子辛温大热，必用为佐者何居？盖水之所制者脾，水之所行者肾也，肾为胃关，聚水而从其类。倘肾中无阳，则脾之枢机虽运，而肾之关门不开，水虽欲行，孰为之主？故脾家得附子，则火能生土，而水有所归矣；肾中得附子，则坎阳鼓动，而水有所摄矣。更得芍药之酸，以收肝而敛阴气，阴平阳秘矣。若生姜者，并用以散四肢之水气而和胃也。"

（2）《注解伤寒论》：脾恶湿，甘先入脾，茯苓、白术之甘，以益脾逐水。寒淫所胜，平以辛热，湿淫所胜，佐以酸平，附子、芍药、生姜之酸辛，以温经散湿。

（3）《金鉴》：小青龙汤治表不解有水气，中外皆寒实之病也；真武汤治表已解有水气，中外皆寒虚之病也。真武者，北方司水之神也，以之名汤者，赖以镇水之义也。夫人一身制水者脾也，主水者肾也；肾为胃关，聚水而从其类者；倘肾中无阳，则脾之枢机虽运，而肾之关门不开，水虽欲行，孰为之主？放水无主制，泛溢妄行而有是证也。用附子之辛热，壮肾之元阳，而水有所主矣；白术之苦燥，建立中土，而水有所制矣；生姜之辛散，佐附子以补阳，温中有散水之意；茯苓之淡渗，佐白术以健土，制水之中有利水之道焉。而尤妙在芍药酸敛，加于制水、主水药中，一以泻水，使子盗母虚，得免妄行之患；一以敛阳，使归根于阴，更无飞越之虞。然下利减芍药者，以其阳不外散也；加干姜者，以其温中胜寒也。水寒伤肺则咳，加细辛、干姜者，散水寒也。加五味子者，收肺气也。小便利者去茯苓，以其虽寒而水不能停也。呕者，去附子倍生姜，以其病非下焦，水停于胃也。所以不须温肾以行水，只当温胃以散水，佐生姜者，功能止呕也。

（4）《内台方议》：用茯苓为君，白术为臣，二者入脾走肾，逐水祛湿；以芍药为佐，而益脾气；以附子、生姜之辛为使，温经散寒也。

（5）《寒温条辨》：白术，茯苓补上利水之物也，可以伐肾而疗心悸；附子、生姜回阳益卫之物也，可以壮火而制虚邪；白芍酸以收阴，用白芍者，以小便不利，则知其人不但真阳不足，真阴亦已亏矣，若不用白芍，以固护其阴，岂能用附子之雄悍乎！

大建中汤

【来源】《金匮要略》

【组成】蜀椒二合（去汗） 干姜四两 人参二两

【用法】上三味，以水四升，煮取二升，去渣，内饴糖（30克），微火煮取一升半，分温再服，如一炊顷，可饮粥二升，后更服，当一日食糜，温覆之。

【功用】补虚缓急，散寒止痛。

【主治】虚寒眩晕。原方用于眩晕并见虚寒腹痛，心胸中大寒痛，呕而不能饮食，腹中寒，上冲皮起，见有头足，上下痛而不可接近，舌苔白滑，脉细紧，甚则肢厥脉伏。

【方解】方中以味辛性热之蜀椒为君，温脾胃，助命火，散寒止痛。以辛热之干姜温中散寒，助蜀椒散寒之力；以甘温之饴糖温补中虚，缓急止痛，助蜀椒止痛之功，共为臣药。佐以人参补脾益气，配合饴糖重建中脏，使中气盛则邪不可干。四药配伍，共奏补虚缓急，散寒止痛之效。此种腹痛，病势较重，病情较急，素体又虚，因此不仅服药要及时，而且药后要注意调护。所以方后注明，初服后"如一炊顷，可饮粥二升"，取粥之温热助药力以驱寒邪。饮粥后更服药，使药力相继，一鼓成功，祛邪务尽。在饮食方面，"当一日食糜"，以养脾胃之气，使中虚得复。同时，要"温覆之"，以防寒邪外侵而病复发。

【临床应用】

1. **用方要点** 本方治证系中阳衰弱，阴寒内盛所致。寒性收引，阴寒内盛，阳失温煦，故心胸中大寒，拘急作痛，甚则上冲皮起有头足，手不可触近。中寒内盛，胃失和降，故呕而不能食。此时，急当温中缓急，散寒止痛。本方温建中阳补虚散寒之力，远较小建中汤为峻，故取名大建中。其所主治之症，乃中虚寒盛，症见心胸中大寒痛，上冲皮起有头足，上下痛而不可触近。小建中汤虽亦为中虚里寒，但虚寒较轻，且兼营阴不足，肝脾不和，故其症见脘腹疼痛喜温欲按，以及心悸而烦，手足烦热，咽干口燥等。

2. **随症加减** 眩晕兼咳嗽者，加款冬花，咳血者，加阿胶；便精遗泄者，加龙骨；怔忡者，加茯神。

3. **使用注意**

（1）本方辛甘温热之性较强，素体阴虚者慎用，寒凝气滞者亦不宜应用。

（2）大建中汤如用人参，需另煎兑入。

（3）禁忌：实热内结，湿热积滞，阴虚血热，瘀热内蓄而致腹痛者禁用。

5. **历代名家的应用经验**

（1）《医方集解》：此足太阴阳明药也，蜀椒辛热，入肺散寒，入脾暖胃，入肾命补火；干姜辛热通心，助阳逐冷散逆；人参甘温，大补脾肺之气；饴糖甘能补土，缓可和中。盖人之一身，以中气为主，用辛辣甘热之药，温健其中脏，以大祛下焦之阴，而复其上焦之阳也。

（2）《千金方衍义》：虚寒积聚之治，此方最力，故《千金》效《金匮》用之，其方中人参辅椒、姜温散之法，人皆得之。至于胶饴为助满之首列，而反用以治病呕不能食，是专用助满之味，引领椒、姜、人参为泄满之通使。

（3）《医方论》：非人参不能大补心脾，非姜、椒不能大祛寒气，故曰大建中。又有饴糖之甘缓以杀姜、椒之辛燥。非圣于医者，不辨有此。

（4）《金匮要略释义》：《本草经》谓蜀椒主邪气，温中，逐痹痛，下气。夫大寒乃邪气也。心胸中大寒痛，呕而不能食，法当温中。寒气上冲皮起，出见有头足，又宜下气，故舍蜀椒莫予，从而可知中不受温，痛痹之不必下气者，则非蜀椒所宜矣。干姜亦温中之品，此证沉寒痼冷之在中者，性动而猖，其势向上，因用蜀椒复佐以干姜，镇以静而抑之使平。有谓附子驱寒止痛，何以舍而不用？曰：夫向上者，阴中有阳，实中有虚，何则？呕为实而有火之证，呕而不能饮食，中气大伤，自不得以附子攻也。爰用人参、饴糖补其虚乏。方名大建中汤者，宜矣。

四物汤

【来源】《仙授理伤续断秘方》

【组成】白芍药　川当归　熟地黄　川芎各等份

【用法】每服三钱，水一盏半，煎至七分，空心热服。

【功用】补气和血。

【主治】眩晕动则加剧，劳累即发，面白唇淡，心悸少寐，舌质淡嫩，脉象沉细。

【方解】血虚不能上荣于脑，故动则加剧，劳累即发。血虚不能华色，则面白唇淡。血虚不能养心，则心悸少寐。舌质淡嫩，脉象沉细，均为血虚之象。

方中熟地味厚滋腻，为滋阴补血之要药，用为君药。当归甘温质润，补血养肝、和血调经，既可助熟地补血之力，又可行经隧脉道之滞，为臣药。白芍酸甘质柔，养血敛阴，与地、归相协则滋阴养血之功益著，并可缓挛急而止痛；川芎辛散温通，上行头目，下行血海，中开郁结，旁通脉络，与当归相伍则畅达血脉之力益彰，二者同为佐药。

肝藏血，肾藏精，精血同源，相生互化。本方补血取治肝肾，兼调冲任，并以地、芍之阴柔凝滞合归芎之温通流动。诸药相伍，动静结合，刚柔相济，因而补而不滞，温而不燥，滋而不腻，洵为补血调血良方。

【临床应用】

1. **随症加减** 若兼气虚者，加人参等以补气生血；瘀滞重者，白芍易为赤芍，并加桃仁、红花，以加强活血祛瘀之力；血虚有寒者，加肉桂、炮姜、吴茱萸等以温通血脉；血虚有热者，加黄芩、丹皮，熟地易为生地，以清热凉血；妊娠胎漏者，加艾叶等止血安胎。方中诸药原为等份，临床运用时需因证而制。

2. **使用注意** 方中熟地滋腻，当归滑润，故湿盛中满，大便溏泄者忌用。若大失血者，重在补气以固脱，本方不宜予之。

3. **现代应用** 本方仍可用于妇科月经不调、胎产疾病等辨证属营血虚滞者，还可用于荨麻疹、扁平疣等慢性皮肤病，以及骨伤科疾病、神经性头痛等属营血虚滞，脏腑形体失濡者。

4. **历代名家的应用经验**

（1）《元戎》：熟地黄补血，如脐下痛，非此不能除，乃通于肾经之药也；川芎治风，泄肝木也，如血虚头痛，非此不能除，乃通肝经之药也；芍药和血理脾，如腹中虚痛，非此不能除，乃通脾经之药也；当归和血，如血刺痛，非此不能除，乃通肾经之药也。

（2）《医方集解》引《玉机微义》：川芎，血中之气药也，通肝经，性味辛散，能行血滞于气也；地黄，血中血药也，通肾经，性味甘寒，能生真阴之虚也；当归，血中主药也，通肝经，性味辛温，分三治，全用活血，各归其经也；芍药，阴分药也，通脾经；性味酸寒，能和血，治血虚腹痛也。此特血病而求血药之属者也。

（3）《医方考》：气、血，人身之二仪也。天地之道，阳常有余，阴常不足。人与天地相似，故阴血难成而易亏。是方也，当归、芍药、地黄，味厚者也，味厚为阴中之阴，故能生血；川芎味薄而气清，为阴中之阳，故能行血中之气。然草木无情，何以便能生血？所以谓其生血者，以当归、芍药、地黄能养五脏之阴，川芎能调营中之气。五脏和而血自生耳。若曰四物便能生血，则未也。当归辛温能活血，芍药酸寒能敛血，熟地甘濡能补血。又曰：当归入心脾，芍药入肝，熟地入肾，乃川芎者，彻上彻下而行血中之气者也。此四物汤所以为妇人之要药，而调月者必以之为主也。

（4）《审视瑶函》：是方治血分之圣药也。用当归引血归肝经，川芎引血归肺经，芍药引血归脾经，地黄引血归肾经。惟心生血，肝纳血，脾统血，肺行血，肾藏血，男子化而为精，女子化而为月水。血有形之物，属于阴，故名曰四物汤。

（5）《古今名医方论》柯韵伯：是方乃肝经调血之专剂，非心经生血之主方也。当归甘温和血，川芎辛温活血，芍药酸寒敛血，地黄甘平补血。四物具生长收藏之用，故能使营气安行经隧也。若血虚加参、芪；血结加桃仁、红花；血闭加大黄、芒硝，血寒加桂、附，血热加芩、连；欲行血去芍，欲止血去芎，随所利而行之，则又不必拘泥于四矣。若妇人数脱其血，故用以调经种子。如遇血崩、血晕等症，四物不能骤补，而反助其滑脱，则又当补气生血，助阳生阴长之理。盖此方能补有形之血于平时，不能生无形之血于仓促；能调阴中之血，而不能培真阴之本。为血分立法，不专为女科套剂也。

（6）《医方集解》：此手少阴、足太阴，厥阴药也。心生血，脾统血，肝藏血。当归辛苦甘温入心脾生血为君，生地甘寒入心肾滋血为臣，芍药酸寒入肝脾敛阴为佐，川芎辛温通上下而行血中之气为使也。

（7）《古方选注》：四物汤，物，类也。四者相类而仍各具一性，各建一功，并行不悖。芎、归入少阳主升，芍、地入厥阴主降。川芎郁者达之，当归虚者补之，芍药实者泻之，地黄急者缓之。能使肝胆血调，阴阳气畅，故为妇人专剂。

（8）《成方便读》：补血者，当求之肝肾。地黄入肾，壮水补阴；白芍入肝，敛阴益血，二味为补血之正药。然血虚多滞，经脉隧道，不能滑利通畅，又恐地、芍纯阴之性，无温养流动之机，故必加以当归、川芎辛香温润，能养血而行血中之气者，以流动之。总之，此方乃调理一切血证，是其所长，若纯属阴虚血少，宜静不宜动者，则归、芎之走窜行散，又非所宜也。

（9）《谦斋医学讲稿》：这是补血、和血的通用方，不限于肝病。因为肝主藏血，比较多用，成为补肝的主方。本方的配合，熟地、白芍是血中的血药，当归。川芎是血中的气药，阴阳动静相配，故能补血，又能和血。

四君子汤

【来源】《鸡峰普济方》

【组成】人参一两　白术一两　茯苓一两　甘草一两

【用法】每服二钱，水一盏，加生姜二片，大枣一枚，同煎至六分，去滓温服，不拘时候。

【功用】益气健脾。

【主治】时而眩晕，动则加剧，劳累即发，神疲懒言，饮食减少，少气畏寒，舌淡苔白，脉大无力。

【方解】该方以人参为主，补气健脾养胃；配白术健脾燥湿以加强人参补气健脾之力；再加茯苓健脾渗湿则其补脾之功更加明显；配炙甘草也有增强补气健脾的作用，并能协调诸药而使它们共同发挥补气健脾的功效。该方作为调理脾胃气虚证的常用方，是补气方剂的基础方，取名"君子"，是喻该方补性平和，品性中正，不偏不倚，犹如君子有冲和之德、中庸之道。适宜长服。可在原四君子汤基础上，加黄芪以增强补中益气之力，当归补血，陈皮理气以补而不滞。

【临床应用】

1. **用方要点**　气虚则清阳不展，脑失所养，故时而眩晕，动则加剧，劳摄累发。气虚则阳气不布，运化失司，故神疲懒言，饮食减少，少气畏寒。舌淡苔白，脉大无力，均为气虚之象。该方证由脾胃气虚，运化乏力所致。脾胃为后天之本，气血生化之源，脾胃气虚，受纳与健运乏力，则饮食减少；湿浊内生，故大便溏薄；脾主肌肉，脾胃气虚，四肢肌肉无所禀受，故四肢乏力；气血生化不足，血不足不荣于面，而见面色萎白；脾为肺之母，脾胃一虚，肺气先绝，故见气短、语声低微；舌淡苔白，脉虚弱皆为气虚之象。正如《医方考》所说："夫面色萎白，则望之而知其气虚矣；言语轻微，则闻之而知其气虚矣；四肢无力，则问之而知其气虚矣；脉来虚弱，则切之而知其气虚矣。"治宜补益脾胃之气，以复其运化受纳之功。方中人参为君，甘温益气，健脾养胃。臣以苦温之白术，健脾燥湿，加强益气助运之力；佐以甘淡茯苓，健脾渗湿，苓术相配，则健脾祛湿之功益著。使以炙甘草，益气和中，调和诸药。四药配伍，共奏益气健脾之功。

2. **随症加减**　若大便溏薄者，加山药10克、莲子肉15克，以健脾止泻。若气虚兼寒者，加肉桂5克、干姜6克，以温化寒邪。若中气下陷，清阳不升，时时眩晕者，加葛根10克、柴胡10克，以升提中气，若呕吐者，加半夏10克，以降逆止呕；胸膈痞满者，加枳壳10克、陈皮5克，以行气宽胸；心悸失眠者，加酸枣仁10克，以宁心安神；兼畏寒肢冷、脘腹疼痛者，加干姜6克、附子10克，以温中祛寒。

3. **使用注意** 斟酌。

4. **现代应用** 本方可用于治疗慢性胃炎、胃及十二指肠球部溃疡等消化系统疾病属脾胃气虚证者。此外，亦可用于乙型肝炎、冠心病、妊娠胎动不安、小儿感染后脾虚综合征、小儿低热、小儿鼻出血等辨证属脾胃气虚的多种疾患。

5. **历代名家的应用经验**

(1)《医方集解补养之剂》："此手足太阴、足阳明药也。人参甘温，大补元气为君。白术苦温，燥脾补气为臣。茯苓甘淡，渗湿泻热为佐。甘草甘平，和中益土为使也。气足脾运，饮食倍进，则余脏受荫，而色泽身强矣。再加陈皮以理气散逆，半夏以燥湿除痰，名曰六君，以其皆中和之品，故曰君子也。"

(2)《太平惠民和剂局方》："荣卫气虚，脏腑怯弱。心腹胀满，全不思食，肠鸣泄泻，呕哕吐逆，大宜服之。"方中人参甘温，益气补中为君；白术健脾燥湿，合人参以益气健脾为臣；茯苓渗湿健脾为佐；炙甘草甘缓和中为使。四味皆为平和之品，温而不燥，补而不峻，故名四君子汤。

(3)《成方便读》：人参大补肺脾元气，为君；白术补脾燥湿，为臣。以脾喜温燥，土旺可以生金，故肺脾两虚者，尤当以补脾为急，脾为后天之源，四脏皆赖其荫庇，不独肺也。而又佐以茯苓，渗肺脾之湿浊下行，然后参、术之功，益彰其效，此亦犹六味丸补泻兼行之意；然必施之以甘草，而能两协其平；引以姜、枣，大和营卫，各呈其妙，是以谓之君子也。

附子理中丸

【**来源**】《太平惠民和剂局方》

【**组成**】 附子 (炮，去皮脐) 三两　　人参 (去芦) 三两　　干姜 (炮) 三两　　甘草 (炙) 三两　　白术三两

【**用法**】 每服一丸，以水一盏化破，煎至七分，空心、食前稍热服。

【**功用**】 温阳祛寒，益气健脾。

【**主治**】 脾胃虚寒所致眩晕，兼见呕吐泻利，心腹冷痛，心下逆满，手足畏寒，腹中雷鸣，饮食不进，及霍乱转筋等症。

【方解】方中附子温阳散寒，配以炮姜温运中阳，人参益气健脾，白术健脾燥湿，炙甘草补中扶正，调和诸药。五药合用，共奏温阳祛寒，益气健脾之功。

【临床应用】

1. **用方要点** 本方以脘腹冷痛、畏寒肢冷、呕吐泻利、舌淡苔白滑、脉沉细迟缓为辨证要点。现代常用于治疗胃及十二指肠溃疡、慢性肠炎、消化道出血、心力衰竭、痢疾等。

2. **使用注意** 孕妇慎用。

温胆汤

【来源】《三因极一病证方论》

【组成】半夏（汤洗七次）二两　竹茹二两　枳实（麸炒，去瓤）二两　陈皮三两　甘草一两（炙）　茯苓一两半

【用法】上锉为散。每服四大钱，水一盏半，加生姜五片，大枣一枚，煎七分，去滓，食前服。

【功用】理气化痰，和胃利胆。

【主治】胆郁痰扰证。胆怯易惊，头眩心悸，心烦不眠，夜多异梦；或呕恶呃逆，眩晕，苔白腻，脉弦滑。

【方解】本方半夏燥湿化痰，和胃止呕，为君药。竹茹清热化痰，除烦止呕；陈皮、枳实理气化痰，使气顺则痰消，共为臣药。茯苓健脾渗湿，以杜生痰之源；生姜、大枣调和脾胃，且生姜兼制半夏之毒性，为佐药。甘草调和诸药，为使药。配伍特点：温凉兼进，不寒不燥，清胆与和胃兼行，理气与化痰并重，既治痰湿之标，又治生痰之本。虽曰治痰热内扰，但重在祛痰，次在清热。

【临床应用】

1. **用方要点** 本方为治疗胆郁痰扰所致不眠、惊悸、呕吐以及眩晕、癫痫证的常用方。临床应用以心烦不寐，眩悸呕恶，苔白腻，脉弦滑为辨证要点。

2. **随症加减** 心热烦甚者，加黄连、山栀、豆豉以清热除烦；失眠者，加琥珀粉、远志以宁心安神；惊悸者，加珍珠母、生牡蛎、生龙齿以重镇定

惊；呕吐呃逆者，酌加苏叶或苏梗、枇杷叶、旋覆花以降逆止呕；眩晕，可加天麻、钩藤以平肝熄风；癫痫抽搐，可加胆星、钩藤、全蝎以熄风止痉。

3. 使用注意 服药期间，不宜服用海藻、乌头等药物，孕妇及失血者忌用。

4. 现代应用 本方常用于神经官能症，急、慢性胃炎，消化性溃疡，慢性支气管炎，梅尼埃病，更年期综合征，癫痫等属胆郁痰扰者。温胆汤有镇静、催眠作用，尤长于调整神经功能和胃肠气机、疏利肝胆。故能和胃安神，并有抗惊厥、祛痰作用。对自主神经功能紊乱、神经衰弱、精神分裂症、更年期综合征等，凡符合痰热内扰，胆气虚弱，胃失和降，皆可选用，因本方能调节神经功能、心血管功能、内分泌及消化功能等，故对各种病症皆有效。本方既治胆寒之不眠症，又治胆热痰火之疾，说明本方有双向调节作用。

5. 历代名家的应用经验

(1)《医方集解》：此足少阳、阳明药也，橘、半、生姜之辛温，以之导痰止呕，即以之温胆；枳实破滞；茯苓渗湿；甘草和中；竹茹开胃土之郁，清肺金之燥，凉肺金之所以平甲木也。如是则不寒不燥而胆常温矣。经曰：胃不和则卧不安；又曰：阳气满不得入于阴，阴气虚故目不得瞑。半夏能和胃而通阴阳，故《内经》用治不眠。二陈非特温胆，亦以和胃也。

(2)《成方便读》：夫人之六腑，皆泻而不藏，惟胆为清净之腑，无出无入，寄附于肝，又与肝相为表里。肝藏魂，夜卧则魂归于肝，胆有邪，岂有不波及肝哉。且胆为甲木，其象应春，今胆虚则不能遂其生长发陈之令，于是土不能得木而达也。土不达则痰涎易生。痰为百病之母，所虚之处，即受邪之处，故有惊悸之状。此方纯以二陈、竹茹、枳实、生姜和胃豁痰、破气开郁之品，内中并无温胆之药，而以温胆名方者，亦以胆为甲木，常欲得其春气温和之意耳。

羌活胜湿汤

【来源】《内外伤辨惑论》

【组成】 羌活一钱 独活一钱 藁本五分 防风五分 甘草（炙）五分 川芎五分 蔓荆子三分

【用法】 上吹咀，都作一服。水二盏，煎至一盏，空心食前去滓大温服。

【功用】祛风胜湿。

【主治】头目眩晕，头重如裹，肢体困重，身倦无力，胸闷纳呆，舌苔黏腻，脉濡。

【方解】风湿在表，宜从汗解，故以祛风胜湿为法。方中羌活、独活共为君药，二者皆为辛苦温燥之品，其辛散祛风，味苦燥湿，性温散寒，故皆可祛风除湿、通利关节。其中羌活善祛上部风湿，独活善祛下部风湿，两药相合，能散一身上下之风湿，通利关节而止痹痛。臣以防风、藁本，入太阳经，祛风胜湿，且善止头痛。佐以川芎活血行气，祛风止痛；蔓荆子祛风止痛。使以甘草调和诸药。综合全方，以辛苦温散之品为主组方，共奏祛风胜湿之效，使客于肌表之风湿随汗而解。

【临床应用】

1. **用方要点** 风湿合邪，上犯于脑，湿阻气机，脑窍不利，故见眩晕；湿为阴邪，其性黏滞重浊，阻遏阳气，缠绵难愈，故头重如裹、肢体困重、胸闷纳呆；舌苔黏腻，脉濡为湿邪偏胜之象。本方长于祛风胜湿止痛，主治风湿在表之头目眩晕、头重如裹而表证不明显者。临床应用以头目眩晕、头重如裹，舌苔黏腻，脉濡为辨证要点。本方与九味羌活汤均可祛风胜湿，止头身痛。但九味羌活汤解表之力较本方为著，且辛散温燥之中佐以寒凉清热之品，故主治外感风寒湿邪兼有里热之证，以恶寒发热为主，兼口苦微渴；本方善祛一身上下之风湿，而解表之力较弱，故主治风湿客表之证，以头目眩晕、头重如裹为主，表证不著。

2. **随症加减** 若湿邪较重，肢体酸楚甚者，可加苍术、细辛以助祛湿通络；郁久化热者，宜加黄芩、黄柏、知母等清里热。

3. **使用注意** 服药后应避风寒，取微汗以利风湿表邪外解，不可发汗太过；对于素体阴血虚者，忌用。

4. **历代名家的应用经验**

（1）《医方集解》汪讱庵：此足太阳药也。经曰：风能胜湿。羌、独、防、藁、芎、蔓，皆风药也。湿气在表，六者辛温升散，又皆解表之药，使湿从汗出，则诸邪散矣。若水湿在里，则当用行水渗泄之剂。

（2）《张氏医通》张石顽：此治头项之湿，故用羌、防、芎、藁一派风药，以祛上盛之邪。然热虽上浮，湿本下着，所以复用独活透达少阴之经。其妙用尤在缓取微似之汗，故剂中加用甘草，以缓诸药辛散之性，则湿著之邪，亦得从之缓去，无藉大开汗孔，急驱风邪之法，使肌腠馁弱无力，湿邪因之内缩，但风去而湿不去也。其有腰以下重，寒湿之邪留于阴分也，本方加防己以逐湿，必兼生附以行经；或见身重腰沉沉然，湿热之邪遍于阳分也，本方加苍术以燥湿，必兼黄柏以清热，非洞达长沙术附、桂附、栀子柏皮等方，不能效用其法。

（3）《医门法律》喻嘉言：按湿上甚而热，汗之则易，下之则难，故当变其常法而为表散，此方得之。

（4）《医镜》顾松园：此升阳散湿之剂，凡湿从外受者，无论在上在下，俱以此方随证加减治之。按《金匮》云："太阳关节疼痛而烦，脉沉而细者，此名中湿，亦名湿痹。"言太阳病则必有发热恶风之候，湿留关节则痛，阳郁不伸则烦，脉不沉细，则非有外风与之相搏，故只名中湿，亦名湿痹者，谓湿邪痹闭其身中之阳气也。治宜此方，微汗以通其阳。

杞菊地黄丸

【来源】《麻疹全书》

【组成】熟地八两　丹皮三两　白菊三两　茯苓三两　山茱萸肉四两　杞子三两　淮山药四两　泽泻三两

【用法】以上八味，粉碎成细粉，过筛，混匀。每100克粉末用炼蜜35～50克加适量的水泛丸，干燥，制成水蜜丸；或加炼蜜80～110克制成小蜜丸或大蜜丸，即得。口服，水蜜丸一次6克，小蜜丸一次9克，大蜜丸一次1丸，一日2次。

【功用】滋肾养肝。

【主治】用于症见眩晕耳鸣、记忆力减退、精神萎靡、腰膝酸软、偏于阴虚者，兼五心烦热，梦遗滑精，舌质红，脉弦细。

【方解】本方是在六味地黄丸的基础上再加枸杞子、杭菊花而成。六味地黄丸配方具有三补三泻的特点：重用熟地滋阴补肾，填精益髓，为君药。山茱萸补养肝肾，并能涩精，取肝肾同源之意，山药补益脾阴，亦能固肾，共为臣药。三药配合，肾肝脾三阴并补，是为三补，但熟地黄用量是山萸肉和山药之和，故仍以补肾为主。泽泻利湿而泄肾浊，并能减熟地黄之滋腻；茯苓淡渗脾湿，并助山药之健运，与泽泻共泻肾浊，助真阴得复其位；丹皮清泄虚热，并制山茱萸之温涩。三药称为三泻，均为佐药。六味合用，三补三泻，其中补药用量重于泻药，是以补为主，肝脾肾三阴并补，以补肾阴为主。同时补药的用量大于泻药的用量，以补为主。同时加上枸杞子、菊花养肝明目，合而用之，具有滋补肾阴，养肝明目之效。

中医学认为肾藏有"先天之精"，为脏腑阴阳之本，生命之源，故称为"先天之本"。方中用熟地黄滋阴补肾，填精生髓，为方中的君药。山茱萸滋养肝肾，并能涩精；怀山药补脾益气而固精，二者用为臣药。三味药相配，共同发挥补益肝、脾、肾的作用，效力全面，且以补肾阴为主，补其不足，可治"本"。泽泻泄肾利湿，并可防止熟地黄过于滋腻；丹皮能够清泻肝火，同时可以制约山茱萸的收敛作用；茯苓淡渗脾湿，帮助怀山药健运脾胃，这三味药物为泻药，泻湿浊，平其偏盛，为佐药，是治标。加以枸杞补肾益精，养肝明目，治肝肾阴亏，腰膝酸软，头晕，目眩，菊花散风清热，平肝明目以解肝经火旺之眩晕。

【临床应用】

1. **用方要点** 腰为肾之府，肾主骨生髓，齿为骨之余，肾阴不足，精亏髓少，骨失所养，则腰膝酸软无力，牙齿动摇；脑为髓之海，肾阴亏损，髓海空虚，则头晕目眩；肾开窍于耳，精不上承，则耳鸣耳聋；肾藏精，为封藏之本，肾阴虚损，水不制火，相火内扰精室，则遗精；阴虚生内热，甚者虚火上炎，则骨蒸潮热，消渴，盗汗，舌红少苔，脉沉细数等。小儿囟门久不闭合，亦为肾虚生骨迟缓所致。本证临床表现虽然复杂，但均不出肾虚精亏，虚火内扰这一基本病机，且以阴虚为本，火动为标，治宜滋阴补肾为主，"壮水之主，以制阳光"。

2. **随症加减** 如见肝阳上亢，加钩藤、龙骨、牡蛎；目赤肿痛，加羚羊角、石决明；肝肾虚甚，加首乌、桑葚子、龟板；阴虚内热，改熟地为生地，加炙鳖甲、知母、黄柏等。

3. **使用注意** 本方药性平稳，适宜长服，但脾虚腹胀，食少便溏者应慎用。

4. **现代应用** 本方以肝肾阴虚、舌红少苔、脉细数为辨证要点。现代常用本方治疗高血压、脑震荡后遗症等引起的头晕。

滋阴降火汤

【来源】《寿世保元》

【组成】当归一钱　川芎一钱　白芍一钱二分　川黄柏（蜜水炒）一钱　生知母一钱　怀熟地黄一钱五分　天花粉一钱　生甘草一钱　玄参二钱　桔梗（去芦）三钱

【用法】上锉一剂。水煎，入竹沥50毫升，温服。

【功用】滋阴降火。

【主治】虚火上升所致眩晕。

【临床应用】随症加减　气虚，加人参、黄芪各2.4克；咳嗽，加阿胶、杏仁各2.1克，五味子0.9克；咯唾衄血，加牡丹皮2.4克，藕节自然汁10毫升，犀角（水牛角代）末1.5克。

十全大补汤

【来源】《寿世保元》

【组成】人参二钱　白术一钱五分　白茯苓三钱　当归二钱　川芎一钱五分　白芍二钱　熟地黄三钱　黄芪二钱　肉桂五分　麦门冬二钱　五味子三分　甘草（炙）八分

【用法】上锉一剂，加生姜、枣子，水煎，温服。

【功用】温补气血。补诸虚不足，养荣卫三焦，五脏六腑，冲和清快。养气育神，醒脾止渴，顺正辟邪，温暖脾肾，生血气。助阳固卫。壮其元阳。

【主治】气血两虚致头晕目眩，兼见虚劳潮热，面色㿠白，气短心悸。

【方解】八珍并补气血之功，固无论矣。而又加黄芪助正气以益卫，肉桂温血脉而和营。且各药得温养之力，则补性愈足，见效愈多，非唯阳虚可遏，即阴虚者亦可温，以无阳则阴无以生，故一切有形之物，皆属于阴，莫不生于春夏而杀于秋冬也。凡遇人之真阴亏损，欲成痨瘵等证，总宜以甘温之品收效。或虚之盛者，即炮姜、肉桂，亦可加于补药之中，自有神效。若仅以苦寒柔静，一切滋润之药，久久服之，不仅阴不能生，而阳和生气，日渐衰亡，不至阳气同归于足不止耳。

【临床应用】

1. **现代应用** 本方具有增强免疫效果,能明显促进特异性免疫功能和非特异性免疫功能。能快速增加红细胞、血红蛋白,保护骨髓的造血功能,能纠正和减轻术后低蛋白血症和贫血等。有抗放射损伤的作用。还有延缓衰老和抗肿瘤等作用。

2. **使用注意** 体内有实热及阴虚火旺者不宜服用。

右归丸

【来源】《景岳全书》

【组成】 大怀熟地八两　山药（炒）四两　山茱萸（微炒）三两　枸杞（微炒）四两　鹿角胶（炒珠）四两　菟丝子（制）四两　杜仲（姜汤炒）四两　当归三两（便溏勿用）　肉桂二两（渐可加至四两）　制附子二两（渐可加至五六两）

【用法】 上先将熟地蒸烂杵膏,加炼蜜为丸,如梧桐子大。每服百余丸,食前用滚汤或淡盐汤送下。或丸如弹子大,每嚼服二三丸,以滚白汤送下。

【功用】 温补肾阳,填精益髓。

【主治】 眩晕、耳鸣、腰膝酸软,遗精滑泄,神疲健忘,少寐多梦。五心烦热,面红咽干,舌嫩红少苔,脉弦细数。

【方解】 本方由10味药组成。方中以附子、肉桂、鹿角胶为君药,温补肾阳,填精补髓。臣以熟地黄、枸杞子、山茱萸、山药滋阴益肾,养肝补脾。佐以菟丝子补阳益阴,固精缩尿;杜仲补益肝肾,强筋壮骨;当归补血养肝。诸药配合,共奏温补肾阳,填精止遗之功。本方以附子、肉桂加血肉有情之品鹿角胶,温补肾中元阳,填精补髓益脑;熟地黄、山药、山萸肉、枸杞、杜仲俱为滋阴填精之品,更加当归补血益精之功。然方中附子、桂枝刚燥,不宜久服,可改用巴戟天、淫羊藿等温润之品,以期助阳而不伤阴。

【临床应用】

1. **用方要点** 精髓不足,无以充脑,故眩晕神疲;肾主骨,腰为肾之府,肾虚故腰膝酸软;肾开窍于耳,肾虚故耳鸣耳聋;精关不固,故遗精早泄;肾虚则心肾不交,水火不济,故少寐多梦,健忘;肾精不足,阴不维阳,虚热内生故五心烦热,颧红咽干,舌红少苔,脉细数。需要注意的是,右归丸并不适用于肾阳虚症状明显的病人。肾阳虚临床表现为手脚发凉,汗冷或房事不力、阳痿早泄，房事频繁或手淫过度易导致肾阳虚，病人感觉腰膝酸软，但是更多的是偏冷、怕凉，男性会出现阳痿，症状明显者可用鹿鞭、鲜人参、蛤蚧、海马等自制升阳酒用药酒调治。

2. **随症加减** 若遗精频频，可加芡实、桑螵蛸、覆盆子以固肾涩精；若眩晕较甚，无论阴虚、阳虚均可加用龙骨、牡蛎、磁石以潜镇浮阳。

3. **使用注意** 忌食生冷，肾虚有湿浊者不宜应用。

4. **应用经验** 《方剂学》：本方立法，"宜益火之原，以培右肾之元阳"。培补肾中元阳，必须"阴中求阳"，即在培补肾阳中配伍滋阴填精之品，方可具有培补元阳之效。方中桂、附加血肉有情的鹿角胶，均属温补肾阳，填精补髓之类；熟地、山茱萸、山药、菟丝子、枸杞、杜仲，俱为滋阴益肾，养肝补脾而设；更加当归补血养肝。诸药配伍，共具温阳益肾。填精补血，以收培补肾中元阳之效。

菊花茶调散

【来源】《丹溪心法附余》

【组成】菊花二两　川芎二两　荆芥穗二两　羌活二两　甘草二两　白芷二两　细辛一两（洗净）　防风（去芦）一两半　蝉蜕五钱　僵蚕五钱　薄荷五钱

【用法】上为末，每服二钱，食后茶清调下。

【功用】清头明目，解表退热。

【主治】头晕目眩，发热恶寒，鼻塞流涕，无汗，口不渴，咳嗽，痰白清稀，头痛，肢体酸楚，舌苔薄白，脉浮紧。

【方解】头为诸阳之会，风寒侵袭，循经上犯额顶，寒为阴邪，其性凝闭，最易伤阳，清气不升，脑窍不利，故见眩晕；风寒束表，卫阳被遏，故发热恶寒，头痛肢楚，肺气不利，故鼻塞流涕、咳嗽；舌淡苔白，脉浮紧，为风寒外袭之征。

【临床应用】

1. **随症加减** 如寒邪偏盛，可加桂枝、麻黄，增强辛温散寒之功；如颈项强，可加葛根解肌发表。若风热偏盛，减细辛、羌活，加蔓荆子、钩藤。

2. **使用注意** 孕妇忌服。

河车大造丸

【**来源**】《活人方》

【**组成**】紫河车二具　干、熟地黄各八两　人参四两　白术四两　当归四两
枸杞四两　茯苓四两　砂仁一两五钱　芍药四两　天冬一两五钱　麦冬一两五钱　黄
柏一两　黄芪三两　川芎三两　杜仲三两　牛膝三两　山药三两　肉桂三两　甘草
三两　鹿角一斤　龟板八两（与鹿角同熬膏）

【**用法**】上为细末，炼蜜为丸。每服三五钱，空心白汤吞服。

【**功用**】滋补肝肾，填精养血。主治虚损劳伤，肝肾阴虚，精血不足之眩
晕症，兼咳嗽少痰，潮热盗汗夜梦遗精，形体消瘦；老年气血衰少，精血不
足，腰膝酸软，步履不便；小儿发育不良，筋骨软弱；以及久病虚损，舌红少
苔，脉细数。

【**主治**】头脑空眩，精神萎靡，腰膝酸软，少寐多梦，遗精，耳鸣，舌瘦
嫩或嫩红，少苔或无苔，脉细数。

【**方解**】本方以血肉有情之品的紫河车为主，与人同气相求，有峻补精
血，滋养肺肝肾的作用。配龟板滋阴潜阳，天冬、麦冬、地黄养阴清热以助其
功，配黄柏清虚火以护真阴；配杜仲、牛膝以补益肝肾，强壮筋骨。配人参以
补益元气；至于用于炮制生地黄的砂仁、茯苓，意在通过其理气醒脾助运之功
以防止地黄之滋腻。根据《医方集解》记载，吴球原方用砂仁、茯苓各六钱，
与地黄同制，非常合理。嗣由王晋三加减，除去砂仁、茯苓，殊不妥当。因砂
仁、茯苓配制地黄，可使地黄补而不腻，易于消化吸收。这在临床应用时，必
须加以注意。紫河车，即胎盘，有补气养血，温肾益精作用。本方以其为主，
偕诸药滋阴补阳，法备力宏。谢观云："此方又能乌须黑发，聪耳明目，有夺
天造化之功"。（《中国医学大辞典》）王晋三宗此方而加减变通，另制一方
（即上方去龟板、麦、参、苓、加生地、当归、枸杞、肉从蓉、锁阳蜜丸），
亦名河车大造丸，谓："大造者，其功之大，有如再造，故名"。（《古方选
注》）本方借后天以补先天，疗虚损功同大造，故称"河车大造丸"。

【**临床应用**】

1. **用方要点**　肾精不足，不能上充于脑，故头脑空眩，精神萎靡。肾虚
则心肾不交，少寐多梦。因为肾之府，膝者筋之府，肝主筋，故肾虚则腰膝酸

软。肾虚封藏固摄失职，故遗精。肾开窍于耳，肾精虚少，则耳鸣。舌瘦嫩或嫩红，少苔或无苔，脉细数，均为肾虚之象。河车大造丸是一张大补阴阳气血，尤以补阴为甚的方剂。临床常用它治疗虚劳阴阳亏损，阴亏较甚，咳嗽潮热，夜梦遗精，但也可用治疗老年精衰身疲之症。所谓大造者，盖言其作用之大，有补损为强、转老还少等再造之功。

2. **随症加减** 若眩晕较甚者，可加龙骨 30 克、牡蛎 30 克、鳖甲 15 克、磁石 10 克、珍珠母 15 克，以潜镇浮阳。若遗精频频者，加莲须 15 克、芡实 12 克、覆盆子 12 克、沙苑子 10 克，以固精涩精。若偏于肾阳虚，证见四肢不温，形寒怯冷，舌质淡，脉沉细无力者，可加巴戟肉 12 克、淫羊藿 12 克，以温润肾阳。或用右归丸加减：熟地 10 克、山萸肉 12 克、杜仲 12 克、鹿角胶 6 克、淫羊藿 10 克、巴戟肉 5 克。方中熟地、山萸、杜仲滋阴补肾；鹿角胶、淫羊藿、巴戟肉补肾助阳。若偏于肾阴虚，症见五心烦热，舌质红，脉细数者，可加鳖甲 15 克、知母 10 克、黄柏 10 克、丹皮 10 克、菊花 10 克，以滋阴清热。或用左归丸加减：熟地 10 克、山萸肉 10 克、菟丝子 15 克、女贞子 10 克、牛膝 10 克、龟板胶 6 克、黄柏 10 克、知母 10 克、菊花 10 克。

3. **使用注意** 体虚便溏、食欲不振者不宜用。忌辛温燥烈之品。

4. **现代应用** 应用本方治疗眩晕、耳鸣、慢性再生障碍性贫血、老年肾虚咳喘、男子不育、更年期综合征等有满意的疗效。

【备注】谢观云："此方又能乌须黑发，聪耳明目，有夺天造化之功。"王晋三宗此方而加减变通，另制一方（即上方去龟板、麦、参、苓、加生地、当归、枸杞、肉从蓉、锁阳蜜丸），亦名河车大造丸，谓："大造者，其功之大，有如再造，故名。"本方借后天以补先天，疗虚损功同大造，故称"河车大造丸"。

当归龙荟丸

【来源】《医略六书》

【组成】当归三两　大黄三两　龙胆草三两　芦荟三两　黄连一两半　青黛三两　黄芩一两半　木香一两　黄柏一两半　栀子一两半

【用法】上为末，炼蜜为丸，每服三钱，竹叶汤送下。

【功用】清热泻火，疏肝透窍。

【主治】肝胆实火证。头晕目眩，神志不宁，谵语发狂，或大便秘结，小便赤涩。

【方解】方中当归、木香，疏肝解郁，为主药；芦荟、大黄，性味苦寒，清热凉肝，泻火通便；龙胆草、黄芩、黄柏、黄连、栀子、青黛，多苦寒之药，清泄由肝引起脏腑的一切实火；木香芳香透窍，清解热毒；生姜温和胃气以防寒凉伤中。全方配伍，共成清热泻火，疏肝透窍之方剂。

【临床应用】

1. **用方要点**　夫相火寄于肝胆，其性易动，动则猖狂莫制，挟身中素有之湿浊，扰攘下焦，则为种种诸证。或其人肝阴不足，相火素强，正值六淫湿火司令之时，内外相引，其气并居，则肝胆所过之经界，所主之筋脉，亦皆为患矣。本方治证，为肝经实热内部为病。肝为风脏，经络布循胸胁，肝主疏泄。今肝郁化热，热盛生风，致使头晕目眩，或发抽搐。肝郁而失条达，疏泄失常，故胸胁痛而大小便不畅通。治宜清热泻火，疏肝解郁为法。本方是以黄连解毒汤加大黄、芦荟、青蒿等攻下泻火之药，为泻肝胆实火的常用方剂。对肝胆热火所致的眩晕、惊悸、谵语、发汗、便秘等证疗效颇佳。对肝胆实火的高血压病，见便秘者，本方效佳。

方中芳香开窍作用强，对肝火盛之癫痫者亦可应用。

本方与龙胆泻肝汤相较，均治肝胆实热上炎之证。但本方有多味大苦大寒之药，攻泻火邪由二便排出。非实火上炎者，不可轻易使用；而龙胆泻肝汤在泻中有补益，作用较为缓和。两方同中存异，临证不可不作区分。

2. **使用注意**　本方由多种大苦大寒之品组成，为降肝胆实火之峻剂，应中病即止，不可多用久服，体弱者禁用。

桑菊饮

【来源】《温病条辨》

【组成】杏仁二钱　连翘一钱五分　薄荷八分　桑叶二钱五分　菊花一钱　苦梗二钱　甘草八分（生）　芦根二钱

【用法】水煎服。

【功用】疏散风热，清和脑窍。

【主治】头目眩晕，发热恶寒，头痛鼻塞，咳嗽，咯痰色黄，面红目赤，咽痛口干，尿赤便秘，舌苔薄黄，脉浮数。

【方解】本方用桑叶清透肺络之热，菊花清散上焦风热，并作君药。臣以辛凉之薄荷，助桑、菊散上焦风热，桔梗、杏仁，一升一降，解肌肃肺以止咳。连翘清透膈上之热，苇根清热生津止渴，用作佐药。甘草调和诸药，是作使药之用。诸药配合，有疏风清热，宣肺止咳之功。但药轻力薄，若邪盛病重者，可仿原方加减法选药。

【临床应用】

1. **用方要点**　风为阳邪，夹热上扰，脑窍不利，故头晕目眩；风热中于阳络，郁于肌表，腠理不密，故发热恶寒；风热上受，窍道失利，故鼻塞咽痛；热邪为病，故口干尿赤便秘；舌红苔薄黄，脉浮数，系外感风热之象。风温袭肺，肺失清肃，所以气逆而咳。受邪轻浅，所以身热不甚，口微渴。因此，治当辛以散风，凉以清肺为法。

2. **随症加减**　如"二三日不解，气粗似喘，"是兼气分有热，可加石膏、知母，若"肺中热甚"咳嗽较频，可加黄芩，清肺止咳。口渴者加花粉，清热生津。此外，若肺热咳甚伤络，咳痰夹血者，可加茅根、藕节、丹皮之类，凉血止血；若有痰黄稠，不易咯出者，可加瓜蒌皮、浙贝母之类，清化热痰。至于原书还有"入营"、"在血分"之加减法，相去已远，且另有治法，可置之不议。

3. **使用注意**　非外感风热型眩晕忌用。

4. **历代名家的应用经验**　《方剂学》：风温袭肺，肺失清肃，所以气逆而咳。受邪轻浅，所以身热不甚，口微渴。治当以辛以散风，凉以清肺为法。本方用桑叶清透肺络之热，菊花清散上焦风热，并作君药。臣以辛凉之薄荷，助桑菊散上焦风热，桔梗、杏仁一升一降，宣肃肺气以止咳。连翘清透膈上之热，苇根清热生津止渴，用作佐药。甘草调和诸药，是作使药。诸药配合，有疏风清热，宣肺止咳之功。但药轻力薄，若邪甚病重者，处方时应酌情加减。

龙胆泻肝汤

【来源】《医方集解》

【组成】龙胆草酒炒　黄芩炒　栀子酒炒　泽泻　木通　车前子　当归酒洗　生地黄酒炒　柴胡　甘草生用

【用法】水煎服。

【功用】泻肝胆实火,清下焦湿热。

【主治】肝胆实火上扰,症见眩晕,头痛目赤,胁痛口苦,耳聋、耳肿;或湿热下注,症见阴肿阴痒,筋痿阴汗,小便淋浊,妇女湿热带下等。

【方解】方用龙胆草大苦大寒,上泻肝胆实火,下清下焦湿热,为本方泻火除湿两擅其功的君药。黄芩、栀子具有苦寒泻火之功,在本方配伍龙胆草,为臣药。泽泻、木通、车前子清热利湿,使湿热从水道排除。肝主藏血,肝经有热,本易耗伤阴血,加用苦寒燥湿,再耗其阴,故用生地、当归滋阴养血,以使标本兼顾。方用柴胡,是为引诸药入肝胆而设,甘草有调和诸药之效。综观全方,是泻中有补,利中有滋,以使火降热清,湿浊分清,循经所发诸证乃克相应而愈。

【临床应用】

1. **用方要点** 本方治证,是由肝胆实火,肝经湿热循经上扰下注所致眩晕,湿热上扰则头巅耳目作痛,或听力失聪;旁及两胁则为痛且口苦;下注则循足厥阴肝经所络阴器而为肿痛、阴痒。湿热下注膀胱则为淋痛等症。

2. **随症加减** 若肝胆实火较盛,可去木通、车前子,加黄连以助泻火之力;若湿盛热轻者,可去黄芩、生地,加滑石、薏苡仁以增强利湿之功;若玉茎生疮,或便毒悬痈,以及阴囊肿痛,红热甚者,可去柴胡,加连翘、黄连、大黄以泻火解毒。

3. **使用注意** 本方药物多为苦寒之性,内服每易有伤脾胃,故对脾胃虚寒和阴虚阳亢之证,或多服、久服皆非所宜。

4. **现代应用** 本方为治疗肝经实火上炎,湿热下注的常用方。临床应用以口苦溺赤,舌红苔黄,脉弦数有力为辨证要点。本方常用于顽固性偏头痛、头部湿疹、高血压、急性结膜炎、虹膜睫状体炎、外耳道疖肿、鼻炎、急性黄疸性肝炎、急性胆囊炎,以及泌尿生殖系统炎症、急性肾盂肾炎、急性膀胱炎、尿道炎、外阴炎、睾丸炎、腹股沟淋巴腺炎、急性盆腔炎、带状疱疹等属肝经实火、湿热者。

5. **历代名家的应用经验**

(1)《医方集解》:此足厥阴、少阳药也。龙胆泻厥阴之热,柴胡平少阳之热,黄芩、栀子清肺与三焦之热以佐之,泽泻泻肾经之湿,木通、车前泻小肠、膀胱之湿以佐之,然皆苦寒下泻之药,故用归、地以养血而补肝,用甘草以缓中而不伤肠胃,为臣使也。

(2)《重订通俗伤寒论》:肝为风木之脏,内寄胆府相火,凡肝气有余,发生胆火者,症多口苦胁痛,耳聋耳肿,阴湿阴痒,尿血赤淋,甚则筋痿阴痛。故以胆、通、栀、芩纯苦泻肝为君;然火旺者阴必虚,故又臣以鲜地、生甘,甘凉润燥,救肝阴以缓肝急;妙在佐以柴胡轻清疏气,归须辛润舒络;使以泽泻、车前咸润达下,引肝胆实火从小便而去。此为凉肝泻火,导赤救阴之良方。然惟肝胆实火炽盛,阴液未涸,脉弦数,舌紫赤,苔黄腻者,始为恰合。

(3)《金鉴》:胁痛口苦,耳聋耳肿,乃胆经之为病也;筋痿阴湿,热痒阴肿,白浊溲血,乃肝经之为病也。故用龙胆草泻肝胆之火,以柴胡为肝使,以甘草缓肝急,佐以芩、栀、通、泽、车前辈大利前阴,使诸湿热有所从出也。然皆泻肝之品,若使病尽去,恐肝亦伤矣,故又加当归、生地补血以养肝。盖肝为藏血之脏,补血即所以补肝也。而妙在泻肝之剂,反作补肝之药,寓有战胜抚绥之义矣。

(4)《成方便读》:夫相火寄于肝胆,其性易动,动则猖狂莫制,挟身中素有之湿浊,扰攘下焦,则为种种诸证。或其人肝阴不足,相火素强,正值六淫湿火司令之时,内外相引,其气并居,则肝胆所过之经界,所主之筋脉,亦皆为患矣。故以龙胆草大苦大寒,大泻肝胆之湿火;肝胆属木,木喜条达,邪火抑郁,则木不舒,故以柴胡疏肝胆之气,更以黄芩清上,山栀导下,佐之以木通、车前、泽泻,引邪热从小肠、膀胱而出;古人治病,泻邪必兼顾正,否则邪去正伤,恐犯药过病所之弊,故以归、地养肝血,甘草缓中气,且协和各药,使苦寒之性不伤胃气耳。

(5)《谦斋医学讲稿》:本方以龙胆为君,配合黄芩、山栀泻肝胆实火;木通、车前、泽泻清热利湿,用生地、当归防其火盛伤阴,再用甘草和中解毒,柴胡引经疏气,总的功能是苦寒直折,泻肝火而清利下焦湿热。故治胁痛、口苦、目赤、耳聋等肝火上逆,亦治小便淋沥,阴肿阴痒等湿热下注之证。

半夏白术天麻汤

【来源】《医学心悟》

【组成】半夏—钱五分 白术—钱 天麻—钱 陈皮—钱 茯苓—钱 甘草（炙）五分 生姜二片 大枣三个 蔓荆子—钱

【用法】水煎服。

【功用】燥湿化痰，平肝熄风。

【主治】眩晕，头重如蒙，胸闷吐涎，食少多寐，舌胖淡，苔白腻，脉濡滑。

【方解】方中以半夏、天麻为君，半夏燥湿化痰，降逆止呕之力颇强，意在治痰；天麻善平肝熄风而止眩，旨在治风。半夏、天麻相伍，共成化痰熄风之效，为治风痰眩晕头痛之要药。白术为臣，具健脾燥湿之能，治生痰之本。佐以茯苓，健脾渗湿。与白术共成健脾祛湿之功，以治生痰之本；陈皮善理气化痰，使气顺则痰消，半夏、茯苓、陈皮三者为伍，祛痰、健脾、利气。使以甘草调和药性并能和中健脾，煎加姜枣调和脾胃。

【临床应用】

1. **用方要点** 痰湿中阻，上蒙清窍，故眩晕。痰为湿聚，湿性更浊，阻遏清阳，故头重如蒙。痰浊中阻，气机不利，故胸闷吐涎。脾阳为痰浊阻遏而不振，故食少多寐。舌胖淡，苔白腻，脉濡滑，均为痰湿之征。本方乃风痰为患，治之当化痰熄风，为治疗风痰眩晕的常用方剂。凡临床上出现以眩晕呕恶、舌苔白腻等为主要表现者，即可使用本方加减治疗。

2. **随症加减** 若眩晕较甚，呕吐频作者，加代赭石 15g、泽泻 10g、竹茹 6g，以镇逆止呕；若脘闷不食者，加砂仁 10g、白蔻仁 10g，以化浊开胃；若耳鸣重听者，加青葱 10g、石菖蒲 10g，以通阳开窍；若痰郁化火，证兼头目胀痛，心烦易悸，口苦，舌苔黄腻，脉象弦滑者，加川黄连 6g、黄芩 10g，以化痰泄热，或用黄连温胆汤加减；若阳虚不化水，寒饮内停，上逆凌心，则兼见心下逆满、心悸怔忡者，加桂枝 10g，干姜 10g，以温阳化饮，或用苓桂术甘汤加味。

3. **使用注意** 对于肝肾阴虚、气血不足之眩晕，不宜应用。

4. **现代应用** 本方现代常用于治疗耳源性眩晕、神经性眩晕等属风痰上扰者。

天麻钩藤饮

【来源】胡光慈经验方（《中医内科杂病证治新义》）

【组成】天麻　钩藤　生决明　山栀　黄芩　川牛膝　杜仲　益母草　桑寄生　夜交藤　朱茯神

【用法】水煎服。

【功用】平肝熄风，清热活血，补益肝肾。

【主治】眩晕耳鸣，头痛且胀，每因烦劳或恼怒而头晕加剧，面部时而潮红，急躁易怒，口苦，舌质红，苔黄，脉弦。

【方解】方用天麻、钩藤二药为君，均入肝经，均有平肝熄风之效，且天麻有定眩晕之专长。石决明性味咸平，平肝潜阳，除热明目；川牛膝引血下行，直折亢阳，共为臣药，以助君药平肝熄风之功。配黄芩、栀子清热泻火，使肝经之热不致上炎内扰；伍益母草活血利水，有利于肝阳之平降，亦合乎"治风先止血，血行风自灭"之理；再用杜仲、桑寄生补益肝肾，夜交藤、朱茯神宁心安神，以上均为佐药。诸药组合成方，为平肝熄风，清热宁神，滋补肝肾，引血下行之剂，是辨证与辨病相结合，治疗高血压病肝阳偏亢之良方。

【临床应用】

1. 用方要点　本方所治之证乃肝肾之阴不足，肝阳偏亢，肝风上扰之证。因肾水不足，水不涵木，阴不制阳，肝阳偏亢，阳亢化风，风阳上扰，上冒清窍，则发眩晕耳鸣，头痛且胀。劳则伤肾，怒则伤肝，故每因烦劳或恼怒而头晕加剧。阳升则面部潮红，肝旺则急躁易怒。肝与胆相表里，胆热上溢，则口苦。舌质红，苔黄，脉弦，均为肝阳上亢之征。本证病机以阳亢化风上扰为标，肝肾阴虚为本，标急本缓。治宜平肝熄风，清热活血，滋补肝肾。本方平肝熄风药（天麻、钩藤）与清降肝热（黄芩、栀子）、活血利水药（川牛膝、益母草）相伍，增强平肝熄风之效；方中所配伍的药物，多味具有降血压的药理作用，组方思路融合中、西医理。本方适用于肝肾不足，肝阳偏亢，肝风上扰之证，临床使用当以头痛，眩晕，失眠，舌红苔黄，脉弦为依据。

2. 随症加减　若偏于火盛者，兼见目赤，脉弦数，舌苔黄燥可加龙胆10克、菊花10克、丹皮10克，以清泻肝火。或用龙胆泻肝汤加石决明10克、钩藤15克、天麻10克，以清泻肝火。若便秘者，可加大黄10克、芦荟3克，以泻肝通腑。或用当归龙荟丸，以泻肝通便。若肝阳化风，见眩晕急剧，泛泛欲吐，四肢麻木或手足震颤，可加羚羊角5克、珍珠母15克、生牡蛎30克、代赭石30克，以镇肝熄风。或用羚羊角汤，以镇肝熄风。若偏于肾阴虚者，证见腰膝酸软，遗精乏力，舌质红光，脉象细数，可加生地10克、女贞子10

克、山萸肉 12 克，以滋补肝肾。或用大定风珠，以育阴潜阳。

3. **使用注意**　肝经实火或湿热所致的头痛，不宜使用本方。

4. **现代应用**　本方是 20 世纪 50 年代中西医结合治疗高血压病的方剂，其制方原理一方面选药以中医理法为指导，另一方面选药又结合了药理实验证实有降压作用者。本方常用于高血压病、脑血栓形成、脑出血、脑梗死、面神经痉挛、更年期综合征、高脂血症、颈椎病等肝阳偏亢、肝风上扰者。

5. **应用经验**　本方以天麻治头部内伤、头晕头痛为主药，《本草汇言》言天麻"主头痛，头晕虚旋"；张元素曰其能"治风虚眩晕头痛"；《本草新编》云："天麻，能止昏眩，治筋骨拘挛，通血脉，开窍。"并辅以钩藤、白蒺藜等清利头目；配以当归、赤白芍、川芎、丹参等养血和营、活血通脉；取四物之理，更用枣仁、茯神等养心安神，以治头部内伤所致的心悸不安，夜寐不宁之患。全方以达平肝宁神、和营养血之功。

清肝汤

【来源】龚志贤经验方（《医学入门》）

【组成】川芎一钱　当归一钱　白芍一钱半　柴胡八分　山栀四分（炒）　牡丹皮四分

【用法】水煎服。

【功用】补气活血，疏肝解郁，清利湿热。

【主治】肝阳上亢所致眩晕、耳鸣、头胀痛、易怒、失眠多梦、口苦。舌质红苔黄，脉弦。肝阳亢盛，偏实证者，见脉弦有力，体壮。

【临床应用】**随症加减**　肝肾阴虚甚加川楝、女贞子各 10 克；气滞血瘀甚者加赤芍、香附各 10 克；肝郁脾虚甚者加郁金、白术各 10 克；肝经湿热重者加龙胆草、绵茵陈各 10 克。

百合止眩汤

【来源】程门雪经验方（《程门雪医案》）

【组成】野百合 9 克　南沙参 9 克　潼白蒺藜各 9 克　煅牡蛎 12 克（先煎）　块滑石 12 克（先煎）　炒白术 4.5 克　煨天麻 2.4 克　枸杞子 9 克　炒杭菊 6 克　福泽

泻 4.5 克　煅石决明 12 克（先煎）　薄荷炭 2.4 克　嫩钩藤 9 克（后下）　荷叶边 1 圈

【用法】水煎服，日 1 剂。

【功用】滋肝肾，益心营，平肝阳，清湿热。

【主治】头眩胀。症见寒热之后，头眩胀未清，神疲乏力，胃纳尚香。

【临床应用】应用经验　证属肝肾阴亏，心营不足，肝阳上亢，下焦湿热。故以百合、沙参、甘杞、潼蒺藜滋肝养肾；牡蛎、石决明、天麻、钩藤、杭菊平肝潜阳；滑石、泽泻清利湿热。

平肝潜阳止晕汤

【来源】沈全鱼经验方（《眩晕证治》）

【组成】天麻 10 克　钩藤 30 克　杭菊花 10 克　生杜仲 15 克　草决明 30 克
生槐花 15 克　夏枯草 15 克　杭白芍 12 克　栀子 10 克　怀牛膝 10 克　女贞子 10 克
生山楂 10 克　珍珠母 30 克

【用法】水煎服。

【功用】平肝潜阳，熄风止晕。

【主治】眩晕耳鸣，头痛且胀，每因情绪波动诱发或加剧，面色潮红，口苦，舌质红，苔黄，脉弦。

【方解】本方可治疗肝阳上亢所致的眩晕。方中天麻、白芍、珍珠母、草决明、生山楂、生槐花清肝潜阳；钩藤、菊花平肝熄风；栀子、夏枯草降泻肝火，女贞子、生杜仲、怀牛膝补肾柔肝。

【临床应用】

1. **现代应用**　本方可治疗高血压及脑动脉硬化。夏枯草、生山楂、草决明有降血压及治疗和预防脑动脉硬化的作用；菊花、钩藤、栀子有降血压作用。

2. **使用注意**　忌饮酒及食辛辣肥腻之品。

清泻肝火止晕汤

【来源】沈全鱼经验方（《眩晕证治》）

【组成】龙胆草 6 克　生石膏 30 克　栀子 10 克　菊花 10 克　钩藤 15 克　羚羊

角1克　蔓荆子10克　丹皮10克　大黄10克

【用法】水煎服。

【功用】清泻肝火，熄风止晕。

【主治】头眩而胀，面红目赤，口苦便秘，舌苔黄燥，脉象弦数。

【方解】本方可治疗肝火上扰所致的眩晕。方用龙胆草、栀子、石膏、大黄、丹皮清泻肝目之火，菊花、钩藤、羚羊角、蔓荆子熄风治眩。

【临床应用】

1. 现代应用　本方可治疗高血压及周围性眩晕。

2. 使用注意　忌食辛辣食物。

调补阴阳止晕汤

【来源】沈全鱼经验方（《眩晕证治》）

【组成】仙茅15克　淫羊藿15克　巴戟天12克　当归10克　女贞子10克　生地黄12克　合欢花30克　郁金10克　白芍12克　钩藤15克　天麻10克　菊花10克　黄芪15克　肉苁蓉10克

【用法】水煎服。

【功用】调补阴阳，解郁安神。

【主治】头晕目眩，心烦易怒，月经不调，疲乏无力，舌淡苔白、脉弦细。

【方解】本方可治疗阴阳俱虚所致的眩晕。方中仙茅、淫羊藿、巴戟天、女贞子、生地黄、肉苁蓉、当归、黄芪调补阴阳气血；合欢花、郁金、白芍解郁安神；钩藤、菊花、天麻熄风治晕。

【临床应用】

1. 现代应用　本方可治疗妇女更年期综合征。

2. 使用注意　适当参加些轻体力劳动。

理脾化痰止晕汤

【来源】沈全鱼经验方（《眩晕证治》）

【组成】天麻10克　钩藤15克　清半夏10克　茯苓10克　竹茹6克　橘皮10克

郁金 10 克　白芍 12 克　旋覆花 10 克　代赭石 30 克　大黄 9 克　白术 10 克

【用法】水煎服。

【功用】理脾化痰，降逆止晕。

【主治】眩晕突发，视物旋转，耳鸣耳聋，呕吐恶心，舌苔黄腻，脉象滑。

【方解】本方可治疗痰浊上蒙清窍所致的眩晕。方中半夏、茯苓、白术、橘皮健脾化痰；旋覆花、代赭石降泻浊逆止呕；郁金、白芍解郁安神；天麻、钩藤熄风止晕；大黄降逆。

【临床应用】

1. **现代应用**　本方可治疗周围性眩晕。

2. **使用注意**　避免恼怒及精神抑郁。

通窍活血止晕汤

【来源】沈全鱼经验方（《眩晕证治》）

【组成】当归 10 克　川芎 6 克　生地 10 克　赤芍 10 克　炒桃仁 10 克　红花 6 克　郁金 10 克　三七参 5 克　合欢花 30 克　全蝎 5 克　菊花 10 克　栀子 10 克　蔓荆子 10 克

【用法】水煎服。

【功用】通窍活血，搜风治眩。

【主治】头晕目眩，头痛如刺，动则加剧，健忘失眠，舌有瘀点，脉沉涩。

【方解】本方适应于痹血阻络所致的眩晕。方中当归、川芎、生地、赤芍、桃仁、红花、三七参祛瘀活血；郁金、合欢花解郁安神；全蝎搜风通络；菊花、栀子、蔓荆子清脑治眩。

【临床应用】

1. **现代应用**　本方可治疗脑震荡后遗症。

2. **使用注意**　忌食辛辣食物。

第五章 头 痛

一、定义

头痛病是指由于外感与内伤，致使脉络拘急或失养，清窍不利所引起的以头部疼痛为主要临床特征的疾病。头痛既是一种常见病证，也是一个常见症状，可以发生于多种急慢性疾病过程中，有时亦是某些相关疾病加重或恶化的先兆。

西医学中的偏头痛，还有国际上新分类的周期性偏头痛、紧张性头痛、丛集性头痛及慢性阵发性偏头痛等，凡符合头痛证候特征者均可参考本节辨证论治。

二、病因病机

1. **感受外邪** 多因起居不慎，坐卧当风，感受风寒湿热等外邪上犯于头，清阳之气受阻，气血不畅，阻遏络道而发为头痛，外邪中以风邪为主。

2. **情志郁怒** 长期精神紧张忧郁，肝气郁结，肝失疏泄，络脉失于条达拘急而头痛；或平素性情暴逆，恼怒太过，气郁化火，日久肝阴被耗，肝阳失敛而上亢，气壅脉满，清阳受扰而头痛。

3. **饮食不节** 素嗜肥甘厚味，暴饮暴食，或劳伤脾胃，以致脾阳不振，脾不能运化转输水津，聚而痰湿内生，以致清阳不升，浊阴下降，清窍为痰湿所蒙；或痰阻脑脉，痰瘀痹阻，气血不畅，均可致脑失清阳、精血之充，脉络失养而痛。

4. **内伤不足** 先天禀赋不足，或劳欲伤肾，阴精耗损，或年老气血衰败，或久病不愈，产后、失血之后，营血亏损，气血不能上营于脑，髓海不充则可致头痛。此外，外伤跌扑，或久病入络则络行不畅，血瘀气滞，脉络失养而易致头痛。

三、辨病辨证要点

1. 辨病要点

头痛一般与"眩晕"、"真头痛"相鉴别，临床表现，头痛以疼痛为主，实证较多见，而眩晕则以昏眩为主，虚证较多。真头痛为头痛的一种特殊重症，其特点为起病急骤，多表现为突发的剧烈头痛，持续不解，阵发加重，手足逆冷至肘膝，甚至呕吐如喷，肢厥、抽搐。

2. 辨证要点

（1）辨外感内伤：可根据起病方式、病程长短、疼痛性质等特点进行辨证。

（2）辨疼痛性质：辨疼痛性质有助于分析病因。

（3）辨疼痛部位：辨疼痛部位有助于分析病因及脏腑经络。

（4）辨诱发因素：因劳倦而发，多为内伤，气血阴精不足；因气候变化而发，常为寒湿所致；因情志波动而加重，与肝火有关；因饮酒或暴食而加重，多为阳亢；外伤之后而痛，应属瘀血。

四、治疗大法

中医治疗头痛，根据各种症状表现的不同，辨别致病之因，尤其注意头痛的久暂，头痛的性质、特点及部位，辨别外感与内伤；根据头痛的部位辨别所属脏腑或者所属经络；从兼证来审病因定证候。大抵头痛可以循经判断，利于审因施治。

头风摩散

【来源】《金匮要略·中风历节病》

【组成】大附子一枚（炮）　盐等份

【用法】上二味为散，沐了，以方寸匕，已摩疾上，令药力行。

【功用】温肾逐寒，通经止痛。

【主治】肾虚头痛证。症见偏正头痛，头痛较甚，发作无时，每遇风寒则痛甚，或小便不利，或腰背冷痛，舌淡，苔白，脉沉迟。亦可用于风中经络之口眼㖞斜，脉弦。

【临床应用】

1. 用方要点　用方思路：正确使用头风摩散，以主治肾寒头痛证为基础方，以主治骨节筋脉寒证为临床扩大应用。病变证机：阳气虚弱而不能温煦，寒气内盛而充斥于上，以此而演变为肾寒头痛病理病证。审证要点：根据头痛，受凉加重，小便不利，舌质淡，苔薄白，脉沉或迟为用方审证要点。

2. 随症加减 若头痛甚者，加桂枝、麻黄、川芎，以温阳散寒止痛；若气虚者，加人参、白术，以益气补虚等。

3. 使用注意 阴虚证，痰热证，湿热证，慎用本方。

4. 现代应用 现代药理研究证实，本方有抗炎、强心、升压及抗休克、增强免疫功能、扩张周围血管、抗心肌缺血、促进血小板聚集、镇痛、局部麻醉等作用。合理运用头风摩散指导中医辨证与西医辨病，无论是治疗神经疾病，还是治疗心血管疾病等，都必须符合头风摩散主治病变证机与审证要点，以此才能取得治疗效果。临证选用头风摩散治疗西医疾病还可用于：心肌缺血，风湿性心脏病，脉管炎，三叉神经痛，神经性头痛，血管神经性头痛，顽固性头痛等。

5. 历代名家的应用经验

（1）《金匮要略·祛风门》："头风，乃偏着之病，故以附子劫之，盐清其邪。"本方以"头风"名之，可知为治头风之剂。头风，《内经》谓之"首风"。《素问·风论》云："新沐中风，则为首风"，"首风之状，头面多汗恶风，当先风一日，则病甚，头痛不可出内，至其风日，则病少愈。"可见，本病是以头痛，汗出，恶风为主症，其病位在于头部之经络，故用本方涂搽头部外治，较为便捷。方中附子味辛大热，可以散经络之风寒；盐味咸微辛，入血分去皮肤之风毒，两药合用共奏散风寒止疼痛之功。

（2）本方亦见于《千金要方·头面风门》及《外台秘要·头风头痛门》。因头为诸阳之首，阳气易泻，寒邪善袭，且每每汗后着湿，着而不去。内服此类药往往生火助邪，不但寒湿未去，反招实实之祸。故仲圣巧制方药，以附子之辛热散痹阻之寒，用食盐咸寒清浮蕴之热，阴阳相济，互为佐使，如一骁将直入敌阵。摩法虽现已少用，但其功却不可没。继张仲景之后，善用摩法，并光大摩法的是葛洪。在他的《肘后备急方》中，记载了大量的摩膏。这不但继承了仲圣摩散的特点，而且改散为膏，不易散落，吸附力更强，且易储存，免受潮湿。如著名的丹参膏、苍梧道士陈元膏、莽草膏等都是常用效方。

当归四逆汤

【来源】《伤寒论》

【组成】当归三两　桂枝三两（去皮）　芍药三两　细辛三两　甘草二两（炙）通草二两　大枣二十五个（擘，一法十二个）

【用法】以水八升，煮取三升，去滓，温服一升，日三次。

【功用】发表温中，温经散寒止痛，养血通脉。

【主治】血虚受寒之偏头痛，伴有手足厥寒；舌淡苔白，脉沉细或沉细欲绝者；并治寒入经络，以致腰股、腿、足疼痛或麻木。

【方解】方中用当归为君，以补血，以芍药为臣，辅之而养营气，用酸甘以缓中，辛甘以温表，寓治肝四法。桂枝之辛以温肝阳，细辛之辛以通肝阴，以桂枝、细辛之苦，以散寒湿气为佐；以大枣甘草为使，而益其中，补其不足；通草其性极通，善开关节，内通窍而外通营，以通草之淡而能行其脉道与厥也。全方共奏温经散寒止痛，养血通脉之效。本方的配伍特点是温阳与散寒并用，养血与通脉兼施，温而不燥，补而不滞。

【临床应用】

1. **用方要点**　本方证由营血虚弱，寒凝经脉，血行不利所致偏头痛。素体血虚而又经脉受寒，寒邪凝滞，血行不利，阳气不能达于头面及四肢末端，营血不能充盈血脉，遂呈头痛，伴有手足厥寒、脉细欲绝。此手足厥寒只是指掌至腕、踝不温，与四肢厥逆有别。治当温经散寒止痛，养血通脉。

2. **随症加减**　肝肾阴虚如以肝阳偏亢为主者则加天麻、钩藤、白蒺藜、蔓荆子；若以肾阴虚为主者则加熟地、山药、枸杞子、山茱萸；痰湿郁甚者加半夏、天麻、白术、茯苓；气滞血瘀者加桃仁、红花、川芎、莪术；疼痛甚者加蜈蚣、地龙、全蝎。治腰、股、腿、足疼痛属血虚寒凝者，可酌加川断、牛膝、鸡血藤、木瓜等活血祛瘀之品；若加吴茱萸、生姜，又可治本方证内有久寒，兼有水饮呕逆者；若用治妇女血虚寒凝之经期腹痛，及男子寒疝、睾丸掣痛、牵引少腹冷痛、肢冷脉弦者，可酌加乌药、茴香、良姜、香附等理气止痛；若血虚寒凝所致的手足冻疮，不论初期未溃或已溃者，均可以本方加减运用。

3. **使用注意**　本方只适用于血虚寒凝之偏头痛，其他原因之偏头痛不宜使用。

4. **现代应用**　现用于血栓闭塞性脉管炎、小儿睾丸鞘膜积液、新生儿硬肿症、早期雷诺病及冻伤等属于血虚、阳气不足、寒侵经脉所致者。

吴茱萸汤

【来源】《伤寒论》

【组成】 吴茱萸一升（洗） 人参三两 生姜六两（切） 大枣十二枚（擘）

【用法】 以水七升，煮取二升，去滓，温服七合，日三次。

【功用】 温中补虚，降逆散寒止痛。

【主治】 厥阴头痛。巅顶头痛伴有干呕，吐涎沫，脘腹作痛，吞酸嘈杂，手足厥冷，烦躁欲死，脉沉弦或迟等症状。

【方解】 方中吴茱萸辛热而味厚，经曰味为阴，味厚为阴中之阴，故走下焦而温少阴、厥阴，吴茱萸为厥阴本药，能温振肝阳，肝阳振则浊阴自降，故又治肝气上逆，呕涎头痛，吴茱萸温胃散寒，且能下三阴之逆气而为君药；生姜温胃散寒、降逆止呕，与君药相须为用，使散寒、降逆之功倍增，为臣药；人参、大枣益气健脾可为兼治。全方功在温中、降逆，使脾土健旺，心肾自安。

【临床应用】

1. **用方要点** 肝胃虚寒，浊阴上逆证之巅顶头痛。本症系脾弱胃虚，寒饮内生，因肝阳不足而寒饮犯之，胃病及肝。寒为阴邪，重伤肝阳，肝阳伤则阴无以制，足厥阴之脉属肝挟胃上贯膈，与督脉会与巅顶，故浊阴之气循经上犯，寒凝经脉，则见厥阴经脉所至之巅顶疼痛。故症可见巅顶头痛伴有食后泛泛欲呕，或呕吐酸水，或干呕，或吐清涎冷沫，胸满脘痛，畏寒肢凉，甚则伴手足逆冷，大便泄泻，烦躁不宁，舌淡苔白滑，脉沉弦或迟。本方治疗厥阴头痛有良效，其关键在于吴茱萸一味。辛开苦降，温振肝阳，临床若辨证为肝阳虚，绝不可畏其温燥而祛用，吴茱萸温阳降浊之力绝非姜附可代。

2. **随症加减** 头痛著者，加川芎、白芷、藁本、细辛；胃痛著者，加丹参、木香、砂仁；呕吐著者，加半夏、生赭石；手足厥逆、烦躁著者，加干姜、附子。

3. **使用注意**

（1）本方辛苦甘温，对热性头痛、呕吐、胃腹痛不宜使用。

（2）服本方汤剂后，常觉胸中难受，头痛增剧或眩晕，但半小时左右反应即消失，故服药后可稍事休息，以减轻反应。

（3）吴茱萸有小毒，用量不宜重。

4. 现代应用　现用于慢性胃炎、妊娠呕吐、神经性呕吐、梅尼埃病等属肝胃虚寒者。

小柴胡汤

【来源】《伤寒论》

【组成】柴胡半斤　黄芩三两　人参三两　半夏（洗）半升　甘草（炙）三两　生姜（切）三两　大枣（擘）十二个

【用法】上七味，以水一斗二升，煮取六升，去滓，再煎，取三升，温服一升，日三服。

【功用】和解表里。

【主治】伤寒少阳病，寒热往来，胸胁苦满，不思饮食，心烦喜呕，口苦咽干，目眩头痛，舌苔薄白，脉弦数，或妇人伤寒，热入血室。以及疟疾、黄疸等杂病见少阳证者。妇人伤风，头痛烦热；经血适断，寒热如疟，发作有时；及产后伤风，头痛烦热。发热，耳暴聋，颊肿胁痛，胻不可以运。伤暑发疟，热多寒少，或但热不寒，咳嗽烦渴，小便赤；败毒瘀心，毒涎聚于脾，血乘上焦，病欲来时，令人迷困，甚则发躁狂妄，亦有哑不能言者。为挟岚嶂溪源蒸毒之气，岭南地毒苦炎，燥湿不常，人多患此状。瘰疬，乳痈，便毒，下疳，及肝经分一切疮疡。一切仆伤等证，因肝胆经火盛作痛、出血者。肝胆经风热，肿痛色赤。

【方解】方中柴胡清透少阳半表之邪，疏达经气从外而解为君；黄芩清泄少阳半里之热为臣；人参、甘草益气扶正，抵抗病邪，半夏和中降逆为佐；生姜助半夏和胃，大枣助参、草益气，姜、枣合用和胃气，生津，又可调和营卫为使。诸药合用，共奏和解少阳之功。

【临床应用】

1. 用方要点　小柴胡汤为治少阳病之主方。少阳包括足少阳胆和手少阳三焦，其性喜条达而恶抑郁，其气喜疏泄而恶凝滞，为表里阴阳顺接之枢纽，掌内外出入之途，司上下升降之机。凡邪气侵犯少阳，使少阳经腑同病，可致肝胆疏泄不利，气机不舒，气血津液不行，内外上下不通，诸病生焉。少阳经病证表现为三焦经以及胆经的病证。少阳病证，邪不在表，也不在里，汗、吐、下三法均不适宜，只有采用和解方法。方中药物可分三组：一为柴胡、黄芩清解少阳经腑之邪热，又能疏利肝胆气机，为和解少阳、表里之主药；二为半夏、生姜和胃降逆止呕，并通过其辛散作用，兼助柴胡透达经中之邪；三是人参、甘草、大枣益气调中，既能鼓舞胃气以助少阳枢转之力，又能补脾胃以杜绝少阳之邪内传之路。诸药共伍，少阳经腑同治，又旁顾脾胃，使气郁得达，火郁得发，枢机自利。

2. 随症加减 若胸中烦而不呕者，去半夏、人参，加瓜蒌一枚；若渴，去半夏，加人参四两半，天花粉四两；若胁下痞硬，去大枣，加牡蛎四两；若不渴，外有微热者，去人参，加桂枝三两，温覆微汗愈。

3. 使用注意

（1）本方主要作用在于柴胡，必须重用。《时方妙用》说："方中柴胡一味，少用四钱，多用八钱。"其剂量以大于人参、甘草一倍以上为宜。

（2）应用要抓住柴胡汤证的主证、主脉，"但见一证便是，不必悉具"。

（3）本方证或然证较多，当在辨明主证、主脉的基础上，随证灵活加减。

（4）忌发汗，忌利小便，忌通大便。

4. 现代应用 西医学界对于小柴胡汤之应用与研究，更加深入广泛，几乎遍及内、外、妇、儿、五官、神经等各科领域，应用病症甚多，恕不赘录。

柴胡加龙骨牡蛎汤

【来源】《伤寒论》

【组成】 柴胡四两 龙骨一两半 黄芩一两半 生姜（切）一两半 铅丹一两半 人参一两半 桂枝（去皮）一两半 茯苓一两半 半夏二合半（洗） 大黄二两 牡蛎一两半（熬） 大枣六枚（擘）

【用法】 以水八升，煮取四升，纳大黄，切如棋子，更煮一二沸，去滓，温服一升。

【功用】 下肝胆之惊痰。疏解泄热，重镇安神。

【主治】 肝火上扰，肝郁之头痛证。伴有耳鸣、耳聋，口干，胸满，烦惊，小便不利，谵语，一身尽重，舌红苔黄，脉弦紧。

【方解】 方中以柴胡为君，以通表里之邪而止头痛，除胸满，以人参、半夏为臣辅之，加生姜、大枣而通其津液；加龙骨、牡蛎、铅丹，收敛神气而镇惊为佐，加茯苓以利小便而行津液；加大黄以逐胃热、止谵语；加桂枝以行阳气而解身重错杂之邪，共为使。

【临床应用】

1. **用方要点**　本方为和解少阳，疏理气机之方，适用于肝胆气逆，瘀血内阻，肝火不泄，循少阳经脉上扰头面所致头痛，伴有耳鸣、耳聋、口干，胸满，烦惊，小便不利，谵语，一身尽重，舌红苔黄，脉弦紧等症状。

2. **随症加减**　肝火亢盛者，加夏枯草、龙胆草等以清肝经郁热；瘀血症状明显者加香附、当归、赤芍、丹参等行气活血；耳鸣耳聋显著者加磁石、石菖蒲开窍聪耳；胸闷胁痛者加枳壳、瓜蒌、郁金等宽胸理气。

3. **使用注意**

（1）方中铅丹有毒，须用布包煎，先煎 30 分钟再下诸药。而且铅丹用量不宜过大，防止发生铅中毒。长期须服用本方者，可改用生铁落代用之，也可用灵磁石代之。

（2）本方证以柴胡证占主导，兼太阳及阳明证，其虚实错杂，若入里至阳明为主，或入三阴证者，则不宜用本方。

4. **现代应用**　现代应用于癫痫，耳鸣，神经官能症，甲状腺功能亢进，帕金森病，舞蹈病，更年期综合征等病症。

5. **历代名家的应用经验**　刘渡舟擅用本方治疗癫痫病。《刘渡舟医案》：尹某某，男，34 岁。胸胁发满，夜睡呓语不休，且乱梦纷纭，时发惊怖，精神不安，自汗出，大便不爽。既往有癫痫史，此病得之于惊吓之余。视其人神情呆滞，面色发青，舌红而苔白黄相兼，脉来沉弦。辨为肝胆气郁，兼阳明腑热，而心神被扰，不得潜敛之证。治宜疏肝泻胃，镇惊安神。予本方一剂，大便通畅，胸胁满与呓语皆除，精神安定，不复梦扰，唯欲吐不吐，胃中似嘈不适，上方加竹茹、陈皮，服之而愈。

附子汤

【来源】《伤寒论》

【组成】附子二枚（炮，去皮，破八片）　茯苓三两　人参二两　白术四两　芍药三两

【用法】上以水八升，煮取三升，去滓，温服一升，日三次。服药前先

灸之。

【功用】温经散寒，温肾助阳，祛寒化湿。

【主治】少阴阳虚寒湿内侵之头痛，身体骨节疼痛，恶寒肢冷，苔白滑，脉沉微。

【方解】附子汤，少阴固本御邪之剂，功在倍用生附，力肩少阴之重任，故以名方。其佐以太、厥之药者，扶少阴之阳，而不调太、厥之开阖，则少阴之枢终不得和，故用白术以培太阴之开，白芍以收厥阴之阖，茯苓以利少阴枢纽。独是少阴之邪，其出者从阴内注于骨，苟非生附，焉能直入少阴，注于骨间，散寒救阳，尤必人参佐生附，方能下鼓水中之元阳，上资君火之热化，全赖元阳一起，而少阴之病霍然矣。方中重用炮附子温经壮阳；人参补益元气；茯苓、白术健脾化湿；芍药和营止痛。辛以散之，附子之辛以散寒；甘以缓之，茯苓、人参、白术之甘以补阳；酸以收之，芍药之酸以扶阴。所以然者，偏阴偏阳则为病。火欲实，水当平之，不欲偏胜也。诸药合用，共奏温经助阳，祛寒除湿之功。

【临床应用】

1. **用方要点** 少阴阳虚，寒湿内侵，见头痛，背恶寒，身体骨节疼痛，手足寒，脉沉者。治宜助阳化气和祛湿解表，两者相辅相成。须顾护人体阳气，因湿属阴邪，伤阳为先，其性濡滞，不易速除。祛湿则有益于助阳，助阳则湿邪易化。

2. **使用注意**

（1）本方大温大补，为证治伤寒之药，方中附子用炮附子，因其量倍，而宜先煎 1 小时以上，以减其毒性。

（2）忌海藻、菘菜、猪肉、生葱、桃、李、雀肉等。

（3）本方禁用于内外皆热者，或真热假寒者。

3. **现代应用** 现用于风湿性关节炎、坐骨神经痛，风湿性心脏病等属于风寒湿邪而成者。

川芎茶调散

【来源】《太平惠民和剂局方》

【组成】薄荷叶（不见火）八两 川芎四两 荆芥（去梗）四两 香附子（炒）八

两（别本作细辛去芦一两）　防风（去芦）一两半　白芷二两　羌活二两　甘草（爁）二两

【用法】每服二钱，食后茶清调下。

【功用】疏风止痛

【主治】风邪头痛，或偏或正，或巅顶作痛，作止无时，或见恶寒发热，目眩鼻塞，舌苔薄白，脉浮者。

【方解】方中川芎辛温香窜，为血中气药，上行头目，为治诸经头痛之要药，善于祛风活血而止头痛，长于治少阳、厥阴经头痛（头顶或两侧头痛），故为方中君药。薄荷、荆芥辛散上行，以助君药疏风止痛之功，并能清利头目，共为臣药。其中薄荷用量独重，以其之凉，可制诸风药之温燥，又能兼顾风为阳邪，易于化热化燥之特点。羌活、白芷疏风止痛，其中羌活长于治太阳经头痛（后脑连项痛），白芷长于治阳明经头痛（前额及眉棱骨痛），李东垣谓"头痛须用川芎，如不愈，各加引经药，太阳羌活，阳明白芷"；细辛祛风止痛，善治少阴经头痛（脑痛连齿），并能宣通鼻窍；防风辛散上部风邪。上述诸药，协助君、臣药以增强疏风止痛之功，共为方中佐药。甘草益气和中，调和诸药为使。服时以茶清调下，取其苦凉轻清，清上降下，既可清利头目，又能制诸风药之过于温燥与升散，使升中有降，亦为佐药之用。综合本方，集众多辛散疏风药于一方，升散中寓有清降，具有疏风止痛而不温燥的特点，共奏疏风止痛之功。

【临床应用】

1. **用方要点**　本方所治之头痛，为外感风邪所致。风为阳邪，头为诸阳之会，清空之府。风邪外袭，循经上犯头目，阻遏清阳之气，故头痛、目眩；鼻为肺窍，风邪侵袭，肺气不利，故鼻塞；风邪犯表，则见恶风发热、舌苔薄白、脉浮等表证；若风邪稽留不去，头痛日久不愈，风邪入络，其痛或偏或正，时发时止，休作无时，即为头风。外风宜散，故当疏散风邪以止头痛。

2. **随症加减**　风为百病之长，外感风邪，多有兼夹。若属外感风寒头痛，宜减薄荷用量，酌加苏叶、生姜以加强祛风散寒之功；外感风热头痛，加菊花、僵蚕、蔓荆子以疏散风热；外感风湿头痛，加苍术、藁本以散风祛湿；头风头痛，宜重用川芎，并酌加桃仁、红花、全蝎、地龙等以活血祛瘀、搜风通络。

3. **使用注意**　导致头痛的原因很多，有外感与内伤的不同，对于气虚、血虚、或肝肾阴虚、肝阳上亢、肝风内动等引起的头痛，均不宜使用。

4. **现代应用** 本方常用于感冒头痛、偏头痛、血管神经性头痛、慢性鼻炎头痛等属于风邪所致者，亦可加减用于治疗丛集性头痛。

归脾汤

【**来源**】《严氏济生方》

【**组成**】白术一两 茯神（去木）一两 黄芪（去芦）一两 龙眼肉一两 酸枣仁（炒，去壳）一两 人参半两 木香（不见火）半两 甘草（炙）二钱半

【**用法**】上㕮咀。每服四钱，水一盏半，加生姜五片。大枣一枚，煎至七分，去滓温服，不拘时候。

【**功用**】益气补血，健脾养心。

【**主治**】心脾气血两虚之头痛。症见头痛伴有心悸怔忡，健忘失眠，盗汗，体倦食少，面色萎黄，舌淡，苔薄白，脉细弱。

【**方解**】方中以参、芪、术、草甘温之品补脾益气以生血，使气旺而血生；龙眼肉甘温补血养心；茯神、酸枣仁宁心安神；木香辛香而散，理气醒脾，与大量益气健脾药配伍，复中焦运化之功，又能防大量益气补血药滋腻碍胃，使补而不滞，滋而不腻；用法中姜、枣调和脾胃，以资化源。全方共奏益气补血，健脾养心之功，为治疗思虑过度，劳伤心脾，气血两虚之头痛之良方。

【**临床应用**】

1. **用方要点** 本方证因思虑过度，劳伤心脾，气血亏虚所致头痛。心藏神而主血，脾主思而统血，思虑过度，心脾气血暗耗，脾气亏虚则体倦、食少；心血不足则见头痛伴有惊悸、怔忡、健忘、不寐、盗汗；面色萎黄，舌质淡，苔薄白，脉细缓均属气血不足之象。上述诸症虽属心脾两虚，却是以脾虚为核心，气血亏虚为基础。脾为营卫气血生化之源，《灵枢·决气》曰："中焦受气取汁，变化而赤是为血。"

2. **随症加减** 偏于气虚者，可重用党参、黄芪；偏于血虚者，可重用龙眼肉，加当归补血；若食欲不振者，可加陈皮、半夏等，若失眠较甚者，加五味子、合欢花；若心悸较甚者，加磁石、朱砂镇心安神；若畏寒肢冷，面色苍白者，加肉桂、附子以温壮心脾；用于崩漏下血偏寒者，可加艾叶炭、炮姜炭，以温经止血；偏热者，加生地炭、阿胶、棕榈炭，以清热止血。

3. **使用注意** 忌生冷饮食；阴虚内热者慎用。

4. **现代应用** 现代研究表明本方具有激活老龄动物脑内功能低下的胆碱能神经作用，能改善学习和记忆能力，能增强免疫，调节中枢神经功能，增进造血功能，有强壮作用。此外，还有抗休克、镇静、降血压、改善脂质代谢等作用。可用于治疗消化性溃疡、神经衰弱、原发性血小板性紫癜、更年期综合征、崩漏、血吸虫病、病态窦房结综合征、再生障碍性贫血、系统性红斑狼疮、功能失调性子宫出血、视疲劳、慢性苯中毒、脑外伤后综合征、脱发（斑秃、全秃及脂溢性脱发）等属于心脾气血两虚者。

5. **历代名家的应用经验** 元代危亦林《世医得效方》记载了除严氏提出归脾汤所治诸症之外，尚可治疗"脾不统摄心血以至妄行，或吐血下血"。明代薛立斋在《校注妇人良方》中在严氏的原方中增加了当归、远志，形成了沿用至今之归脾汤的全部成分。清代汪昂《医方集解》又进一步提出归脾汤除治疗劳伤心脾诸症之外，尚可用于"惊悸盗汗食少，……妇人经带"等症。

防风通圣散

【来源】《黄帝素问宣明论方》

【组成】防风半两　川芎半两　当归半两　芍药半两　大黄半两　薄荷叶半两　麻黄半两　连翘半两　芒硝半两　石膏一两　黄芩一两　桔梗一两　滑石三两　甘草二两　荆芥一分　白术一分　栀子一分

【用法】每服二钱，水一大盏，生姜三片，煎至六分，温服。

【功用】疏风退热止痛，泻火通便，解酒，解利诸邪所伤，宣通气血，上下分消，表里交治。

【主治】表里俱实之头痛，症见憎寒壮热无汗，口苦咽干，二便秘涩，舌苔黄腻，脉数。

【方解】防风、麻黄解表药也，风热之在皮肤者，得之由汗而泄；荆芥、薄荷清上药也，风热之在巅顶者，得之由鼻而泄；大黄、芒硝通利药也，风热之在肠胃者，得之由后而泄；滑石、栀子水道药也，风热之在决渎者，得之由溺而泄。风淫于膈，肺胃受邪，石膏、桔梗清肺胃也；风之为患，肝木主之，川芎、归、芍和肝血也；黄芩清中上之火；连翘散气聚血凝；甘草缓峻而和中（重用甘草、滑石，亦犹六一利水泻火之意）；白术健脾而燥湿。上下分消，表里交治，由于散泻之中，犹寓温养之意，所以汗不伤表，下不伤里也。

【临床应用】

1. **用方要点** 此方足太阳、阳明表里血气药也，治表里皆实之头痛。症见憎寒壮热无汗，口苦咽干，二便秘涩，舌苔黄腻，脉数。防风、荆芥、薄荷、麻黄轻浮升散，解表散寒，使风热从汗出而散之于上。

2. **随症加减** 若其自汗者，去麻黄、加桂枝；若因涎嗽，加姜制半夏；咽喉肿痛显著者，重用芒硝、大黄通下而泄热。

3. **使用注意** 本方汗、下之力峻猛，有损胎气，虚人及孕妇慎用。若时毒饥馑之后胃气亏损者，须当审察，非大满大实不用。

4. **现代应用** 临床上用于治疗感冒、头面部疖肿、急性结膜炎、高血压、肥胖症、习惯性便秘、痔疮等，属于风热壅盛，表里俱实者。本方尚可用来治疗胃火旺盛，食多便少之肥胖症

5. **历代名家的应用经验** 明·吴昆《医方考》：风热壅盛，表里三焦皆实者，此方主之。

顺气和中汤

【来源】《卫生宝鉴》

【组成】黄芪一钱半 人参一钱 甘草（炙）七分 白术五分 陈皮五分 当归五分 白芍五分 升麻三分 柴胡三分 细辛二分 蔓荆子二分 川芎二分

【用法】上咬咀，作一服。以水二盏，煎至一盏，去渣，食后温服。

【功用】补益气血，升阳止痛。

【主治】气血双虚头痛，痛不可忍，昼夜不得眠，恶风怕冷，不喜饮食，气短懒言，六脉弦细而微。

【方解】方中以黄芪甘温补卫实表，升阳举陷为君。人参甘温、当归辛温补血气，白芍酸寒收卫气而为臣。白术、陈皮、炙甘草苦甘温，健脾养胃气，生发阳气，上实皮毛肥腠理为佐。柴胡、升麻苦平，引少阳、阳明之气上升，通百脉灌溉周身者也；川芎、蔓荆子、细辛辛温体轻浮，清利空窍为使也。

【临床应用】

1. **用方要点** "脑为髓之海"，主要依赖肝肾精血及脾胃运化水谷精微，输布气血以濡养，故内伤头痛，其发病与肝脾肾三脏有密切关系。若因于脾者

或脾虚生化无权，气血亏虚，气虚则清阳不升，血虚则脑髓失养而头痛；或脾失健运，痰浊内生，以致清阳不上荣于头。本方是补中益气汤加川芎、白芍、蔓荆子、细辛，益气升阳，养血祛风，长于补气温中，适用于中气不足，风邪上扰，气血双虚之头痛，症见头痛而晕，绵绵不休，有空虚感，恶风怕冷，气短懒言，体倦少气，食欲不振，遇劳则甚，舌苔薄白，脉虚。

2. **随症加减** 气虚发热加外感风寒者，加羌活、防风祛风散寒；气虚而汗多不止者，加牡蛎、浮小麦、糯米根以固表止汗；本方加茯神、远志、半夏，可治气血之眩晕；本方加益母草、枳壳，可治子宫脱垂；本方加阿胶、贯众炭，可用于气虚崩漏不止。

3. **使用注意** 肾气虚，病后津气两伤，及肝阳上亢者，均不宜运用本方。

4. **现代应用** 本方现代还用于治疗反流性食管炎，慢性紧张性头痛等证属气血两虚者。

九味羌活汤

【来源】《此事难知》

【组成】羌活一两半　防风一两半　苍术一两半　细辛五分　川芎一两　香白芷一两　生地黄一两　黄芩一两　甘草一两

【用法】上九味，㕮咀，水煎服。若急汗热服，以羹粥投之；若缓汗温服，而不用汤投之也。

【功用】发汗祛湿，兼清里热

【主治】外感风寒湿邪，恶寒发热，无汗头痛。肢体骨节酸痛，口中苦而微渴，苔薄白，脉象浮或浮紧者；春可治温，夏可治热，秋可治湿，四时时疫，脉浮紧，发热恶寒，头痛，骨节烦疼之表证；水病，腰以上肿者；痘出不快。

【方解】方中羌活辛苦性温，散表寒，祛风湿，利关节，止痹痛，为治太阳风寒湿邪在表之要药，故为君药。防风辛甘性温，为风药中之润剂，祛风除湿，散寒止痛；苍术辛苦而温，功可发汗祛湿，为祛太阴寒湿的主要药物。两药相合，协助羌活祛风散寒，除湿止痛，是为臣药。细辛、白芷、川芎祛风散寒，宣痹止痛，其中细辛善止少阴头痛、白芷擅解阳明头痛、川芎长于止少阳厥阴头痛，此三味与羌活、苍术合用，为本方"分经论治"的基本结构。生地、黄芩清泄里热，并防诸辛温燥烈之品伤津，以上五药俱为佐药。甘草调和诸药为使。九味配伍，既能统治风寒湿邪，又能兼顾协调表里，共成发汗祛湿，兼清里热之剂。本方配伍特点有二：一是升散药和清热药的结合运用。正如顾松园《医镜》所说："以升散诸药而臣以寒凉，则升者不峻；以寒凉之药而君以升散，则寒者不滞。"二是体现了"分经论治"的思想。原书服法中强调"视其经络前后左右之不同，从其多少大小轻重之不一，增损用之"。明示本方药备六经，通治四时，运用当灵活权变，不可执一。

【临床应用】

1. 用方要点 本方证由外感风寒湿邪，兼内有蕴热所致。风寒湿邪侵犯肌表，郁遏卫阳，闭塞腠理，阻滞经络，气血运行不畅，故恶寒发热、肌表无汗、头痛项强、肢体酸楚疼痛；里有蕴热，故口苦微渴；苔白或微黄，脉浮是表证兼里热之佐证。治当发散风寒湿邪为主，兼清里热为辅。本方，尚须根据病情轻重，辅以羹粥。若寒邪较甚，表证较重，宜热服本方，药后应啜粥以助药力，以便酿汗祛邪；若寒邪不甚，表证较轻，则不必啜粥，温服本方即可微发其汗。

2. 随症加减 若湿邪较轻，肢体酸楚不甚者，可去苍术、细辛以减温燥之性；如肢体关节痛剧者，加独活、威灵仙、姜黄等以加强宣痹止痛之力；湿重胸满者，可去滋腻之生地黄，加枳壳、厚朴行气化湿宽胸；无口苦微渴者，生地、黄芩又当酌情裁减；里热甚而烦渴者，可配加石膏、知母清热除烦止渴。

3. 使用注意 本方为辛温燥烈之剂，故风热表证及阴虚内热者不宜使用。

4. 现代应用 本方现代常用于治疗感冒、急性肌炎、风湿性关节炎、偏头痛等辨证属于外感风寒湿邪，兼有里热者。

大补元煎

【来源】《景岳全书》

【组成】人参少则用一二钱，多则用一二两　山药（炒）二钱　熟地少则用二三钱，多则用二三两　杜仲二钱　当归二三钱　山茱萸一钱　枸杞二三钱　炙甘草一二钱

【用法】水二盅，煎七分，食后温服。

【功用】救本培元，大补气血。

【主治】 久病元气不足，阴血亏少所致头痛；或因用心过度，思虑积久，暗耗阴血所致的心悸气短，神疲懒言，面色少华，腰膝酸软，遗泄阳痿，耳聋目眩等病症。

【方解】 本方大补元气阴血，被誉为"回天赞化，救本培元，第一要方"。方中熟地黄味甘、微苦，性微温，功专滋阴补血，并能填精补肾。对阴血亏损，面色萎黄，心悸失眠，头目眩晕，以及肾阴不足，腰膝酸软，潮热盗汗，遗精滑泄等证，常选为要药。人参（党参代）味甘、微苦，功能补五脏，安精神，健脾补肺，益气生津，大补人体元气。与熟地黄共为本方之主药。山茱萸味酸，性温。可补益肝肾，又能收敛元气，振作精神，固涩滑脱。枸杞子味甘，性平，有滋补肝肾，益精明目的作用，两药皆能滋补肝肾，是常用的滋补强壮药。当归味辛、甘、微苦，性温，能补养营血，当归补血其性动，熟地黄补血其性静；当归生新血而补血，熟地黄滋阴而养血，两药合用能互补长短。山药味甘，性温，功能健脾胃而补益元气，强肾固精。杜仲味甘、微辛，性温，能益肾强腰、强壮筋骨，共为本方之辅佐药。甘草益气和中，调和诸药，为本方之使药。全方共奏大补元气、阴血之功效，系补益元气、滋阴养血的强壮之剂。

【临床应用】

1. **用方要点** 肾为水火之脏，元气所聚；肝为藏血之脏，肾阴不足，则肝失濡养。肝肾阴虚，脐血亏损，人体之本元大坏，精神失守，故比见头痛，头昏，心悸气短，神疲懒言，面色少华，腰膝酸软，遗泄阳痿，耳聋目眩等肝肾阴虚，气血两亏病症。

2. **随症加减** 元阳不足多寒者，加附子、肉桂、炮姜；如气分偏虚者，加黄芪、白术，如胃口多滞者，不必用；如血滞者，加川芎，去山茱萸；如滑泄者，加五味、补骨脂；若气虚为主，乏力面萎纳少者，加党参、白术、茯苓以健脾益气；若阴虚为主，伴有慢性咽炎口干喜饮，舌红苔少者，加玄参、麦冬、五味子以滋阴生津。

3. **使用注意** 痰湿中阻，胃呆挟滞者，均不宜用本方。

4. **现代应用** 本方现代还用于哮喘、自汗、耳鸣，小儿疳积等证属肝肾亏虚，气血两虚者。

5. **历代医家的应用经验** 颜德馨擅用本方加减治疗肾炎血尿。

188

散偏汤

【来源】《辨证录》

【组成】 白芍五钱 川芎一两 郁李仁一钱 柴胡一钱 白芥子三钱 香附二钱 甘草一钱 白芷五分

【用法】 每日1次,水煎服,分2次服,发作期可分3~4次服用。服药期间嘱病人暂停服用牛奶、蛋类食品。

【功用】 行气活血,通络止痛。

【主治】 郁气不宣,复因风邪袭于少阳之经,以致半边头痛。血管神经性头痛(气滞血瘀型)。发作性头痛,大多数为一侧,个别为两侧,呈较剧烈的胀痛、跳痛和刺痛,持续时间数小时或1~3天,反复发作,间隔数日或数周不等。因情绪波动,疲劳而诱发,部分无明显诱因。并伴有恶心呕吐,头晕目胀,心烦易怒,胃纳不振等症状,约半数患者舌边尖见瘀点或瘀斑,舌苔薄白居多,脉象多弦。

【方解】 方中川芎味辛性温,祛风散寒止痛,且又辛香走窜,可上通于巅顶,下达于气海,祛瘀通络,用为君药;白芷辛散上行,祛风散寒,加强川芎疏散之力,兼有调气之妙,用为臣药,柴胡引药入少阳,且可载药升浮,直达头面;白芥子引药深入,直达病所,兼有通窍逐痰之功;白芍敛阴而防辛散太过,又有缓急止痛之长,皆用为佐药;使以甘草,缓解急迫,调和诸药,各药相合,疏散风寒之中兼有通络祛瘀之长,舒达气血之内又寓祛痰通窍之力。且发中有收,通中有敛,相互为用,各展其长。又方中柴胡、白芍、香附兼可疏肝解郁,不但对感寒冒风而发者能疗,气郁不畅而致者亦效。

【临床应用】

1. **用方要点** 本方治疗肝郁气滞之偏头痛,方中川芎止头痛者也,然而川芎不单止头痛,同白芍用之,尤能平肝之气,以生肝之血。肝之血生,而胆汁亦生,无干燥之苦,而后郁李仁、白芷用之,自能上助川芎以散头风矣。况又益之柴胡、香附以开郁,白芥子以消痰,甘草以调和滞气,肝胆尽舒而风于何藏?故头痛顿除也。惟是一二剂之后,不可多用者,头痛既久,不独肝胆血虚,而五脏六腑之阴阳尽虚也。若单治胆肝以舒郁,未免消烁真阴,风虽出于骨髓之外,未必不因劳、因感而风又入于骨髓之中。故以前方奏功之后,必须改用补气补血之剂，加八珍汤者治之，以为善后之策也。

2. **随症加减** 若因感受风寒而发，可加荆芥、防风；疼痛剧烈，可加羌活、延胡索；拘挛掣痛，加胆南星、僵蚕、全蝎；若为血管扩张性头痛，加贯众；若兼有高血压，可加怀牛膝、桑寄生；若兼有内热，可加知母、丹皮等。

3. **使用注意** 本方辛燥，故阴虚者不宜。

桃红四物汤

【来源】《医宗金鉴》

【组成】熟地二钱　川芎一钱　白芍（炒）二钱　当归二钱　桃仁二钱　红花二钱

【用法】水煎服，日一剂（分两次服）。

【功用】养血活血止痛。

【主治】血虚兼血瘀证之头痛。多见于妇女经期头痛，痛如针刺伴有经期超前，血多有块，色紫黏稠，腹痛，舌有瘀斑，脉弦细涩等。

【方解】桃红四物汤以祛瘀为核心，辅以养血、行气活血止痛。方中以强劲的破血之品桃仁、红花为主，力主活血化瘀；以甘温之熟地、当归滋阴补肝、养血调经；芍药养血和营，以增补血之力；川芎活血行气、调畅气血，以助活血之功。全方配伍得当，使瘀血祛、新血生、气机畅，化瘀生新，祛瘀血而不伤血是该方的显著特点。

【临床应用】

1. **用方要点** 本方主治血虚血瘀之头痛，《本草汇言》谓本品"上行头目，下调经水，中开郁结，血中气药，尝为当归所使，非第活血有功，而活气亦神验也"、"味辛性阳，气善走窜而无阴凝黏滞之态，虽入血分，又能去一切风，调一切气。凡郁病在中焦者，须用川芎，开提其气以升之，气升则郁自降也"。瘀血内阻，血海不能按时充盈故月经不调；瘀阻胞脉，不通则痛，故经行腹痛；冲任阻滞则经行不畅，瘀血内结则经色紫暗有块；恶血不去，新血不得归经，而成月经过多和延久淋漓不尽等症；舌紫暗，或有瘀斑紫点，脉涩有力均为血瘀之证。因瘀血阻滞，往往会影响新血的生成，而新血不生，瘀血亦不能自去，唐宗海曾曰："不补血而祛瘀，瘀又安能尽去哉？……补泻兼行，瘀既去而正不伤。"

2. **随症加减** 头痛甚者，加乳香、没药、藁本、延胡索；情志不舒，头晕头胀者，柴胡、枳壳；恶心欲呕者，加半夏、茯苓、陈皮；失眠难寐者，加朱茯苓、远志、夜交藤；头晕耳鸣者，加枸杞子、菊花；月经淋漓不尽者，加丹皮、丹参、益母草、炒蒲黄、血余炭、红蚤休等。

3. **使用注意** 外感发热及孕妇不宜用，非因血虚瘀滞者不宜用。

4. **现代应用** 桃红四物汤是出名的活血化瘀之剂，主治妇人经期诸痛症，现代临床用极其广泛，已经远远超出妇科的应用范围，在内、外、儿、眼、耳鼻喉科均有大量运用，临床报道较多。该方可用于治疗冠心病心绞痛、慢性肾小球肾炎、偏头痛、癫痫、糖尿病周围神经病变、功能性子宫出血、痛经、女性更年期综合征、血栓闭塞性脉管炎、小儿血小板减少性紫癜、荨麻疹、眼底出血等。

芎芷石膏汤

【来源】《医宗金鉴》

【组成】川芎　白芷　石膏　菊花　羌活　藁本

【用法】每天 1 剂，水煎取煎液 400 毫升，分早、晚服。15 天为一个疗程。

【功用】祛风泄热止痛。

【主治】偏头痛。症见反复发作性头痛，呈胀痛、跳痛或刺痛；常伴呕吐，畏光，口干欲饮，舌质偏红、苔薄黄，脉弦或弦数或浮数。证属风热头痛者。

【方解】方中川芎、白芷、菊花、石膏能疏风清热，其中川芎、菊花兼熄内风，川芎更能行血中之气，祛血中之风，上行头目，搜风止痛为君药；白芷以治疗阳明经头痛，尤其是眉棱骨痛为特长，加之气味芳香避秽，石膏一可清阳明经热，二可兼制风药之燥性，为臣药；羌活、藁本祛风止痛，盖巅顶之上惟风药可至。综观全方，具有祛风止痛、清热散邪、辛香避秽的功能，治疗风热浊邪上犯清窍引起的头痛，诸药相伍，对风热证尤为适宜。

【临床应用】

1. **用方要点** 芎芷石膏汤是《医宗金鉴》方治疗热头风之方剂，头风痛常为邪实正虚，热盛生风者，症见头痛而胀，甚则头痛如裂，发热或恶风，面红目赤，口渴欲饮，便秘溲黄，舌质红，苔黄，脉浮数。

2. **随症加减** 恶寒发热者，加荆芥、防风、薄荷、金银花、连翘；鼻塞浊涕者，加辛夷花、苍耳子、细辛；热甚伤津、舌红少津者，加知母、石斛、天花粉；口苦、耳聋、干呕者，加竹茹、黄连、枳壳、苦丁茶；舌赤、白睛赤者，加丹皮、赤芍、夏枯草、紫花地丁；头剧烈掣痛、连及齿龈红肿疼痛者，加僵蚕、蝉蜕、桑叶、蔓荆子。

3. **使用注意** 导致头痛的原因很多，有外感与内伤的不同，对于气虚、血虚、或肝肾阴虚、肝阳上亢、肝风内动等引起的头痛，均不宜使用。

4. **现代应用** 本方常用于额窦炎性头痛、痰热阻窍型鼻后滴漏综合征、慢性鼻窦炎等属于风热证型者。

通窍活血汤

【来源】《医林改错》

【组成】 赤芍一钱 川芎一钱 桃仁三钱（研泥） 红花三钱 老葱三根（切碎）鲜姜三钱（切碎） 红枣七个（去核） 麝香五厘（绢包）

【用法】用黄酒半斤（各处分两不同，宁可多二两，不可少），煎前七味至一盅，去滓，入麝香再煎二沸，临卧服。大人每日一付，连吃三付，隔一日再吃三付；若七八岁小儿，两晚吃一付；三四岁小儿，三晚吃一付。麝香可煎三次，再换新的。

【功用】活血祛瘀，通络止痛，芳香开窍。

【主治】血瘀性头痛。

【方解】方中麝香为君，芳香走窜，通行十二经，开通诸窍，和血通络；桃仁、红花、赤芍、川芎为臣，活血消瘀，推陈致新；姜、枣为佐，调和营卫，通利血脉；老葱为使，通阳入络。黄酒通络，佐以大枣缓和芳香辛窜药物之性。诸药合用，共奏活血通窍之功。其中麝香味辛性温，功专开窍通闭，解毒活血（西医学认为其中含麝香酮等成分，能兴奋中枢神经系统、呼吸中枢及心血管系统，具有一定抗菌和促进腺体分泌及兴奋子宫等作用），因而用为主要药；与姜、葱、黄酒配伍更能通络开窍，通利气血运行的道路，从而使赤芍、川芎、桃仁、红花更能发挥其活血通络的作用。

【临床应用】

1. 用方要点 通窍活血汤，方名即寓含治法，是王清任临床用治"头面四肢，周身血管"之血瘀证的常用方剂。现今临床中，主要用于偏头痛、头部外伤、脑震荡、神经性耳聋、青光眼等辨证属于瘀血又偏于头面、上部病症的治疗。凡头痛临床证见唇青、舌紫、指甲色暗、面色黧黑、肌肤甲错、腹壁青筋、四肢青紫疼痛等具有瘀血外候者，均在通窍活血汤的主治范畴内。

2. 随症加减 若见气虚者，加黄芪；阴虚者，加玄参，生地；肝阳上亢者，加羚羊角粉，石决明；风盛者，加僵蚕，天南星；兼腑实者，加小承气汤。

3. 现代应用 周仲瑛擅用涤痰汤合通窍活血汤治疗慢性阻塞性肺病。

4. 历代名家的应用经验 血瘀所致的脱发，暴发火眼，酒糟鼻，耳聋，白癜风，紫癜风，牙疳，男女劳病，小儿疳证，骨膊胸膈顽硬刺痛，中风。头发脱落，用药三付发不脱，十付必长新发；眼疼白珠红，无论有无云翳，先将此药吃一付，后吃加味止痛没药散，一日二付，二三日必痊愈；糟鼻子，无论二三十年，此方服三付可见效，二三十付可全愈；耳聋年久，晚服此方，早服通气散，一日二付，二三十年耳聋可愈；白癜风、紫癜风，服三五付可不散漫，再服三十付可痊；紫印脸，如三五年，十付可愈，若十余年，二三十付必愈；青记脸如墨，三十付可愈；牙疳，晚服此药一付，早服血府逐瘀汤一付，白日煎黄芪八钱，徐徐服之，一日服完，一日三付，三日可见效，十日大见效，一月可全愈；出气臭，晚服此方，早服血府逐瘀汤，三五日必效；妇女干劳，服此方三付或六付，至重者九付，未有不痊愈者；男子劳病，轻者九付可愈，重者十八付可愈，吃三付后，如果气弱，每日煎黄芪八钱，徐徐服之，一日服完，此攻补兼施之法；若气不甚弱，黄芪不必用，以待病去，元气自复；交节病作，服三付不发；小儿疳证，用此方与血府逐瘀汤、膈下逐瘀汤三方轮服，未有不愈者。

镇肝熄风汤

【来源】 张锡纯经验方（《医学衷中参西录》）

【组成】 怀牛膝一两　生赭石一两（轧细）　生龙骨五钱（捣碎）　生牡蛎五钱（捣碎）　生龟板五钱（捣碎）　生杭芍五钱　玄参五钱　天冬五钱　川楝子二钱（捣碎）

生麦芽二钱　茵陈二钱　甘草一钱半

【用法】水煎服。

【功用】镇肝熄风，滋阴潜阳。

【主治】肝阳上亢之头痛，头目眩晕，目胀耳鸣，脑部热痛，心中烦热，脉弦长有力者。

【方解】方中重用牛膝、赭石为君。牛膝最善引血下行，重用牛膝，可以将随风上逆的血引而下行，令血不致瘀阻于上。赭石色赤而入血，石体质重而下行，善于平定上逆之挟血肝风。二药相伍，一刚一柔，主治血逆之标实头痛。龙骨、牡蛎、龟板三药，最善滋阴潜阳。龙、龟、牡蛎皆水中之物，而入药皆用其骨，故善将浮越之阳潜降于水中。白芍养血柔肝而缓肝风之急，玄参、天冬善养阴而清热，六药共用为臣。方中川楝、麦芽、茵陈三药，是神来之笔，肝为将军之官，性情原本暴躁，喜温良之言，而恶激烈之辞。方中主以重镇，意在压制肝风，是逆肝之性，肝脏受制，可形成"反动之力"，茵陈为青蒿之嫩者，得初春少阳生发之气，与肝木同气相求，泻肝热兼舒肝郁，实能将顺肝木之性。麦芽为谷之萌芽，生用之亦善将顺肝木之性使不抑郁。川楝子善引肝气下达，又能折其反动之力。故加此三味以疏肝，如春风细雨，则上弊可除，故用为佐药。生甘草调和为使。

【临床应用】

1. **用方要点**　本方为治疗肝阳上亢之头痛的常用方剂，头痛辨证为阴亏阳亢，肝风内动者，均可应用。以头目眩晕，脑部胀痛，面色如醉，心中烦热，脉弦长有力为证治要点。

2. **随症加减**　心中热甚者，加生石膏以清热；痰多者，加胆星以清热化痰；尺脉重按虚者，加熟地、山萸肉以补益肝肾，大便不实者，去龟板、赭石，加赤石脂。

3. **使用注意**　因血虚、气虚、肾虚、痰湿所致的头痛眩晕及肾阴阳俱虚的高血压不宜用。

4. **现代应用**　类中风、高血压病、血管性头痛等，属肝肾阴亏，肝阳上亢者，均可加减应用。

头风镇痛丸

【来源】章次公经验方（《现代名中医内科绝技》）

【组成】炮附子 30 克　全当归 30 克　川芎 20 克　枸杞子 20 克　明天麻 20 克　藁本 20 克　姜半夏 20 克　炒白术 20 克　茯苓 20 克　炒枣仁 20 克　炙大蜈蚣 10 条　炙全蝎 20 克

【用法】上药共制成浓缩丸或蜜丸，日服 3 次，一次 8 克。

【功用】通络追风止痛。

【主治】血管性头痛、神经性头痛（顽固性偏头痛）。

【方解】此方用蜈蚣、全蝎熄风镇痛治头风痛；附子、当归、川芎活血温经；天麻、藁本祛风定痛；枸杞子养肝明目，防治眼眶胀痛，视物模糊；姜半夏降逆上呕；丹参、枣仁养血安神。

【临床应用】

1. 用方要点　此方原为章次公先生的经验方，章师取法仲景，以善用虫类药物闻名于 20 世纪 30 年代。他又宗叶天士"初病在经在气，久病入络入血"的说法，对多种顽固性慢性疾患常用虫蚁搜剔品，起通络追拔之功效。通过多次临床实践用本方治顽固性偏头痛屡试不爽，目前已基本定型，较少变动。根据历来用蜈蚣、全蝎的经验，镇痛之力特强，而且疗效持久，非一般暂时性镇痛药所能比拟。此方自应用以来，未有任何毒副作用。

2. 随症加减　若久病气血亏损，面色萎黄，脉不鼓指，可加黄芪 30 克，与当归相配以益气补血。

3. 使用注意

（1）均不宜入煎，否则影响疗效。蜈蚣宜去头足，全蝎必须带尾，两者均以东北产为优。

（2）女患者的偏头痛，常与月经周期有关，用此方毋须加减。

（3）本方原用散剂，现已改成丸剂，不但服用方便，而且以蜂蜜为丸，具有止痛解毒的作用。

头痛舒煎剂

【来源】孟澍江经验方（张跃霞，贾春生，石晶.头痛舒煎治疗血管神经性头痛 70 例.陕西中医，2003，9.）

【组成】生石膏 20 克　细辛 4 克　炙全蝎 5 克　白僵蚕 10 克　生白附子 6 克　石决明 15 克　制南星 4 克　红花 10 克　明天麻 9 克　甘草 3 克　川芎 5 克

【用法】水3碗，入生石膏、石决明先煎半小时，后纳诸药再煎，细辛稍迟一些放入。滤取药液一碗约350～500毫升，兑入鲜生姜汁3～5滴服之。

【功用】清热化痰，平肝熄风，活络止痛。

【主治】血管神经性头痛。

【方解】头痛舒煎剂拟用生石膏配白附子、制南星清化痰热；石决明、明天麻平肝潜阳熄风；炙全蝎、白僵蚕属虫类灵动之品，搜风镇痉；红花、川芎活血化瘀，通络止痛。在上述诸药祛除风、痰、瘀等病本的基础上，配伍甘草、细辛、吴茱萸之类上走清窍以缓急止痛。姜汁佐服，和胃气助药力直达病所。诸药合用，清化痰热，平肝熄风，活络止痛。

【临床应用】

1. **用方要点** 血管神经性头痛为临床常见病、多发病，其表现特点是：遇劳累或情绪刺激而诱发或加重，发作时一侧或双侧头部搏动性跳痛、胀痛或刺痛，伴有恶心、呕吐、失眠、烦躁等症状，其头痛具有间歇性反复发作史。据其证候当属中医"头痛"、"偏头痛"、"偏头风"等病证范畴。病因多系痰热壅阻，风阳上逆，血络不和所致。故《内经》谓曰："高巅之上，惟风可到"；先贤常曰："久病多瘀，不通则痛。"孟老认为，血管性头痛常因劳累过度或情志刺激引起。劳则伤脾，故见乏力、纳差、呕恶等症，明系脾虚气弱。脾失运化则痰浊中阻，扰乱清窍，头痛乃作，此其一也；郁怒伤肝，肝失调达，风阳上逆，扰及清窍，故发头痛，此其二也；此病向来缠绵，日久不愈，则"久病多瘀"、"久痛入络"，瘀滞乃成，不通则痛，此其三也。故孟老认为本病属风、痰、瘀三者合而为患，治宜平肝熄风，清化热痰，化瘀通络，故用本方。

2. **随症加减** 湿热偏甚舌苔黄厚者，加川连3克、夏枯草9克；痰湿重苔白厚者，加白蒺藜10克、珍珠母30克（先煎）；呕吐者，加煅赭石10～20克（先煎）、生姜3片；气虚加黄芪15克、太子参10克；血虚加白芍10克；病久瘀甚者，加丹参15克、赤芍9克；前额痛加白芷6克；后头痛甚加羌活9克；左侧痛甚加柴胡5克、连翘9克；右侧痛甚加白芍12克；眉棱骨痛加藁本6～9克。

3. **使用注意** 此方实为牵正散加味，寓祛风化痰，通络化瘀诸法在内。以其有多方面作用，故能适应多种头痛。

4. **典型病例** 杨某，男，21岁，南京某化工厂汽车司机。1988年11月8

日初诊。自诉：头痛 5 年余，或前额或后头或巅项而不定，痛时呈搏动性跳痛，甚则伴有恶心呕吐、兼见眩晕、失眠、烦躁、纳差等症。经 CT、脑电图、脑血流图等检查，均未有明显改变。刻诊：头痛以左侧为甚，失眠，眩晕，烦躁，舌质稍红，舌苔厚腻，脉象弦滑。神经系统检查无特殊。确诊后，按基本方加减运用，每日 1 剂，分早晚煎服。服用 30 余剂，病告痊愈。

益气健脑汤

【来源】刘绍安经验方（《现代名中医内科绝技》）

【组成】潞党参 30 克　北绵芪 30 克　焦白术 20 克　炙升麻 10 克　软柴胡 10 克　广陈皮 10 克　岷归头 12 克　炙甘草 9 克　朱生地 30 克　炒川连 5 克　朱麦冬 30 克　朱茯神 20 克　怀山药 20 克　生龙骨 30 克　生牡蛎 30 克　明天麻 5 克　半夏 12 克

【用法】水煎服，2 日 1 剂，日 3 服。

【功用】益气健脑止痛。

【主治】内伤头痛，见头痛、头晕、头胀、耳鸣、脑鸣、失眠或嗜睡、心悸健忘等症状。

【方解】本方组成中含补中益气汤，意在健脾益气，提升下陷之阳气。加龙骨、牡蛎重镇安神；生地、麦冬、茯神均经朱砂拌制，养阴润燥而安神之力更强；黄连清热燥湿；山药益气健脾；天麻平肝潜阳；半夏祛痰。诸药合用，共奏补益中焦脾土，又具养阴潜镇安神之功，心脾得养，气血调和，阴阳平衡，符合《内经》谓"补神固根，精气不散，神守不分"之旨。

【临床应用】

1. **用方要点**　刘氏认为内伤头痛多系七情所伤，其临床诊断以头痛、头晕、头胀、耳鸣、脑鸣、失眠或嗜睡、心悸健忘为主症，以西医学仪器检查常无异常变化。属心脾气虚型者，多由思虑伤脾，运化之官失职所致，加之脾与心的统血生血关系，往往脾虚则血之化源不足，且思虑过度可直耗心血，所以脾气虚亦导致心气虚和心血虚，心脾两虚，中气下陷，清阳不升，故其症可见头晕头痛，耳鸣脑鸣，短气懒言，心悸健忘，食少纳呆，自汗嗜睡，唇舌淡红，苔薄白，脉细弱或细缓无力，刘氏临证常用益气健脑汤治疗本证，多获奇效。

2. **随症加减**　偏于气虚者，可重用党参、黄芪；偏于血虚者，可重用当归，加龙眼肉补血；若食欲不振者，可重用半夏加陈皮、麦芽等，若失眠较甚者，加五味子、合欢花；若心悸较甚者，加磁石镇心安神；若畏寒肢冷，面色苍白者，加肉桂、附子以温壮心脾；用于崩漏下血偏寒者，可加艾叶炭、炮姜炭，以温经止血；偏热者，易生地为生地炭，加阿胶、棕榈炭，以清热止血。

3. 病案举例 马某，男，31岁，工人。于1985年春因家庭不和而始病，症见头痛头晕，多寐心悸，耳鸣脑鸣，短气懒言，肢软神疲，精神萎靡，食纳呆滞，形体消瘦，阳物不举，脉细缓无力，血压偏低（常在90/60mmHg左右），心、脑电图检查排除器质病变，诊断为"神经衰弱"。于1986年6月19日来我院"中医脑病专科门诊"检查，经察色观形，闻其所因，辨其所思，理其脉舌，合乎"内伤头痛病"之"心脾气虚型"，方用益气健脑汤，水煎服，2日1剂，日3服。经治65天，服药20剂，诸症消失而愈。

加味散偏汤

【**来源**】杜雨茂经验方（《首批国家级名老中医效验秘方精选》）

【**组成**】川芎30克 白芍15克 白芥子6克 香附9克 白芷9克 郁李仁6克 柴胡9克 细辛3克 蔓荆子9克

【**用法**】上药加入清水500毫升，浸泡三十分钟后，文火煎煮两次，每次半小时，滤汁混匀，每日早晚饭后服。痛剧者可日服一剂半，分三次服下。

【**功用**】祛风散寒，通络祛瘀，逐痰利窍。

【**主治**】风寒、湿或痰瘀交加为患所致之偏、正头风痛。

【**方解**】本方系根据清·陈士铎《辨证录》中散偏汤，经加味更量而成。方中川芎味辛性温祛风散寒止痛，且又辛香走窜，可上通于巅顶，下达于气海，祛瘀通络，用为主药；白芷、细辛、蔓荆子辛散上行，祛风散寒，加强川芎疏散之力，兼有调气之妙，用为辅药；柴胡引药入于少阳，且可载药升浮，直达头面；白芥子引药深入，直达病所，兼有通窍逐痰之功；白芍敛阴而防辛散大过，又有缓急止痛之长，皆用为佐药；使以甘草缓解急迫，调和诸药。各药相合，疏散风寒之中兼有通络祛瘀之长，疏达气血之内又寓祛痰通窍之力。且发中有收，通中有敛，相互为用，各展其长。又方中柴胡、白芍、香附兼可疏肝解郁，白芍甘草又善缓急止痛，不但对感寒畏风而发者能疗，气郁不畅而致者亦效。即使是久治不愈、邪入窍络之顽疾，同样有痛止病愈之奇功。

【临床应用】

1. **用方要点** 风寒、湿或痰瘀交加为患所致之偏、正头风痛。症见头痛时作时止，或左或右，或前或后，或全头痛，或痛在一点。多因感寒冒风，或气郁不畅而诱发。发则疼痛剧烈，或掣及眉梢，如有牵引；甚或目不能开，头不能举，且头皮麻木，甚或肿胀，畏风寒，有的虽在盛夏，亦以棉帛裹头；痛剧则如刀割锥刺而难忍，甚至以头冲墙，几不欲生。

2. **随症加减** 若因感受风寒而发，可加荆芥、防风；疼痛剧烈，可加羌活、延胡索；阴血亏虚，可加生地、当归；拘挛，酌加胆南星、僵蚕、全蝎；若为血管扩张过头痛，宜加贯众；若兼有高血压，可加怀牛膝、桑寄生；若兼有内热，可加知母、丹皮等。

3. **使用注意** 方中川芎祛风散寒化瘀，集三任于一身，恰中病机，量（至30克）大力猛，止痛迅速为方中之君药。若取常量（9～15克）则效差矣。另外，尽管方中有白芍等养阴之品，然总嫌辛燥，故于阴虚者不宜。

葛菊芎麻汤

【来源】卢永兵经验方（卢灿辉，卢永兵. 葛菊芎麻汤治疗脑血管痉挛头痛60例. 中国中医药科，2004.）

【组成】葛根30克　杭菊花15克　川芎10克　天麻10克　白芍15克　白芷10克　白僵蚕15克　甘草5克　黄芩10克　生地15克　丹参15克

【用法】水煎服，每天1剂，连煎2次，所得药液混和后分2次温服。

【功用】活血凉血，祛风止痛。

【主治】高血压头痛、脑血管痉挛头痛、神经性头痛，症见头痛、头晕、面赤、性情急躁、睡眠不安、口苦、口干，舌偏红、兼有瘀点，脉弦略数。

【方解】方中葛根升清甘凉，能扩张脑血管及侧支血管，降低血管阻力为君药。杭菊花甘凉，《本草纲目》曰其"能除风热、益肝补阴，治诸风头目"，是治头痛头晕常用药。川芎、白芷祛风活血止头痛，李杲曰"头痛须用川芎"，《本草经百种录》说白芷是"祛风要药，能和利血脉"。天麻甘平，《药品化义》说"天麻气性和缓，为定风神药，头风、眩晕，悉以此治"故共为臣药。黄芩、生地、丹参、白芍活血凉血为佐药。甘草、白芍能解痉缓急止痛为使药。且川芎、白芷为血中气药，活血且能行气，正如王清任曰"气通血活，何患不除"。诸药共奏活血凉血，祛风止痛之功。

【临床应用】

1. 随症加减 兼有呕吐者酌加姜半夏、茯苓、代赭石；失眠者酌加炒枣仁、夜交藤、合欢花；胸烦闷者酌加蒌仁、栀子、百合；大便结者酌加枳实、玄参、大黄；健忘者酌加石菖蒲、远志；痰多、舌苔厚腻者酌加法半夏、天竹黄；巅顶痛者酌加藁本，后脑痛者酌加羌活，两侧头痛酌加柴胡；脑热、脑涨酌加石膏、钩藤。

2. 使用注意 本方用于肝阳上亢之头痛，气血亏虚者不宜使用本方。

化浊通络汤

【来源】李远实经验方（甘健. 名老中医李远实针药结合治疗偏头痛经验. 四川中医，2004.）

【组成】川芎10克 白芷10克 佩兰10克 蔓荆子6克 薄荷6克（后下）

【用法】水煎服，日1剂，日服2次，10日为一疗程。

【功用】化浊透邪，通络止痛。

【主治】气血凝滞之偏头痛，症见头部阵痛，针刺样疼痛，伴失眠、心烦、口苦，舌红苔薄黄，脉弦细等。

【方解】方中川芎祛风止头痛为君药，白芷疏风治阳明头痛之要药，佩兰化湿，芳香透邪，共为臣药，蔓荆子与薄荷皆能清利头目，并为引经之良药。此方皆为芳香类草本植物组成，药味香透，药量轻灵，因"头乃精明之府"，"其位居巅"，乃效"非轻勿举"之法。诸药相合共奏化浊透邪，通络止痛之功。

【临床应用】

1. **用方要点** 偏头痛病因诸多，李老认为气血凝滞，致使清阳不升，精血失养，不通则痛为其主要病机关键所在。"五脏六腑之精气皆上注于头"，治疗偏头痛不能单纯头痛医头，应治五脏六腑之精气，而调经理气，配合针灸调节全身气血，本方中药选药除对症选将外，亦应用芳香之物化浊透邪，通络止痛。

2. **随症加减** 辨证为风湿袭络，症见阵发性胀痛或刺痛，或左右交替发作，纳差肢困，苔腻，脉弱者，加羌活、白术、枳壳以祛风化湿；辨证为肝阳上亢，症见头部抽痛，心烦善怒，面赤口苦，头晕目眩，舌质红，苔黄，脉弦者，加地龙、白芍、甘草以镇肝潜阳；辨证为气血不足，症见头昏而痛，痛势绵绵，神疲乏力，面色无华，舌质淡，脉细数者，加党参、黄芪、当归以补益气血；辨证为血瘀阻络，症见痛有定处如针刺，其势缠绵，神志迟钝，健忘多梦，舌质紫暗或见瘀斑，脉涩或弦紧者，加威灵仙、丹参、丝瓜络以活血化瘀通络止痛。

3. 使用注意

（1）本方配合针灸治疗，疗效更显著。

（2）本方皆为芳香类草本植物，不宜久煎，宜于加味药先煎 20 分钟后方可投下再煎 5～7 分钟。

清肝偏头痛方

【来源】陆芷青经验方（《首批国家级名老中医效验秘方精选（续集)》）

【组成】珍珠母 30 克（先煎）　龙胆草 2～3 克　雏菊花 9～10 克　防风 3～5 克
当归 6～9 克　白芍 9 克　生地 12～18 克　川芎 5 克　全蝎 2～4 只　土鳖虫 5～9 克
地龙 9 克　牛膝 9 克

【用法】将上药（除珍珠母外）用水浸泡 30 分钟，先将珍珠母放火上煎 20 分钟，再与余药同煎 30 分钟，每剂煎 2 次，将所得药液混合。一日 1 剂，分 2 次温服。

【功用】清肝潜阳，活血通络止痛。

【主治】因肝火亢盛，上扰清窍所致的偏头痛。

【方解】陆氏认为龙胆草善降肝胆火热；珍珠母平肝潜阳；菊花疏风清热，平降肝阳；白芍、生地滋阴柔肝，平肝清热，滋补肝体；防风散风止痛；当归、川芎、地龙养血活血，通络止痛；牛膝补肝肾强筋骨，活血通脉，配以土鳖虫则具有活血祛瘀之功效。众药合用，具有清肝潜阳，活血通络止痛之效。恰中肝火亢盛，上扰清窍之病机。

【临床应用】

1. 用方要点　应用本方的辨证要点是：偏头痛，痛有定处，其痛暴作，痛势剧烈，或呈胀痛，跳痛，或呈刺痛，多由情感过激而诱发，可伴有面红目赤，口苦口干，烦躁易怒等症状。

2. 随症加减 如苔腻口甜者，加佩兰 5～9 克以化湿；食欲不振者，加焦神曲或谷麦芽各 12 克以消食；舌胖嫩，神疲乏力者，加太子参 18 克以滋阴补气；两目干涩者，加枸杞子 12 克以清肝明目；恶心者加法半夏 9 克，陈皮 5 克，胆南星 9 克以降逆止呕化痰；舌边有瘀斑、瘀点者，易白芍为赤芍，以活血化瘀。

3. 使用注意 服用本方忌食辛辣之品。

4. 病案举例 杨某，女，28 岁。1974 年 8 月 10 日初诊。患者病起于产后，左侧头痛，不欲饮食。诊时见苔白腻，脉细。拟上方加减。服 7 剂，头痛已止，后复因吹风致头痛再发，苔白舌胖，脉涩。原方再事加减，服药 7 剂后，头痛明显减轻，再进服 7 剂，头痛消失，随访半年未见复发。

第六章　痴　　呆

一、定义

痴呆病由病程缓慢的进行性大脑疾病所致的综合征。特征是多种高级皮层功能紊乱，涉及记忆、思维、定向、理解、计算、判断、言语和学习能力等多方面。意识清晰，情感自控能力差、社交或动机的衰退，常与认知损害相伴随，但有时可早于认知损害出现。痴呆是在智能已获得相当发展之后，由于脑部病损引起的继发性智能减退，可由各种器质性因素所致。年龄不满18岁不诊断痴呆。

西医学中的阿尔采姆病，匹克病，Huntington病，帕金森病，肝豆状核变性，皮质－纹状体－脊髓联合变性，多发梗塞性痴呆，皮层下动脉硬化性脑病，短暂性全面遗忘症等，凡符合痴呆证候特征者均可参考本节辨证论治。

二、病因病机

（1）肾亏髓损，脑空神滞：脑之神明依赖髓之荣养，老年人肾精渐衰是必然规律，年老肾气不足，继之则髓海空虚，脑失充润，神明果滞则痴病始生。

（2）肝脾亏虚，脑髓失养：肝主藏血，血是神智活动的物质基础。肝主魂，以血舍之，肝血充足则神魂安藏。若肝血亏虚，或脾虚水谷不化，或肝郁疏泄不利而致脾失健运，则精、气、血、津液化源乏竭，不能上乘荣脑，以至神志失常，智能低下而病痴呆。

（3）心肝火盛，扰乱神明：心主血脉主神明，心的气血是神志活动的物质基础，但心的功能及气血又受其他脏器的影响。

（4）痰浊犯脑，蒙蔽清窍：痰是病变过程中病理产物，又是致病因素，痰的生成与五脏、三焦等脏器的功能失调有关。痰浊或痰火上扰，蒙蔽清窍而病发痴呆。

三、辨病辨证要点

1. 辨病要点

在疾病的早期，要特别注意和假性痴呆相区别。假性痴呆指抑郁症病人，也有人把它作为广义的名词，即包括继发于精神病具有明显认知损害的所有病人，均称假性痴呆。包括症性假性痴呆、抑郁症、谵妄状态、良性老年性遗忘症或生理性脑老化、失语症等。

2. 辨证要点

辨明虚实与主病之脏腑。本虚者，辨明是气血亏虚，还是阴精衰少；标实者，辨明是痰浊或痰火为病，还是瘀血为患。本虚标实，虚实夹杂者，应分清主次。并注意结合脏腑辨证，详辨主要受病之脏腑。

四、治疗大法

虚者补之，实者泻之，因而补虚益损，解郁散结是其治疗大法。同时在用药上应重视血肉有情之品的应用，以填精补髓。此外，移情易性，智力和功能训练与锻炼有助于康复与延缓病情。对脾肾不足，髓海空虚之证，宜培补先天、后天，使脑髓得充，化源得滋。凡痰浊、瘀血阻滞者，当化痰活血，配以开窍通络，使气血流通，窍开神醒。

六味地黄丸

【来源】《小儿药证直诀》

【组成】熟地黄八钱　山萸肉、干山药各四钱　泽泻、牡丹皮、白茯苓（去皮）各三钱

【用法】上为末，炼蜜为丸，如梧桐子大。每服三丸，空心温水化下。

【功用】滋阴补肾。

【主治】肾阴亏损之痴呆，伴见头晕耳鸣，腰膝酸软，骨蒸潮热，盗汗遗精，五心烦热，咽干颧红等症状。

【方解】本方重用熟地为君，滋阴补肾，填精益髓；配伍山茱萸养肝涩精，山药补脾固精，两药都可协助熟地以充复肾中阴精，共为臣药。又配泽泻泻肾利湿，并防熟地之滋腻；丹皮清泻肝火，并制山茱萸之温涩；茯苓健脾渗

湿，以助山药之补脾，共为佐药。六药合用，补中有泻，寓泻于补，以补为主，肾、肝、脾三阴并补，为补肾阴为主，构成通补开阖之剂，共奏滋肾益精之功。

【临床应用】

1. 用方要点　中医认为肾主骨生髓，脑为髓海，就是说中医认为人体的骨头、骨头里的骨髓，以至于脊髓，直到大脑，都是与肾密切相关的，如果过度用脑，则会产生一些比如耳鸣、疲惫无力、头晕、腰腿无力等情况，久之亦会发展成本病，故想要补充用脑过度产生的身体失调的情况，要从补肾下手，而服用六味地黄丸，它可以对身体进行调整，使物质得到及时的补充。六味地黄丸是中医滋补肾阴的代表方剂，由金匮肾气丸衍化而来，传统应用于滋阴补肾，适用于肾阴亏损、头晕、耳鸣、腰膝酸软、盗汗、手足心热、消渴等症。痴呆病乃肾阴亏损日久所致，故可用本方治疗。

2. 随症加减　血虚阴衰者熟地为君；精滑头昏者山茱为君；小便或多或少，或赤或白者茯苓为君；小便淋沥者泽泻为君；心虚火盛及有瘀血者丹皮为君；脾胃虚弱，皮肤干涩者山药为君。言为君者，其分用八两，地黄只用臣分两。在本方的基础上加知母、黄柏，则名知柏地黄丸，功偏滋阴降火，适用于阴虚火旺，骨蒸潮热，盗汗遗精之证；如在六味地黄丸的基础上加枸杞子、菊花，则名杞菊地黄丸；如在六味地黄丸的基础上加五味子，则名七味都气丸，功偏滋肾纳气，适用于肾虚气喘之证；如在六味地黄丸的基础上加五味子、麦冬，则名麦味地黄丸，功偏滋肾敛肺，适用于肺肾阴虚之咳嗽、气喘。

3. 使用注意　本方药性平稳，适宜长服，但脾虚腹胀，食少便溏者应慎用。(肾、脾)阳虚之人绝对忌用；肝火过旺之人服此药犹如火中添柴，亦不适宜。不适合服用。

4. 现代应用　可广泛应用于各种病证属肝肾阴虚者，它在滋补强身方面有显著疗效，是补阴的著名方剂。

还少丹

【来源】《洪氏集验方》

【组成】 干山药、牛膝 (酒浸一宿，焙干) 各一两半　山茱萸、白茯苓去皮、五味子、肉苁蓉 (酒浸一宿，焙干)、石菖蒲、巴戟去心、远志去心、杜仲 (去粗皮，

用生姜汁并酒合和，涂炙令熟)、楮实、舶上茴香以上各一两　枸杞子、熟干地黄各半两

【用法】上药捣箩为末，炼蜜入枣肉为丸，如梧桐子大。每服三十丸，用温酒、盐汤送下，空腹，日进三服。

【功用】补肾健脾，益气生精。

【主治】脾肾两虚之痴呆，症见表情呆滞，沉默寡言，记忆减退，失认失算，口齿含糊，词不达意，伴气短懒言，肌肉萎缩，食少纳呆，口涎外溢，腰膝酸软，或四肢不温，腹痛喜按，泄泻，舌质淡白，舌体胖大，苔白，或舌红，苔少或无苔，脉沉细弱。

【方解】方中熟地、枸杞子、山萸肉滋阴补肾，补水之药，水足则有以济火，而不亢不害矣；肉苁蓉、巴戟天、小茴香能入肾经气分，温补肾阳，可同补命门相火之不足，火旺则土强而脾能健运矣；杜仲、怀牛膝、楮实子补益肝肾，助阳补虚；茯苓、山药、益气健脾而补后天；远志、五味子、石菖蒲养心安神开窍，通心气以交肾。

【临床应用】

1. **用方要点**　两肾中间有命火，乃先天之真阳，人之日用云为，皆此火也，此火衰微，则无以熏蒸脾胃，饮食减少，而精气日衰矣。久之则脾肾两虚可见痴呆有表情呆滞，沉默寡言，记忆减退，失认失算，口齿含糊，词不达意，伴气短懒言，肌肉萎缩，食少纳呆，口涎外溢，腰膝酸软，或四肢不温，腹痛喜按，泄泻，舌质淡白，舌体胖大，苔白，或舌红，苔少或无苔，脉沉细弱。

2. **随症加减**　如见气短乏力较著，甚至肌肉萎缩，可配伍紫河车、阿胶、川断、杜仲、鸡血藤、何首乌、黄芪等以益气养血。若脾肾两虚，偏于阳虚者，出现四肢不温，形寒肢冷，五更泄泻等症，方用金匮肾气丸温补肾阳，再加紫河车、鹿角胶、龟板胶等血肉有情之品，填精补髓。若伴有腰膝酸软，颧红盗汗，耳鸣如蝉，舌瘦质红，少苔，脉弦细数者，是为肝肾阴虚，可用知柏地黄丸滋养肝肾。

3. **使用注意**　儿童，孕妇，哺乳期妇女禁用，患有糖尿病、外感发热、湿热证的人群不宜服用。

4. **现代应用**　本方还用于遗精阳痿、脱发白发、腰膝酸软等证属脾肾两虚者。

5. 历代名家的应用经验 朱丹溪去"楮实"更名滋阴大补丸。

朱砂安神丸

【**来源**】《内外伤辨惑论》

【**组成**】 朱砂五钱 <small>(另研，水飞为衣)</small> 甘草五钱五分 黄连 <small>(去须净，酒洗)</small> 六钱 当归 <small>(去芦)</small> 二钱五分 生地黄一钱五分

【**用法**】朱砂水飞或粉碎为细粉，黄连等四味粉碎为细粉，与朱砂粉末混匀，过筛，加炼蜜适量，制成大蜜丸、小蜜丸，或加适量炼蜜与水，制成水蜜丸。口服。大蜜丸一次 1 丸，小蜜丸一次 9 克，水蜜丸一次 6 克，一日 2 次，温开水送服。

【**功用**】镇心安神，清热养血。

【**主治**】心火亢盛，阴血不足之痴呆。症见失眠多梦，惊悸怔忡，心烦神乱；或胸中懊恼，舌尖红，脉细数等。

【**方解**】方中用朱砂质重性寒，专入心经，重可镇怯，寒能清热；黄连苦寒，清心火而除烦，两药配合，一镇一清，即除神烦热扰，故为主药。当归养血，生地滋阴，一以补其耗伤的阴血，一以滋肾水，使心血足而下承于肾，肾阴足而上交于心，共为辅助药。甘草调和诸药。合而成方，一泻偏盛之火，一补不足之阴血，达到心火下降，阴血上承，是为重镇安神，标本兼顾之方。

【**临床应用**】

1. 用方要点 本方为心火上炎，耗灼阴血所致的心火内扰证而设，心火亢盛则心神被扰，阴血不足则心神失养，故见失眠多梦、惊悸怔忡、心烦等症；舌红，脉细数是心火盛而阴血虚之征。治当泻其亢盛之火，补其阴血之虚而安神。朱砂安神丸具有镇定、安神清热、养血之功效，常用于心火上炎，热伤阴血所致的心神不宁、烦乱怔忡、胸中烦闷、热入心血、失眠多梦、精神抑郁、神志恍惚等。

2. 随症加减 若胸中烦热较甚，加山栀仁、莲子心以增强清心除烦之力；兼惊恐，宜加生龙骨、生牡蛎以镇惊安神；失眠多梦者，可加酸枣仁、柏子仁以养心安神。

3. 使用注意

（1）心气不足，心神不安者勿用。

（2）忌食辛辣油腻及有刺激性食物、烟酒。

（3）因消化不良、胃脘嘈杂而怔忡不安、不眠等忌服。

（4）孕妇忌服。

（5）与碘溴化物不宜并用，因朱砂成分为硫化汞，在肠胃道遇到碘、溴化物产生有刺激性碘化汞、溴化汞，引起赤痢样大便，从而产生严重的医源性肠炎。

（6）不宜多服久服，儿童尤不宜久用。

4. 现代应用 现代常加减运用于轻性贫血，脑贫血，神经过敏，精神不安，心悸亢进，心神烦乱不安，苦闷不眠等治疗失眠、神经衰弱、精神抑郁症等证属心火上炎者。

5. 历代名家的应用经验 叶仲坚曰：经云神气舍心，精神毕具。又曰：心者生之本，神之舍也，且心为君子之官，主不明则精气乱神，太劳则魂魄散，所以寤寐不安，淫邪发梦，轻则惊悸怔忡，重则痴妄癫狂也，朱砂具光明之体，色赤通心，重能镇怯，寒能胜热，甘以生津，抑阴火之浮游，以养上焦之元气，为安神之第一品，心若热，配黄连之苦寒泻心热也，更佐甘草之甘以泻之，心主血，用当归之甘温归心血也，更佐地黄之寒以补之，心血足则肝得所藏，而魂自安，心热解则肺得其职，而魄自宁也。因此朱砂能治心神昏乱，惊悸怔忡，失眠多梦。

补中益气汤

【来源】《内外伤辨惑论》

【组成】 黄芪一钱 甘草五分 人参（去芦）三分 当归身（酒焙干或晒干）二分 橘皮不去白、升麻、柴胡各二分或三分 白术三分

【用法】 上药咬咀，都作一服。用水300毫升，煎至150毫升，去滓，空腹时稍热服。

【功用】 补中益气，升阳举陷。

【主治】 气血亏虚之痴呆病症，见神情呆滞，健忘，体倦乏力，心慌气短，自汗，病程长，舌质淡，或有齿印，脉细弱等症。

【方解】 方中黄芪补中益气、升阳固表为君；人参、白术、甘草甘温益气，补益脾胃为臣；陈皮调理气机，当归补血和营为佐；升麻、柴胡协同参、

芪升举清阳为使。综合全方，一则补气健脾，使后天生化有源，脾胃气虚诸证自可痊愈；一则升提中气，恢复中焦升降之功能，使下脱、下垂之证自复其位。诸药合用，可补脾益肾，补益气血，使气血上荣于脑髓，益智延年。本方乃补益之名方。

【临床应用】

1. **用方要点** 头为"诸阳之会"，"脑为髓之海"，若肝肾精血不能滋养脑髓或脾胃不能运化水谷精微，输布气血上充于脑，则久之发展为痴呆，症见神情呆滞，健忘，体倦乏力，心慌气短，自汗，病程长，舌质淡，或有齿印，脉细弱等症。

2. **随症加减** 血不足，加当归；精神短少，加人参、五味子；肺热咳嗽，去人参；嗌干，加葛根；头痛甚，加蔓荆子、川芎；脑痛，加藁本、细辛；风湿相搏，一身尽痛，加羌活、防风；有痰，加半夏、生姜；胃寒气滞，加青皮、蔻仁、木香、益智仁；腹胀，加白芍、甘草；热痛，加黄连；能食而心下痞，加黄连；咽痛者加桔梗；有寒者加肉桂；湿胜者加苍术；阴虚者去升麻，加熟地、山茱、山药；大便秘者加酒煨大黄；咳嗽：春加旋覆、款冬，夏加麦冬、五味，秋加麻黄、黄芩，冬加不去根节麻黄，天寒加干姜；泄泻，去当归，加茯苓、苍术、益智。

3. **使用注意** 阴虚内热者忌服。

4. **现代应用** 现代可广泛运用于各种疾病证属气血不足者，常化裁运用于治疗体弱所致的眩晕、头痛、耳鸣、耳聋、视力模糊，以及慢性气管炎、子宫脱垂、脱肛、习惯性流产、崩漏、功能性低热等患者。

十味温胆汤

【来源】《世医得效方》

【组成】半夏汤泡、枳实麸炒、陈皮（去白）各二钱 白茯苓（去皮）一钱半 酸枣仁炒、远志（去心，甘草汁煮）、五味子、熟地黄（酒洗，焙）、人参（去芦）各一钱 粉草炙，半钱

【用法】水二盏，生姜五片，红枣一枚，煎一盏，不时服。

【功用】益气养血，化痰宁心。

【主治】心虚胆怯，痰浊内扰证之痴呆，症见触事易惊，惊悸不眠，夜多

噩梦，短气自汗，耳鸣目眩，四肢浮肿，饮食无味，胸中烦闷，坐卧不安，舌淡苔腻，脉沉缓等。

【方解】方中以半夏、陈皮燥湿化痰，理气散结，且能降逆止呕；茯苓健脾渗湿，使其湿无所聚而痰无由生；枳实化痰散结，行气消痞；五味子生津敛汗，并有安神之功，熟地黄滋阴补血；人参、粉草益气；酸枣仁、远志养心安神，远志乃辛散宣泄之品，一则可行补药之滞，一则可交通心肾，心肾交则魂亦可赖以安身。诸药合用，共成养心益胆，化痰宁心之剂。

【临床应用】

1. **用方要点** 本方所主病证为痰气郁结，心胆气虚而致的痴呆病，因宿痰不化，脾困不运，胃失和降，肝胆受损而症见触事易惊，惊悸不眠，夜多噩梦，短气自汗，耳鸣目眩，四肢浮肿，饮食无味，胸中烦闷，坐卧不安，舌淡苔腻，脉沉缓等。朱丹溪云："治痰者，不治痰而治气，气顺则一身之津液亦随之而去。"故方中行气化痰，健脾利湿之半夏、茯苓、枳实、人参应重用。

2. **随症加减** 若见胸闷，加瓜蒌、薤白；胸部闷痛或刺痛加丹参；伴畏寒肢冷加附子；口干者加玉竹。

3. **现代应用** 现代运用于冠心病，癫痫，失眠，梦遗，神经官能症的证属心胆气虚者。

4. **历代名家的应用经验** 郑某，室女，18 岁，学生。其母代诉：患者平日善思多感，去年因受惊恐，常显胆怯不宁，夜寐不安，常发梦呓。近感风邪，发热，神志失常，而语无伦次，忽悲忽喜，失眠厌食，月信四月未至，带下甚多。此乃思虑伤脾，湿热下注，以涤痰清热兼散风邪为治。方用十味温胆汤加减，连诊三次，进方6剂，诸病尽除，精神恢复正常，继以逍遥散、天王补心丹数剂调治，食欲渐振，月信亦至，情况良好。

龙虎丸

【来源】《丹溪心法》

【组成】白芍二两　陈皮二两　锁阳一两半　当归一两半　虎骨（狗骨代）（酒浸，酥炙）一两　知母（酒炒）三两　熟地黄三两　黄柏半斤（盐炒）　龟板四两（酒浸，酥炙）

【用法】上为末，酒煮羊肉捣汁为丸服。病轻者服一丸，重者服二丸，以温开水送下，若不肯吃者，纳药于粉糕中，便不觉而食之。服后约半时许，非吐即泻，逾时再服一丸以俟之。如年远者，须服数丸以见效。冬月里加干姜半两。

【功用】补益肝肾，强壮筋骨。

【主治】阴虚火旺之痴呆病，见神呆静坐，语言不发，筋骨无力，腰际酸软，潮热盗汗，头晕目眩，耳鸣耳聋，脚膝酸软，或五心烦热，舌红，脉细等症。

【方解】方中以熟地黄、龟板、黄柏、知母滋阴补肾，泄相火；虎骨（狗骨代）、锁阳补肾壮筋骨；当归、白芍、陈皮补血理气，其中陈皮辛温，锁阳辛热，于静药之中助其流动之性，阴中求阳，更以血肉有情之品为助，羊肉补肾、虎骨（狗骨代）以骨补骨。凡肾阴虚衰，相火旺盛，筋骨乏力者，均可使用本方。

【临床应用】

1. **用方要点** 本方专治诸虚百损，五劳七伤，症见神呆静坐，语言不发，头目眩晕，耳鸣耳聋，自汗盗汗，遗精便浊，四肢无力，饮食少思，面色萎黄，肌肉消瘦，骨蒸劳热，失血等症，病能滋枯竭之水而清亢甚之火，久服则阴阳协和，水火既济，乃扶阴抑阳之剂也。

2. **使用注意** 服药期间禁食油腻，辛辣之物，禁房事。

3. **现代应用** 现代本方用于痿证，耳鸣等证属肝肾阴虚火旺者。

滚痰丸

【来源】《准绳·类方》

【组成】大黄（蒸少顷，翻过再蒸少顷，即取出，不可过）八两 黄芩八两 青礞石（消煅如金色）五钱 沉香五钱 百药煎（此用百药煎，乃得之方外秘传，盖此丸得此药，乃能收敛周身顽涎，聚于一处，然后利下，甚有奇功，曰倍若沉者，言五倍子与沉香，非礞倍于沉之谓也）五钱

【用法】上为末，水为丸，如梧桐子大，食后、空心白汤送服。一切新旧失心丧志，每服100丸。

【功用】泻火逐痰。

【主治】实热老痰证之痴呆病，症见神情呆滞，惊悸昏迷，或咳喘痰稠，口眼蠕动，噎息烦闷，大便秘结，舌苔黄腻，脉滑数有力。

【方解】方中青礞石性燥重坠，善能攻逐沉积伏匿之老痰，与硝石同煅，其攻逐下行之性尤强，为君药。《本草纲目》言："此药重坠，制以硝石，其性疏快，是水平气下，而痰积通利，诸症自除。"大黄苦寒，荡涤湿热，开痰火下行之路，为臣药。黄芩苦寒泻火，专清上焦气分之热；治痰先顺气，故以沉香纳气归肾，又能疏通肠胃之滞，肾气流通，则水垢不留，而痰不再作，且使青礞石不黏着于肠，二黄不伤及胃，一举而三得，为佐药。四药相伍，清泻共用，升降并调，以降为主。药简而力宏，可使积痰恶物，自肠道而下，对于形气壮实，痰火胶固者用之，诸药合用，共奏泻火逐痰之功。

【临床应用】

1. **用方要点**　本方所治诸证均属实热顽痰为患，其病机特点是痰火郁结较甚，久久不能消解，变化多端，上蒙清窍，发为痴呆病，神情呆滞、昏迷；扰动心神，发为惊悸怔忡，内壅于肺者，则发为咳喘痰稠，甚则噎息烦闷，留于经络，则见口眼蠕动，故拟泻火逐痰为其治法。以神情呆滞，惊悸昏迷，或咳喘痰稠，口眼蠕动，噎息烦闷，大便秘结，舌苔黄腻，脉滑数有力，为证治要点。

2. **随症加减**　若见昏迷者，用石菖蒲、郁金煎汤送服；若见惊风抽搐者，用僵蚕、钩藤煎汤送服；痰黄稠难咯者，用川贝、竹沥煎汤送服。

3. **使用注意**　虚寒者及孕妇忌服。对于形气壮实，痰火胶固者，虽用本方，然须病除即止，勿久服过用。

4. **现代应用**　精神分裂症、癫痫、神经官能症，亦可用于慢性气管炎，肺气肿合并感染等属痰火内闭者，均可应用。

滋阴地黄汤

【来源】《万病回春》

【组成】山药八分　山茱萸（去核）八分　当归（酒炒）八分　白芍（煨）八分　川芎八分　牡丹皮六分　远志（去心）六分　白茯苓六分　黄柏（酒炒）六分　石菖蒲六分　知母（酒炒）六分　泽泻六分　熟地黄一钱六分

【用法】上锉一剂。水煎，空心服。如作丸，用炼蜜为丸，如梧桐子大。每服100丸，空心盐汤送下，酒亦可。

【功用】滋阴补血，清热宁心。

【主治】肝肾亏虚，血弱形虚，不能养心，肝木燥实，心火旺盛之痴呆病。证见神情呆滞，头晕，眼花，耳鸣，腰酸，腿困；阴虚者，见骨蒸潮热，五心烦热，盗汗等。

【方解】本方是在六味地黄丸的基础上加药成方的，方中熟地黄甘寒入肾，为补肾壮水之专品，故重用为君药。山茱萸辛苦入肝，以敛肝阴；山药甘平，走脾而滋脾阴。肝肾同源，滋肝亦即滋肾；土生万物，滋脾尚益肾，二药共具助熟地滋补肾阴之功共为辅药。以上三味皆滋腻滞之品。方中泽泻宣泻肾浊，以防生地之滞；丹皮活肝泻热，以去山茱萸之滞；茯苓淡渗脾湿，以免山药之滞，三药功在疏利三阴，使斯方收中有散，补而弗滞，成为大补元阴之代表方。在此基础上加知母、黄柏苦寒入肾增强滋阴清热之力，当归补血，白芍柔肝滋阴，川芎行气血，远志、石菖蒲宁心开窍。诸药共奏滋阴补血，清热宁心之效。是方统补三阴，其功在肾，乃滋阴补肾之佳剂。

【临床应用】

1. **用方要点**　肝肾亏虚，血弱形虚，不能养心，肝木燥实，心火旺盛之痴呆病。症见神情呆滞，头晕，眼花，耳鸣，腰酸，腿困；阴虚者，见骨蒸潮热，五心烦热，盗汗等。

2. **随症加减**　肝肾不足，筋骨痿软，腿足瘦削，步履乏力，腰酸精损者，加锁阳、虎骨（狗骨代）、干姜、酒糊为丸；盗汗明显，加糯稻根、牡蛎、浮小麦；虚劳咳血，加仙鹤草、侧柏叶、阿胶；心烦不眠，加夜交藤、酸枣仁。

3. **现代应用**　本方加减可用于先天性小儿发育迟缓，青光眼，糖尿病，红斑狼疮等病证属肝肾亏虚，相火亢盛者。

左归饮

【来源】《景岳全书》

【组成】熟地二三钱或加至一二两　山药二钱　枸杞二钱　炙甘草一钱　茯苓一钱半　山茱萸一二钱（畏酸者少用之）

【用法】水二盅，煎七分，空腹服。

【功用】壮水，养阴补肾。

【主治】真阴不足之痴呆，见腰酸且痛，遗精盗汗，咽燥口渴；阴衰阳胜，身热烦渴，脉虚气弱。

【方解】本方为纯甘壮水之剂。方中重用熟地为主药，甘温滋肾以填真阴；辅以山茱萸、枸杞子养肝血，合主药以加强滋肾阴而养肝血之效；佐以茯苓、炙甘草益气健脾，山药益阴健脾滋肾。合而有滋肾养肝益脾之效。

【临床应用】

1. **用方要点**　真阴不足之痴呆病患者，肾水不足，腰酸腿软，虚热往来，自汗盗汗，口干舌燥，症见腰酸且痛，遗精盗汗，咽燥口渴；阴衰阳胜，身热烦渴，舌光少苔，脉虚气弱等。

2. **随症加减**　若肺热而烦者，加麦冬以润肺清心而除烦；血滞者加丹皮以凉血活血而散瘀；心热而燥者加玄参以滋阴降火；脾热易饥者，加芍药以泄脾热；肾热骨蒸多汗者加地骨皮以退虚热而止汗，血热妄动者加生地以清热凉血养阴；阴虚不宁者加女贞子以补益肝肾而治虚；上实下虚者加牛膝以补肾益肝；血虚而燥者加当归以补血活血而润燥；若盗汗不止者加五味子、糯米根须以敛汗止汗；若口渴甚者加沙参、花粉等甘寒之品以生津止渴；胃弱纳少者，可加陈皮、砂仁以芳香醒脾。

3. **使用注意**　本方为纯补之剂，不免呆滞之偏，若脾胃虚弱者，宜慎用。

4. **现代应用**　本方当代临床运用广泛，可用于各种病证属肾水不足者。

七福饮

【来源】《景岳全书》

【组成】人参二三钱　熟地二三钱　当归二三钱　白术（炒）一钱半　炙甘草一钱　枣仁二钱　远志三五分（制用）

【用法】水二盅，煎七分，食远温服。

【功用】补肾益髓，填精养神。

【主治】心脾肾气虚，髓海不足之痴呆病，症见智能减退，记忆力和计算力明显减退，头晕耳鸣，懒情思卧，齿枯发焦，腰酸骨软，步行艰难，舌瘦色淡，苔薄白，脉沉细弱。

【方解】方中重用熟地以滋阴补肾，以补先天之本；人参、白术、炙甘草益气健脾，用以强壮后天之本；当归养血补肝；远志宣窍化痰。本方填补脑髓之力尚嫌不足，可选加鹿角胶、龟板胶、阿胶、紫河车等血肉有情之品，以填精补髓。还可以本方制蜜丸或膏滋以图缓治。

【临床应用】

1. 用方要点 本方病症多因禀赋不充，脏气虚弱，或久病失调，或思虑劳心过度，使心经气血不足所致。因心主血而藏神，气血旺盛则心神得养而思维敏捷，血气不足则心神失养而精神恍惚，记忆力减退。故凡各种原因导致心经气血伤损，均可引起健忘症。正如《圣济总录》中云："健忘之病，本于心虚，血气衰少，精神昏聩，故志动乱而多忘也。"心神失养，神不守舍，心气不足，加之脾肾气血不足，故症见智能减退，记忆力和计算力明显减退，头晕耳鸣，懒情思卧，齿枯发焦，腰酸骨软，步行艰难，舌瘦色淡，苔薄白，脉沉细弱。

2. 随症加减 见心悸气短自汗者加太子参、龙骨或龙齿、浮小麦，以滋阴益气敛汗；五心烦热、盗汗者，加黄柏、龟板、鳖甲、生龙骨、生牡蛎以补阴清虚热；见失眠多梦者，加夜交藤、合欢皮以安神；面白无华者，加熟地黄、丹参以补益气血；形寒肢冷，夜尿多，头晕者，可加制附子、肉桂、细辛、干姜以温补肾阳；若见舌苔白腻者，加菖蒲、郁金、法夏等化痰浊，醒神窍，并酌减滋腻补肾之品；若兼见心烦溲赤，舌红少苔，脉细而数，熟地改生地，再加知母、黄柏、丹皮、莲心以清虚热。病久可以本方制成蜜丸久服，以图缓治。

3. 现代应用 本方加减现代可用于神经衰弱，病态窦房结综合征，月经不调证属心脾不足、气血俱虚者。

指迷汤

【来源】《辨证录》

【组成】 人参五钱 白术一两 半夏三钱 神曲三钱 南星一钱 甘草一钱 陈皮五分 菖蒲五分 附子三分 肉豆蔻一钱

【用法】 水煎两次，取300毫升，分两次服。

【功用】 益胃化痰，开窍醒神。

【主治】 起居失节，胃气伤而痰迷于心脘之下，以致一时而成呆病者，胃气虚而痰浊蒙蔽，神呆迟钝，言语减少，健忘懒惰，不思饮食，舌质淡，苔白腻，脉细弱。

【方解】 方中人参益气健脾，白术健脾燥湿，尤长于消痰水，既治痰之本，又治痰之标，并为主药。半夏、南星燥湿祛痰，辛温而散，且能利气开郁，和中降逆，为臣药。神曲、陈皮和中消食化痰；菖蒲芳香化浊醒脾，开心益智；附子、肉豆蔻温里通阳，鼓舞阳气，既增人参、白术益气健脾之力，又增半夏、南星行气祛痰之功，为佐药。甘草益气和中，调和药性，为使药。诸药合用，共奏健脾益胃，化痰开窍，醒神益智之功。本方的配伍特点是重用白术配人参，益气健脾以杜生痰之源；白术祛湿，善消痰水，以补为主，补中兼消，补不壅滞，消不伤正。辨证以不思饮食，气短懒言，苔白滑，脉细弱为要点。

【临床应用】

1. 用方要点 本方通过补胃消痰治疗呆病。由于患者精气亏损，清窍失养，或心、肝、脾、肾等脏腑功能失调，以致气、血、痰、火及诸邪瘀滞脑窍，使得大脑的智能活动发生严重障碍。老年痴呆症虽然病变在脑，却与人体各脏腑功能相关。而起居失节，胃气伤而痰迷于心脘之下，以致一时而成呆病者，胃气虚而痰浊蒙蔽，症见神呆迟钝，言语减少，健忘懈惰，不思饮食，舌质淡，苔白腻，脉细弱等。本方补中健脾益气与祛痰并投，使痰除窍宣，神机得灵。

2. 随症加减 若肝郁明显者，加柴胡、白芍疏肝解郁。并可加枣仁、柏子仁、茯神以增养心安神之力；风痰者，加白附、皂角、竹沥；寒痰者，加干姜；火痰，加石膏、青黛；湿痰者，加苍术；燥痰者，加瓜蒌、杏仁；食痰者加山楂、麦芽；老痰者，加枳实、海浮石、芒硝；气痰者，加香附、枳壳；胁痰在皮里膜外者，加白芥子；四肢痰，加竹沥。

3. 现代应用 现代临床用于老年性痴呆、血管性痴呆、脑外伤后遗忘，或痴呆综合征，辨证为气虚痰蒙者。

洗心汤

【来源】《辨证录》

【组成】人参一两　茯神一两　半夏五钱　陈皮三钱　神曲三钱　甘草一钱　附子一钱　菖蒲一钱　生枣仁一两

【用法】水煮半碗，灌之。必熟睡，听其自醒，切不可惊醒，反至难愈也。

【功用】开郁逐痰，健胃通气。

【主治】肝郁气滞，痰浊壅积，痰浊蒙窍致患呆病，终日不言不语，不思饮食，忽歌忽笑，洁秽不分，亲疏不辨者，症见表情呆钝，智力衰退，或哭笑无常，喃喃自语，或终日无语，伴不思饮食，脘腹、胀痛，痞满不适，口多涎沫，头重如裹，舌质淡，苔白腻，脉滑。

【方解】方中人参、甘草益气；半夏、陈皮健脾化痰；附子协助参、草以助阳气，俾正气健旺则痰浊可除；茯神、酸枣仁宁心安神；石菖蒲芳香开窍；神曲和胃。

【临床应用】

1. **用方要点**　"不祛痰则正气难补，补正气而因之祛邪"。又云："邪见正气之旺，安得不消灭于无踪哉。"所以方中化痰与扶正之品并用。半夏、陈皮理气化痰，菖蒲豁痰开窍，枣仁、茯神宁心安神，少量附子以温通阳气，神曲以消食健胃。然而痰浊之生，必与正气不足有关，故更用人参以补气，甘草以助之，并和诸药。

2. **随症加减**　若痰郁久化火，蒙蔽清窍，扰动心神，症见心烦躁动，言语颠倒，歌笑不休，甚至反喜污秽等，加黄芩、黄连、竹沥以增强清化热痰之力；若瘀血症状明显者加入丹参、川芎以活血化瘀。脾气亏虚明显者，可加党参、茯苓、黄芪、白术、山药、麦芽、砂仁等健脾益气之品，以截生痰之源。若头重如裹、哭笑无常、喃喃自语、口多涎沫者，痰浊壅塞较著，重用陈皮、半夏，配伍胆南星、莱菔子、佩兰、白豆蔻、全瓜蒌、贝母等豁痰理气之品。

3. **使用注意**　阴虚火旺者忌，纯虚无痰者亦忌。

4. **现代应用**　用于老年性痴呆，脑血管性痴呆及混合性痴呆，脑叶萎缩症，代谢性脑病，中毒性脑病，正压性脑积水等病。

转呆丹

【来源】《辨证录》

【组成】人参一两　白芍三两　当归一两　半夏一两　柴胡八钱　生枣仁一两　附子一钱　菖蒲一两　神曲五钱　茯神一两　天花粉三两　柏子仁五钱

【用法】水十碗，煎一碗，使强有力者，抱住其身，另用二人执拿其两手，以一人托住其下颔，一人将羊角去尖，插其口灌之。倘不肯服，不妨以杖击之，使动怒气，而后灌之。服后必然骂詈，少顷必倦而卧，听其自醒，切不可惊动，自醒则痊愈，否则只可半愈也。

【功用】大补心肝气血，祛痰开窍。

【主治】呆病。终日闭户独居，口中喃喃，多不可解，将自己衣服用针线密缝，予之饮食，时用时不用，尝数日不食，而不呼饥，见炭最喜食之。

【方解】本方以人参、白芍为君，益气扩胃，益阴疏肝；半夏、菖蒲、当归为臣，化痰开窍，养血润燥；余药疏肝解郁，滋阴清热，养心安神为佐使。本方配伍特点，一是益气与疏肝并举，补气易壅滞，而疏肝易耗气，方中重用人参补气，白芍疏肝，以补药之体，作泻药之用，无耗气、香燥之弊。二是温燥与凉润同施，胃湿生痰，非温燥不化，故重用半夏、菖蒲；肝郁化火，非凉润不柔，故用天花粉清热生津，柏子仁、生枣仁质润滋燥，使温炽化痰无耗液助热之偏，食凉滋润无碍痰助湿之虞。全方能扶胃护元，燥湿化痰，开窍醒神，疏肝解郁，清热生津。

【临床应用】

1. **用方要点** 呆病肝郁胃虚，胃虚不能养肝，肝郁则从火化，火伤心神，故见证如此。治当扶胃气，化痰浊，还须疏肝清火，养血滋液，故本方在洗心汤的基础上，加用当归、白芍益血养肝，白芍重用又能疏肝解郁；天花粉滋阴生津，清热泻火；柴胡配白芍疏肝解郁；柏子仁配伏神以增养心安神之力。对呆病日久，正虚痰阻，郁而化火伤阴之证，见终日闭户独居，口中喃喃，多不可解，将自己衣服用针线密缝，与之饮食，时用时不用，尝数日不食，而不呼饥，见炭最喜食之，颇为适宜。

2. **现代应用** 现代临床用于老年性痴呆、血管性痴呆，或外伤、中毒所致的痴呆见上述证候者。

苏心汤

【来源】《辨证录》

【组成】白芍三两 当归三两 人参一两 茯苓一两 半夏三钱 炒栀子三钱 柴胡三钱 附子三分 生枣仁五钱 吴茱萸五分 黄连五分

【用法】水十碗，煎一碗灌之。听其自醒，醒来病如失。

【功用】益气养血，化痰解郁。

【主治】气血两虚、兼有痰郁，致患呆病，智力衰退，表情呆钝，呆如木鸡，不思饮食，面白不华，唇舌色淡，苔薄白，脉细弱。

【方解】方用人参、当归、白芍为主药，人参补气健脾，当归养血和血，白芍养血益阴，又能疏肝达郁，三药合用，益气生血，补虚扶正。茯苓渗湿化痰，养心安神；半夏降逆化痰，柴胡疏肝达郁，为臣药。炒山栀子、黄连清气痰郁结之火热；生枣仁安神养心，为佐药。少用附子、吴茱萸温通阳气，以开郁结，亦为佐药。诸药协和，益气养血，化痰开郁，养心安神。本方配伍特点，一是重视补气血养心神；二是重用白芍，益阴血与疏肝郁两全其意，恰合于血虚肝郁之病机；三是少佐黄连、吴茱萸清肝泻火。气血复，心神得养，痰去郁开，心神清静，故名苏心丹。

【临床应用】

1. **用方要点** 本方能大补气血，化痰治呆。年老体衰，或素体不足，气血亏虚，神失所养，痰易内郁，蒙塞心神，发为痴呆。辨证以体质虚弱，神惫倦怠，少气懒言，唇舌色淡，脉细弱为要点。

2. **使用注意** 方中当归、白芍用量偏大，服后可致脘痞、腹泻，可酌减用量。

3. **现代应用** 现代临床用于老年性痴呆、早老性痴呆、恶性贫血伴发的痴呆状态，属气血虚而痰郁者。

逐呆仙丹

【来源】《石室秘录》

【组成】人参一两 白术二两 茯神三两 半夏五钱 白芥子一两 附子五分 白薇三钱 菟丝子一两 丹砂（研末）三钱

【用法】先将各药煎汤，调朱砂末，予半碗服。如患者不肯服，以炭烙之，欣然服矣；又烙之，又服半碗，然后听其自便。患者必倦怠欲卧，乘其熟睡，将其衣服被褥尽行火化，单留身上所着之衣，另用新被盖之，且不可惊醒。此一睡有睡至数日者，醒来必觅衣而衣无，觅被而被非故物，患者必大哭，然后又以前药予一剂，必不肯服，即以炭烙之亦断不肯，不妨以鞭责之，动其怒气，用有力之人将前药执而灌之，彼必大怒，已而又睡。此时断须预备新鲜衣服被褥等项，俟其半日即醒，彼见满房皆是亲人，心中恍然如悟，必又大哭不已，诸人当以好言劝之，彼必说出鬼神之事，亲人说幸有某人治疗，已将鬼神尽行驱遣，不必再虑，听之欣然而病亦痊愈。

【功用】化痰利窍，健脾补肾。

【主治】呆病如痴，默默不言，悠悠如失，意欲癫而不能，心欲狂而不敢；有时睡数日不醒，有时坐数日不眠；有时将他人物件深深藏掩；与人言则无语而神游，背人言则低声而泣诉；予之食，则厌薄而不吞；不予食，则吞炭而若快，因胸膜之中有痰气所致。

【方解】方中以白芥子为君药，其味辛气温，逐脂膜之痰，善消痰涎而又不耗损肺胃。半夏、白术为臣药，半夏统治痰涎，但只治痰之标；白术味甘气温，去湿消食，健脾益气，脾健则湿除，湿去则痰不生，能治痰之本，二药合用，兼顾痰之标本。人参益气补中，以增白术之力；茯神养心安神；菟丝子益气强阴，益肾填精，安心定魂；丹砂重镇安神；附子温热，鼓舞阳气，皆为佐药。痰郁易化热，白薇性寒，善于清热，又制诸化痰药之温燥，为反佐。全方协同，辛散滑利，能化痰利窍，镇心安神，健脾补肾。对痰迷心窍，沉默痴呆，言行怪异，苔白腻，脉缓滑者颇为适宜。

【临床应用】

1. **用方要点** 本方亦为呆病痰迷者设，皆由痰迷心窍为患。

2. **随症加减** 加菖蒲、远志化痰开窍；痰多加白矾祛痰开闭。

3. **使用注意** 从原方用后的疗效看，本方实系治颜醒神之剂，其治痴呆一剂而愈，当属假性痴呆。但本方化痰利窍，健脾补肾，对老年性痴呆届脾肾已亏而痰迷不解者，用之亦颇为适宜。

4. **现代应用** 现代临床用于痰迷心窍所致的假性痴呆，也可用于精神分裂症、抑郁症等证属痰迷心窍，脾肾不足者。

寿星丸

【来源】《杂病源流犀烛》

【组成】姜远志　人参　黄芪　白术　甘草　当归　生地黄　白芍　茯苓　陈皮　肉桂　胆星　琥珀　朱砂　五味子

【用法】猪心血、姜汁糊为丸。导痰汤送下。

【功用】化痰开窍，益气养血。

【主治】痰迷心窍，言语如痴而多忘。

【方解】方中以人参、黄芪为主药，大补元气，益气生血；当归、生地、白芍养血安神，为臣药；远志、五味子养心安神，肉桂鼓舞气血生长，为佐药；陈皮理气和中助运化，为佐使药。诸药合用有益气养血，养心安神之力，加入胆星清化痰热，姜汁化痰和胃，琥珀、朱砂镇心安神，皆为佐药；猪心血引药归心为使。全方配伍，在大补气血的基础上，又有化痰开窍，镇心安神之功。血气者，人之神，而得神者昌，本方补气血，化痰浊，邪去而气血旺盛，则其人寿，故名寿星丸。

【临床应用】

1. 用方要点 本方是在人参养荣汤基础上化裁而来的补养气血，化痰开窍方。年老体衰，或劳心过度，耗伤气血，气血不足，则痰浊内生，易犯心迷窍。全方以大补气血为主，因此，适宜于年老体衰，气血不足，而又痰迷心窍，如痴多忘者。为增强行气化痰开窍之力，故用导痰汤送服。

2. 随症加减 见恶心呕吐者，加生姜；痰热壅肺者，加葶苈子、杏仁；胃脘痛者，加丹参、木香、草蔻；往来寒热、口苦者，加柴胡、黄芩；喉痒者，加前胡、牛蒡子；声嘶，加诃子、蝉蜕、玄参；咳痰且痰中带血者，加沙参、仙鹤草；咽喉哽痛，加玄参、二花、连翘；痰黄稠厚，加黄芩、黄连、山栀子；大便秘结者，加大黄。加半夏、胆星、神曲，治疗癫痫；加生铁落，治疗癫狂；加枳壳、木香，治疗胆石症；加柴胡、枳壳，治疗慢性胰腺炎。

3. 使用注意 气虚有热不宜单用本方。

4. 现代应用 本方现代临床用于老年性痴呆、血管性痴呆、脑器质性精神障碍，也可用于精神分裂症、抑郁症等具有上述特点者。

胆草三虫汤

【来源】施今墨经验方（《名医妙方精华千首》）

【组成】龙胆草5克 白僵蚕5克 酒川芎5克 忍冬花10克 黄菊花10克 生龙骨10克 忍冬藤10克 生蒲黄10克（布包） 生牡蛎10克 双钩藤12克 制全蝎10克 酒地龙10克 九节菖蒲10克 明天麻5克 炒远志10克 炙甘草3克

【用法】水煎服，日1剂，分2次服。

【功用】清肝止痉，通瘀活络。

【主治】老年痴呆，症见神智迷蒙，健忘殊甚，目呆语迟，口唇颤抖，四肢动作失灵，舌颤苔白，脉弦有力。

【方解】方中以胆草、忍冬花、菊花清肝泻火；川芎、僵蚕、全蝎、地龙通络止痛；龙牡、钩藤、天麻平肝熄风；菖蒲、远志开窍定志。

活血通窍汤

【来源】颜德馨经验方（《首批国家级名老中医效验秘方精选（续集）》）

【组成】生地15克　赤芍15克　川芎9克　红花9克　水蛭粉（吞）3克　石菖蒲15克　远志9克　茯苓9克　黄连3克　通天草9克

【用法】每日1剂，水煎服。

【功用】活血化瘀，通窍醒脑。

【主治】瘀血内阻之老年性痴呆，多梗塞性痴呆。症见表情迟钝，言语不利，善忘，易惊恐，或思维异常，行为古怪，伴肌肤甲错，口干不欲饮，双目暗晦，舌质暗或有瘀点瘀斑，脉细涩。

【方解】本方的用药特点是水蛭配通天草，水蛭味咸性寒，入血分而长于逐瘀，性迟缓则不伤正气，以祛沉故瘀积，有利而无弊。通天草乃荸荠之苗，其性轻清上逸，与水蛭合投，则能引其药性入脑，剔除脑络新旧瘀血，使瘀化络通，脑窍复开。加生地、赤芍、川芎、红花活血化瘀，石菖蒲、远志化痰开窍，醒脑安神，茯苓、黄连清心安神。

【临床应用】

1. **用方要点**　人至老年，血行艰涩，若血滞成瘀，随经脉流行入脑，与脑髓错杂，致使清窍受蒙，灵机呆钝，则出现表情痴呆，神识不清，日夜颠倒，癫狂时作等症。老年性痴呆，多梗塞性痴呆。症见表情迟钝，言语不利，善忘，易惊恐，或思维异常，行为古怪，伴肌肤甲错，口干不欲饮，双目暗晦，舌质暗或有瘀点瘀斑，脉细涩。本方活血通窍，与症相拍，当获良效。

2. **随症加减**　如病久气血不足，加当归、生地、党参、黄芪以补血益气；如久病瘀血化热、常致肝胃火逆，而见头痛、呕恶等症，应加钩藤、菊花、夏枯草、竹茹等清肝和胃；若见肝郁气滞者，加柴胡、枳实、香附疏肝理气以行血。

3. **典型医案**　淘某，男，73岁，1994年12月27日诊。8年前患脑出血，经抢救治疗，后遗右侧手足不遂。近 3 年来记忆明显下降，时间、人物、地点定向错误，脑 CT 扫描多发性脑梗死，脑萎缩。患者表情痴呆，思维迟钝，语言不清，对答杂乱，性情急躁，甚至恶言骂人，舌紫苔薄黄，脉弦数。证属血瘀阻络，气血不养脑府，治当活血化瘀，通窍醒脑。用活血通窍汤出入治疗半年，患者心情逐渐开朗，情绪安定，发音清晰，能认识熟人，正确回答提问，记忆力也有所恢复。

三黑荣脑汤

【来源】谢海洲经验方（《首批国家级名老中医效验秘方精选（续集）》）

【组成】黑桑椹子 30 克　黑大豆 30 克　黑芝麻 30 克　黄芪 15 克　党参 10 克熟地 15 克　菟丝子 15 克　枸杞子 10 克　全蝎 10 克　地龙 10 克　水蛭 6 克　土鳖虫 6 克　柴胡 6 克　羌活 6 克　陈皮 6 克　谷芽 30 克　麦芽 30 克

【用法】以清水适量浸透药物约 30 分钟，置火上煮沸后，文火煎 40 分钟。每日 1 剂，共 2 煎，滤渣取汁约 200～250 毫升，分 2 次，饭后 2 小时温服。

【功用】补肾健脾，益精荣脑，化瘀通络。

【主治】脑萎缩，老年性痴呆等。

【方解】方用桑椹子、黑大豆、黑芝麻、熟地、菟丝子、枸杞益肾补脑，填精补髓；黄芪、党参补中益气，健脾升阳。最妙之处用辛香气浓、味薄升散之祛风药柴胡、羌活，味少量轻，寓意深刻。一则升阳达巅行经入脑。脑为诸阳之会居于巅高，惟风药辛宣，方可疏通经脉，使清阳之气贯注于脑，以壮髓海。二则醒脾助肾，以促化源。《脾胃论·脾胃胜定论》云："三元真气衰惫皆由脾胃先虚而气不上行所致也。"脾胃为后天之本，气血生化之源，气机升降之枢，脾气升发、有助于五脏之气旺盛，气血津精化生有源，充分保证了脑府功能活动所需的精微物质。三则阳升气旺，可化痰瘀。气帅血行，气能行津，脑气充盛则气化畅利，既可防止津血凝滞成为痰瘀之害，又能消散少量痰瘀之浊，此法有祛杂至纯，以补为通之意。是谢老治疗慢性脑病的重用临床经验之一。全蝎、地龙、水蛭、土鳖虫又名四虫饮。陈皮、麦芽、谷芽可控脾理气，顾护胃气，促进药食运化，而勿使之壅塞。

【临床应用】

1. **用方要点**　脑主元神，为"精明之府"、"髓之海"，是人体生命活动的中枢、精神意识的主宰。《灵枢·本神》篇云："两精相搏谓之神。"言阴精与阳气的转化输注是脑发挥正常生理功能的根本保证。精气旺则脑纯灵，精气衰则脑杂钝。根据"虚者补之"、"损者益之"的原则，谢老的经验方，浓"结者散之，留者攻之"之法则，有化窍浊、散结聚、通窍隧、畅络脉以修复病变脑组织，开窍醒脑的作用，实为治疗本病的关键。

2. **随症加减** 对神志散乱，睡眠不安，梦瞪苦笑者，酌加琥珀、远志、莲子心、淡竹叶等以清心醒脑；语言障碍、迟缓不利者，加石菖蒲、广郁金以通窍解语；神情淡漠、行为呆滞、记忆障碍者，加苏合香末入丸，可芳香开窍，提神醒脑；痰瘀浊邪动风、肢体颤抖、行动困难者，每参以天麻、生牡蛎、白蒺藜等熄风之品；有中风病史、颜面晦暗、肌肤甲错、乱梦纷纭，舌暗瘀紫者，可加茺蔚子、丹参、桃仁、红花、鸡血藤等以增强化瘀通脉之功。补肾还可合用五子衍宗丸或右归丸、或左归丸以平衡阴阳，益精填髓，健肾荣脑。祛风药还可选用防风、藁本、白芷、升麻、苍耳子、辛夷花等一二味以助气升阳，共奏健运脾肾、生发清阳之气，从而使脑得充分荣养和修复。

3. **现代应用** 本方可用于治疗脑萎缩，早老性痴呆，多梗塞性痴呆等慢性脑病。为方便长期服用，可改为药丸，每次 9 克，一日 3 次。

疏调益智方

【来源】张志真经验方

【组成】1 号方：党参 白术 胆星 半夏 茯苓 丹参 菖蒲

2 号方：生黄芪 党参 丹参 水蛭 泽泻 淫羊藿

【用法】根据辨证先后选用 1 号或 2 号方，每日 1 剂，水煎服。

【功用】1 号方除湿化痰、祛瘀开窍；2 号方益气升阳、祛瘀化浊。

【主治】老年痴呆，邪毒缠结、气机不利证，或气精失化、脑失髓养证。

【临床应用】**用方要点** 本方主要是针对改善轻度血管性痴呆的认知功能，而重度痴呆患者的疗效体现在生活自理能力改善方面，因为对于重度痴呆患者，改善、保持、延长其最基本生活能力具有现实意义。本组方药治疗时以脏腑辨证为核心，邪正消长为尺度，辨析分为邪毒缠结、气机不利证，和气精失化、脑失髓养证这两种属前后因果关系的证候，明辨不同病理阶段进行施治。辨治思路概括为：辨治分两证，祛邪解郁先，转化气精继，调理（补）

疏通兼。

益脑增智汤

【来源】裴静波经验方

【组成】生地 熟地 山萸 杞子 首乌 黄精 党参 黄芪 石菖蒲 远志 茯苓 益智仁 菟丝子

【用法】水煎服，日1剂，分2次服。2个月为一疗程。

【功用】滋补肝肾，益精填髓，养心通窍。

【主治】老年痴呆。

【方解】方中以生地、熟地、杞子、山萸、首乌、黄精补肝益肾、滋阴填精；菟丝子、益智仁温补肾阳；党参、黄芪培补中元，补益脾肺；石菖蒲、远志、茯苓养心安神化湿，共奏滋补肝肾，益精填髓，养心通窍之功。党参、黄芪则对神经系统有兴奋作用，增强机体抵抗力，增进新陈代谢，促进细胞寿命，有抗衰老作用。

【临床应用】

1. **用方要点** 老年性痴呆是全身性疾病，病位在脑，根本在虚，呈现本虚标实的证候，与心、肝、肾三脏有密切联系。心气不足，神明失用，肝郁气滞，阻滞脉络，脑海失养。肝肾不足，髓海空虚是发病的关键，所以拟益脑增智汤以调补心、肝、肾为治疗大法。

2. **随症加减** 兼有肝火者，加夏枯草、天麻；兼有心火者，加黄连、灯芯；兼有痰火者，加胆南星、天竹黄；兼有血瘀者，加红花、水蛭。

复方黄芪饮

【来源】夏翔经验方

【组成】黄芪15克 葛根9克 石菖蒲15克 川芎9克 淫羊藿12克

【用法】加工成口服液，每50ml含生药50克。每日2次，每次20ml，2个月为一疗程。

【功用】补气养阴助阳，化痰祛瘀醒神。

【主治】老年痴呆。

【方解】黄芪具有扩张血管、抗血栓、抗自由基、调节免疫等作用,近来研究还发现黄芪具有类似神经生长因子的作用,因此本方以黄芪为君药。葛根具有养阴生津,增加脑血流量的作用。淫羊藿具有温阳健脾之功,石菖蒲具有化痰开窍醒神之功,川芎具有活血化瘀之功。诸药相配使本方具有补气养阴助阳,化痰祛瘀醒神之功。

健脑复智饮

【来源】郑绍周经验方(《豫医国师:河南省国家级名老中医临证经验精要》)

【组成】黄芪30克 葛根30克 炒葶苈子15克 赤芍15克 麦冬15克 蒸首乌15克 淫羊藿15克 全蝎10克 天竹黄10克

【用法】水煎服,日1剂,分2次服。

【功用】补肾活血,豁痰开窍。

【主治】老年痴呆本虚标实证。

【方解】方中以黄芪为君药,能补益升提"脑气"、"髓气"、"肾气";配以蒸首乌、淫羊藿以调补肾阴肾阳;麦冬、葛根以增强补阴生津润脉之功,现代药理研究证实,此二药有保护动脉,改善脑部血液供应,提高脑之耐缺氧能力;佐以赤芍、全蝎、天竹黄可活血化瘀,祛痰化浊,醒脑安神。全方共奏益气补元,活血化痰,开窍醒神之功。

【临床应用】

1. **用方要点** 本方对老年痴呆所能取得较为显著的疗效,主要是该方功效为益肾补元,健脾培土,益气活血,养阴助阳,活血通络,化痰降浊,与本病的病机先天肾元虚亏,后天脾气受损,气血阴阳不足,瘀血痰浊阻滞,清灵脑府失聪相合。此外郑氏认为本病除处方用药具有针对性外,还应加强患者大脑功能训练,如思维、语言、计算能力的训练,以及情志、心理的调摄,适当参加体育锻炼等以助康复。且提倡和重视精神、起居、饮食等的调养,并配合静脉滴注改善脑血供及营养神经细胞的药物,以促使脑损伤早日得复,痴呆消除。

2. **随症加减** 腰膝酸软者加生地12克,山茱萸9克;心悸心烦者加桂枝12克,煅龙牡各30克;胸闷呕恶,食少多痰者加白术、苍术、青礞石各15

克；激动易怒，口苦目赤者加钩藤、黄芩各 15 克，生石决明 30 克。

3. **典型医案** 患者，男，60 岁，科技人员，因记忆力减退，健忘寡言而来就诊。症见头晕脑鸣，耳聋目花，神情委顿，善忘呆滞，寡言少语，夜寐不安。近 2 月以来，诸症转剧，呆木不语，衣食不理，舌淡胖，有瘀斑，边有齿痕，苔薄白腻，脉细涩。头颅 CT 检查诊断为额叶萎缩。据证按脉，乃年届花甲，元气亏虚，神精不足，无以荣脑，髓海空虚，痰瘀阻窍，心血不足，心神失守所致。治宜益气活血，豁痰开窍，宁心安神，投以本方加味，药用黄芪、葛根、夜交藤、炒枣仁各 30 克，赤芍 25 克，天竹黄、合欢皮各 20 克，蒸首乌、沙苑子、淫羊藿、当归、石菖蒲、麦冬各 15 克，全蝎 10 克。二诊：服药半月，自感神志清，记忆力有恢复。上药加黄精、补骨脂各 12 克，累进 60 余剂，诸羔均减，衣食自理，夜来眠安，面有悦容，且有神气，唯神萎、呆滞诸症减而未尽。续服 30 余剂，诸证又减，病情稳定。

第七章 颤 证

一、定义

颤证是以头部或肢体摇动颤抖，不能自制为主要临床表现的一种病证。轻者表现为头摇动或手足微颤，重者可见头部振摇，肢体颤动不止，甚则肢节拘急，失去生活自理能力。本病又称"振掉"、"颤振"、"震颤"。

根据本病的临床表现，西医学中震颤麻痹、肝豆状核变性、小脑病变的姿位性震颤、特发性震颤、甲状腺功能亢进等。

二、病因病机

1. 病因

（1）年老体虚：中年之后，脾胃渐损，肝肾亏虚，精气暗衰，筋脉失养；或禀赋不足，肾精虚损，脏气失调；或久病体弱，脏腑功能紊乱，气血阴阳不足，筋脉失养，虚风内动。

（2）情志过极：情志失调，郁怒忧思太过，脏腑气机失于调畅。郁怒伤肝，肝气郁结不畅，气滞而血瘀，筋脉失养；或肝郁化火生风，风阳暴张，窜经入络，扰动筋脉；若思虑太过，则损伤心脾，气血化源不足，筋脉失养；或因脾虚不运，津液失于输布，而聚湿生痰，痰浊流窜经络，扰动筋脉。

（3）饮食不节：恣食膏粱厚味或嗜酒成癖，损伤脾胃，聚湿生痰，痰浊阻滞经络而动风；或滋生内热，痰热互结，壅阻经脉而动风；或因饥饱无常，过食生冷，损伤脾胃，气血生化乏源，致使筋脉失养而发为颤证。

（4）劳逸失当：行役劳苦，动作不休，使肌肉筋膜损伤疲极；或房事劳欲太过，肝肾亏虚，阴血暗损，虚风内动；或贪逸少动，使气缓脾滞而气血日减，筋脉失于调畅而不得任持自主，发为颤证。

2. 病机

（1）基本病机：为肝风内动，筋脉失养。

（2）病位：颤证病在筋脉，与肝、肾、脾等脏关系密切。

三、辨病辨证要点

1. 辨病要点

颤证与瘛疭的鉴别：瘛疭即抽搐，多见于急性热病或某些慢性疾病急性发作，抽搐多呈持续性，有时伴短阵性间歇，手足屈伸牵引，弛纵交替，部分病人可有发热，两目上视，神昏等症状；颤证是一种慢性疾病过程，以头颈、手足不自主颤动、振摇为主要症状，手足颤抖动作幅度小，频率较快，而无肢体抽搐牵引和发热、神昏等症状，再结合病史分析，二者不难鉴别。

2. 辨证要点

颤证首先要辨清标本虚实。肝肾阴虚、气血不足为病之本，属虚；风、瘀、火、痰等病理因素多为病之标，属实。一般震颤较剧，肢体僵硬，烦躁不宁，胸闷体胖，遇郁怒而发者，多为实证；颤抖无力，缠绵难愈，腰膝酸软，体瘦眩晕，遇烦劳而加重者，多为虚证。

四、治疗大法

本病的初期，本虚之象并不明显，常见风火相煽、痰热壅阻之标实证，治疗当以清热、化痰、熄风为主；病程较长，年老体弱，其肝肾亏虚、气血不足等本虚之象逐渐突出，治疗当滋补肝肾，益气养血，调补阴阳为主，兼以熄风通络。由于本病多发于中老年人，多在本虚的基础上导致标实，因此治疗更应重视补益肝肾，治病求本。

大黄䗪虫丸

【来源】《金匮要略》

【组成】大黄十分（蒸） 黄芩二两 甘草二两 桃仁一升 杏仁一升 芍药四两 干地黄十两 干漆一两 虻虫一升 水蛭一百个 蛴螬一升 土鳖虫半升

【用法】上为末，炼蜜为丸，如小豆大。每服五丸，酒送下，一日二次。

【功用】活血破瘀，通经消癥瘕。

【主治】用于瘀血内停所致头部或肢体摇动颤抖，不能自制的颤证。

【方解】方中大黄凉血清热，起破积聚，推陈致新；土鳖虫咸寒入血，攻下积血，有破瘀血、消肿块、通经脉之功，合大黄通达三焦以逐干血，共为君药。桃仁、干漆、水蛭、虻虫、蛴螬活血通络，消散积聚，攻逐瘀血；黄芩配大黄，清上泻下，共逐瘀热；桃仁配杏仁降肺气，开大肠，与活血攻下药相配有利于祛瘀血；而地黄、甘草、芍药滋阴补肾，养血濡脉，和中缓急；黄芩、杏仁清宣肺气而解郁热；用酒送服，以行药势。诸药合用共奏祛瘀血、清瘀热、滋阴血、润燥结之效。该方特点是以通为补，祛瘀生新，缓中补虚。主要用于五劳虚极所致正虚而致血瘀之证。

【临床应用】

1. 使用注意 孕妇禁用；皮肤过敏者停服。

2. 现代应用 用于治疗血瘀头痛、高血压、胸痹、脑血栓、脑栓塞恢复期、四肢麻木等。

3. 历代名家的应用经验

（1）明·吴昆：腹胀有形块，按之而痛不移，口不恶食，小便自利，大便黄色，面黄肌错者，血证谛也，此丸予之。腹胀有形块，按之而痛移者，气与火也。今痛不移，则属有形矣。然食与血皆有形，食而腹胀则恶食，今不恶食，则知其为血矣。小便自利者，血病而气不病也；大便色黑者，病属于阴也；面黄肌错者，血病则不能荣养其容，濡泽其肤，故令萎黄甲错耳。大黄，攻下之品也，引以干漆、虻虫、蛴螬、水蛭、蟅虫、桃仁之辈，则入血而攻血；芍药、地黄生新血于去瘀之际；杏仁、甘草致新气于逐败之余；而黄芩之苦，又所以厚肠坚胃，而不为攻下所伤耳（《医方考》）。

（2）清·张石顽：举世皆以参、芪、归、地等以补虚，仲景独以大黄蟅虫丸补虚，苟非神圣，不能行是法也。夫五劳七伤，多系劳动不节，气血凝滞，郁积生热，致伤其阴，世俗所称干血劳是也。所以仲景乘其元气未离，先用大黄、蟅虫、水蛭、虻虫、蛴螬等蠕动吸血之物，佐以干漆、生地、桃仁、杏仁行去其血，略兼甘草、芍药以缓中补虚，黄芩开通瘀热，酒服以行药势，待干血行尽，然后纯行缓中补虚之功（《张氏医通·诸伤门》）。

（3）清·王晋三：仲景治以大黄蟅虫丸，君以大黄，从胃络中宣瘀润燥，佐以黄芩清肺卫，杏仁润心营，桃仁补肝虚，生地滋肾燥，干漆性急飞窜，破脾胃关节瘀血，虻虫性升入阳分破血，水蛭性下入阴分逐瘀，蛴螬去两胁下坚血，蟅虫破坚通络行伤，确有神功，故方名标而出之，芍药、甘草扶脾胃，解药毒。缓中补虚者，缓舒也，绰也，指方中宽舒润血之品而言也（《绛雪园古方选注·中卷》）。

桂枝茯苓丸

【来源】《金匮要略》

【组成】桂枝 茯苓 牡丹去心 桃仁去皮尖，熬 芍药各等份

【用法】上为末，炼蜜为丸，如兔屎大。每日一丸，食前服。不知，加至三丸。

【功用】活血化瘀，缓消癥块。

【主治】体内瘀血阻滞经络，使经络不通而头部或肢体摇动颤抖，不能自制。

【方解】本方功效为活血化瘀，缓消癥块。方中桂枝辛温，通血脉而消瘀血，为君药。桃仁乃化瘀消癥之要药，茯苓祛痰利水，使水去痰行。二药合用，活血祛瘀，利水渗湿，分别从瘀血与痰湿方面助君药消癥之力，为臣药。芍药缓挛急以止腹痛。丹皮凉血破血祛瘀，二药与君臣药物配伍。其活血之功使消癥之力益彰，兼顾新血不生及瘀久积热之病理，为佐药。以白蜜为丸，取其缓和诸药破泄之力，为使药。诸药相合，共奏活血化痰，缓消癥块之效。

【临床应用】

1. **用方要点** 本方为缓消癥块之剂。凡临床上妇人出现以小腹宿有癥块、腹痛拒按，或下血色晦暗而夹瘀块、舌质紫暗、脉沉涩等为主要表现者，即可使用本方加减治疗。此处运用为活血化瘀以消除体内瘀血。

2. **随症加减** 若血瘀日久，积结成癥、固定不移，疼痛拒按，可加牡蛎、鳖甲、丹参、乳香、没药、鸡内金等以活血消癥；若月经过多，崩漏不止，加失笑散、血余炭以化瘀止血；疼痛剧烈者，加延胡索、乳香、没药等以活血止痛；带下量多者，加苡仁、白芷、车前子等以除湿止带。用于瘀滞湿阻之闭经，宜加当归、川芎、红花、制香附、益母草等以活血行气调经；痰阻胞宫、血行不畅之痛经，月经量少有块，血块排出后疼痛减轻，可加当归、川芎、乌药、香附、牛膝等以活血止血。

3. **使用注意** 孕妇慎用。

4. **历代名家的应用经验**

（1）《金匮玉函经二注》：桂枝、桃仁、丹皮、芍药能去恶血；茯苓亦利腰脐间血，即是破血。然有散有缓、有收有渗、结者散以桂枝之辛；肝藏血，

血蓄者肝急，缓以桃仁、丹皮之甘；阴气之发动者，收以芍药之酸；恶血既破，佐以茯苓等之淡渗，利而行之。

（2）《金匮要略方义》：本方为化瘀消癥之缓剂。方中以桃仁、丹皮活血化瘀；则等量之白芍，以养血和血，庶可去瘀养血，使瘀血去，新血生；加入桂枝，既可温通血脉以助桃仁之力，又可得白芍以调和气血；佐以茯苓之淡渗利湿，寓有湿祛血止之用。

独活寄生汤

【来源】《备急千金要方》

【组成】独活三两　寄生二两　杜仲二两　牛膝二两　细辛二两　秦艽二两　茯苓二两　桂心二两　防风二两　川芎二两　人参二两　甘草二两　当归二两　芍药二两　干地黄二两

【用法】上㕮咀。以水一斗，煮取三升，分三服，温身勿冷。服汤，取蒴藋叶火燎，厚安席上，热眠上，冷复燎之。冬月取根，春取茎，熬，卧之佳。

【功用】祛风湿，止痹痛，益肝肾，补气血。

【主治】肝肾两虚，气血不足证。腰膝疼痛，痿软，肢节屈伸不利，或麻木不仁，畏寒喜温，心悸气短，舌淡苔白，脉细弱。

【方解】方中用独活、桑寄生祛风除湿，养血和营，活络通痹为主药；牛膝、杜仲、熟地黄补益肝肾，强壮筋骨为辅药；川芎、当归、芍药补血活血；人参、茯苓、甘草益气扶脾，均为佐药，使气血旺盛，有助于祛除风湿；又佐以细辛以搜风治风痹，肉桂祛寒止痛，使以秦艽、防风祛周身风寒湿邪。各药合用，是为标本兼顾，扶正祛邪之剂。对风寒湿三气着于筋骨的痹证，为常用有效的方剂。

【临床应用】

1. **用方要点**　风寒湿邪客于肢体关节，气血运行不畅，故见腰膝疼痛，久则肢节屈伸不利，或麻木不仁；肝肾不足，则见腰膝痿软；气血耗伤，故心悸气短。本方为治疗久痹而致肝肾两虚，气血不足证之常用方。临床应用以腰膝冷痛，肢节屈伸不利，心悸气短，脉细弱为辨证要点。

2. **随症加减**　痹证疼痛较剧者，可酌加制川乌、制草乌、白花蛇等以助搜风通络，活血止痛；寒邪偏盛者，酌加附子、干姜以温阳散寒；湿邪偏盛者，去地黄，酌加防己、薏苡仁、苍术以祛湿消肿；正虚不甚者，可减地黄、人参。

3. 使用注意 痹证之属湿热实证者忌用。

4. 现代应用 本方常用于慢性关节炎、风湿性关节炎、类风湿关节炎、风湿性坐骨神经痛、腰肌劳损、骨质增生症、小儿麻痹等属风寒湿痹日久，正气不足者。

5. 历代名家的应用经验

（1）《医方集解》：此足少阳、厥阴药也。独活、细辛入少阴，通血脉，偕秦艽、防风疏经升阳以祛风；桑寄生益气血，祛风湿，偕杜仲、牛膝健骨强筋而固下；芎、归、芍、地所以活血而补阴；参、桂、苓、草所以益气而补阳。辛温以散之，甘温以补之，使血气足而风湿除，则肝肾强而痹痛愈矣。

（2）《千金方衍义》：风性上行，得湿黏滞，则留着于下，而为腰脚痹重，非独活、寄生无以疗之。辛、防、秦艽，独活之助，牛膝、杜仲，寄生之佐，桂、苓、参、甘以补其气，芎劳、芍、地以滋其血，血气旺而痹着开矣。

（3）《成方便读》：此亦肝肾虚而三气乘袭也。故以熟地、牛膝、杜仲、寄生补肝益肾，壮骨强筋。归、芍、川芎和营养血，所谓治风先治血，血行风自灭也。参、苓、甘草益气扶脾，又所谓祛邪先补正，正胜则邪自除也。然病因肝肾先虚，其邪必乘虚深入，故以独活、细辛之入肾经，能搜伏风，使之外出；桂心能入肝肾血分而祛痰，秦艽、防风为风药卒徒，周行肌表，且又风能胜湿耳。

丹栀逍遥丸

【来源】《太平惠民和剂局方》

【组成】 当归一钱　芍药一钱　茯苓一钱　白术（炒）一钱　柴胡一钱　牡丹皮五分　山栀（炒）五分　甘草（炙）五分

【用法】 水煎服。

【功用】 疏肝清热，解郁和营。

【主治】 肝脾血虚，内有郁热，潮热晡热，自汗盗汗，腹胁作痛，头昏目暗，怔忡不宁，颊赤口干；妇人月经不调，发热咳嗽；或阴中作痛，或阴门肿胀；小儿口舌生疮，胸乳膨胀；外证遍身瘙痒，或虚热生疮。此处用于治疗肝郁脾虚兼有郁热所致头部或肢体摇动颤抖，不能自制。

【方解】 方中以柴胡疏肝解郁，使肝气条达为君药。白芍酸苦微寒，养血敛阴，柔肝缓急；当归甘辛苦温，养血和血，且气香可理气，为血中之气药；归、芍与柴胡相同，补肝体而助肝用，使血和则肝和，血充则肝柔，共为臣药。木郁则土衰，肝病易于传脾，故以白术、茯苓、甘草健脾益气，非但实土以抑木，且使营血生化有源，共为佐药。方中加薄荷，疏散郁遏之气，透达肝经郁热；生姜降逆和中，且能辛散达郁，亦为佐药。牡丹皮、栀子，增加了清热、活血之功效。柴胡为肝经引经药，又兼使药用。炙甘草益气补中，调和诸药，为佐使药。诸药合而成方，可使肝郁得疏，血虚得养，脾弱得复，气血兼顾，肝脾同调，立法周全，组方严谨，故为调肝养血之名方。

【临床应用】

1. **用方要点** 本方以两胁作痛，神疲食少，脉弦而虚为辨证要点。肝性喜条达，恶抑郁，为藏血之脏，体阴而用阳。若情志不畅，肝木不能条达，则肝体失于柔和，以致肝郁血虚。肝郁血虚则两胁作痛，头痛目眩，郁而化火，故口燥咽干。肝木为病易于传脾，脾胃虚弱故神疲食少。脾为营之本，胃为卫之源，脾胃虚弱则营卫受损，不能调和而致往来寒热。治宜疏肝解郁，养血健脾之法。本方之特点乃既补肝体，又助肝用，气血兼顾，肝脾同治，使肝体得畅，血虚得养，脾虚得补，诸症得愈。

2. **随症加减** 临证中若肝郁头痛较甚者，加川芎、白芷；肝郁失眠者加远志、酸枣仁；肝郁胁下有瘕者加鳖甲、生牡蛎。

3. **使用注意** 虚寒体质者忌服。忌食生冷，辛辣之品。

4. **现代应用** 慢性肝炎、肝硬化、更年期综合征、经前期紧张症、盆腔炎等证属肝郁血虚脾弱者。

5. **历代名家的应用经验** 《成方便读》张秉成："夫肝属木，乃生气所寓，为藏血之地，其性刚介，而喜条达，必须水以涵之，土以培之，然后得遂其生长之意。若七情内伤，或六淫外束，犯之则木郁而病变多矣。此方以当归、白芍之养血，以涵其肝；苓、术、甘草之补土，以培其本；柴胡、薄荷、煨生姜俱系辛散气升之物，以顺肝之性，而使之不郁，如是则六淫七情之邪皆治而前证岂有不愈者哉。本方加丹皮、黑山栀各一钱，名加味逍遥散。治怒气伤肝，血少化火之证。故以丹皮之能入肝胆血分者，以清泄其火邪。黑山栀亦入营分，能引上焦心肺之热，屈曲下行，合于前方中自能解郁散火，火退则诸病皆愈耳。"

柴 胡 疏 肝 散

【来源】《证治准绳·类方》引《医学统旨》

【组成】柴胡二钱　陈皮（醋炒）二钱　川芎一钱半　芍药一钱半　枳壳（麸炒）一钱半　甘草（炙）五分　香附一钱半

【用法】上作一服。水二盅，煎八分，食前服。

【功用】疏肝解郁。

【主治】胁肋疼痛，寒热往来。

【方解】方中柴胡疏肝解郁，调理气机，乃治肝郁之要药，为君药。肝郁气急，以芍药敛肝柔肝，缓急止痛；气郁脉络不畅，以香附调经理气止痛，助柴胡行气解郁，共为臣药。肝郁而不疏达脾胃，陈皮消食导滞和胃；肝郁浊气不降，以枳壳理气降泄浊逆；气郁血行不利，以川芎活血通络止痛，共为佐药。甘草益气，助芍药缓急止痛，并调和诸药，为佐使药。诸药配伍，共奏疏肝解郁，行气止痛之效。方用四逆散去枳实，加陈皮、枳壳、川芎、香附，增强疏肝行气、活血止痛之效，故服后肝气条达，血脉通畅，痛止而诸症亦除。

【临床应用】

1. 用方要点　本方所治之证乃肝气郁结，经气脉络阻滞所致。肝气郁结，脉络不通，则胁肋胀痛；肝气不疏，脾胃郁滞，则脘腹胀痛；气郁不降，浊气上逆，则嗳气，善太息；营卫因气郁不能和调于外，则往来寒热；气郁血行不利，经脉拘急，则月经不调，脉弦。治当疏肝解郁，行气止痛。疏肝药配敛肝药，一疏一敛，调理气机；行气药配活血药，调理气血，和畅经脉；酸味药配甘味药，缓急止痛。

2. 随症加减　若胁痛甚者，加延胡索、川楝子，以疏肝行气止痛；若腹胀者，加枳实、厚朴，以行气除胀；若太息甚者，加旋覆花、代赭石，以降泄浊逆等。

3. 使用注意　肝阴虚者慎用本方。

4. 历代名家的应用经验

（1）《景岳全书》：柴胡、芍药以和肝解郁为主；香附、枳壳、陈皮以理气滞；川芎以活其血；甘草以和中缓痛。

（2）《谦斋医学讲稿》：本方即四逆散加川芎、香附和血理气，治疗胁痛，寒热往来，专以疏肝为目的。用柴胡、枳壳、香附理气为主，白芍、川芎和血为佐，再用甘草以缓之，系疏肝的正法，可谓善于运用古方。

归芍地黄汤

【来源】《症因脉治》

【组成】当归 白芍药 生地黄 丹皮 茯苓 山药 山茱萸 泽泻

【用法】水煎服。

【功用】养血益气，滋阴清热。

【主治】肝肾阴亏所致以头部或肢体摇动颤抖，不能自制，兼见头昏头痛，耳鸣目眩，腰脚酸软，午后潮热，骨蒸盗汗，吐血，手足心热，咽干口燥，舌红苔少，脉细数。

【方解】方中生地、山茱萸、山药滋补肝肾之阴；茯苓、丹皮、泽泻清热利湿。六味相配，补中有泻，开阖得宜。再配当归、白芍养血益阴，使阴血充足，则肝肾阴亏诸证自可痊愈。

姜附茯半汤

【来源】《医理真传》

【组成】生姜二两取汁 附子一两 茯苓八钱 半夏七钱

【用法】附子先煎，去麻味后，再下茯苓、半夏，药成之后，最后兑入姜汁，温服，每天一剂。

【功用】回阳降逆，行水化痰。

【主治】寒痰证。本方此处用于治疗因体内寒痰凝滞所致头部或肢体摇动颤抖，不能自制。

【方解】姜附茯半汤一方，乃回阳降逆、行水化痰之方也。夫生姜辛散，宣散壅滞之寒；附子性烈纯阳，可救先天之火种，真火复盛，阴寒之气立消；佐茯苓健脾行水，水者痰之本也，水去而痰自不作；况又得半夏之降逆化痰，痰涎得化。

【临床应用】**历代名家的应用经验** 唐步棋认为："说明中风、中痰的区别，而渭治痰可与姜附茯半汤，以回阳降逆、行水化痰，中风则宜按陈修园《医学三字经》方法施治"。

龟鹿二仙胶

【来源】《医便》

【组成】鹿角（用新鲜麋鹿杀角，马鹿角不用；去角脑梢骨二寸绝断，劈开，净用）十斤 龟板（去弦，洗净，捶碎）五斤 人参十五两 枸杞子三十两

【用法】前三味袋盛，放长流水内浸三日，用铅坛一只，如无铅坛，底下放铅一大片亦可，将角并板放入坛内，用水浸高三五寸，黄蜡三两封口，放大锅内，桑柴火煮七昼夜，煮时坛内一日添热水一次，勿令沸起，锅内一日夜添水五次；候角酥取出，洗，滤净取滓，其滓即鹿角霜、龟板霜也。将清汁另放，外用人参、枸杞子用铜锅以水三十六碗，熬至药面无水，以新布绞取清汁，将滓石臼水捶捣细，用水二十四碗又熬如前；又滤又捣又熬，如此三次，以滓无味为度。将前龟、鹿汁并参、杞汁和入锅内，文火熬至滴水成珠不散，乃成胶也。候至初十日起，日晒夜露至一十七日，七日夜满，采日精月华之气，如本月阴雨缺几日，下月补晒如数，放阴凉处风干。每服初一钱五分，十日加五分，加至三钱止，空心酒化下。常服乃可。

【功用】温肾益精，补气养血。

【主治】用于久病肾虚，腰酸膝软，精血不足所致的颤证。

【方解】本方中的主药是龟板、鹿角。自古以来，人们就把龟和鹿作为长寿的象征，但究其原因则又各不相同。以龟而言，则在其"灵而多寿"。古人用龟作为本方的主药，一方面是想借龟之长寿而使人能长寿，另一方面龟板也确有较高的滋补强壮作用，龟板熬胶则功效尤佳。龟板胶味咸甘而性平，入于肾经。鹿，古人认为乃是"仙兽"，其寿命在兽类中也是较长的，鹿角胶味咸甘而性温，入肝肾二经，《本草汇言》称"鹿角胶，壮元阳，补血气，生精髓，暖筋骨之药也"。又云"此系血属之精，较草木无情更增一筹之功矣"。《神农本草经》尚谓之"久服轻身延年。"龟板胶乃纯阴之品，鹿角胶是纯阳之剂，皆为血肉有情之品，对人体的补益功能，尤胜于其他草木无情之物，二者配伍同用，相得益彰。方中用龟板胶、鹿角胶以大补阴阳。方中更用枸杞子

以滋肾强精，养血明目，益智养神；人参大补元气，生血生津，益智养神。

【临床应用】

1. **用方要点** 本方药虽四味，但既能滋精养血，又能益气助阳，且可养神益智，功专而力峻，乃滋补强壮、延年益寿之良方。它适宜中老年人阴虚阳弱、气亏血少、形体消瘦、精神委顿、腰膝酸软、筋骨痿弱及一切虚损不足者服用。因胶类药物性多滋腻，故脾胃虚弱者应忌服。

2. **使用注意** 服用期间，少饮生冷饮食。如有感冒或腹泻等症状时，请暂停服用。

3. **历代名家的应用经验** 《本草纲目》记载，李时珍曰：龟鹿皆灵而有寿，龟首常藏于腹，能通任脉故取其甲，以补心、补肾、补血，皆以养阴也。鹿鼻常返向尾，能通督脉故取其角，以补命、补精、补气，皆以养阳也。乃物理之玄微，神工之能事也！再加上人参、枸杞，益气生精。四者合一，可达精生而气旺，气旺而神昌的境界。久服可以延年益寿，故有"二仙"之美称。

大定风珠

【来源】《温病条辨》

【组成】 生白芍六钱　阿胶三钱　生龟板四钱　干地黄六钱　麻仁二钱　五味子二钱　生牡蛎四钱　麦冬（连心）六钱　炙甘草四钱　鸡子黄（生）二枚　鳖甲（生）四钱

【用法】 水八杯，煮取三杯，去滓，再入鸡子黄，搅令相得，分三次服。

【功用】 滋阴熄风。

【主治】 热邪久羁，吸烁真阴，或因误表，或因妄攻，神倦瘛疭，脉气虚弱，舌绛苔少，时时欲脱者。肝肾阴血极虚，内风煽动不息，眩晕不能张目，耳鸣，筋惕肉瞤，心慌泛漾。

【方解】 方用血肉有情之品鸡子黄、阿胶为君，吴鞠通自释鸡子黄"为血肉有情，生生不已，乃奠安中焦之圣品，能上通心气，下达肾气，其气焦臭，故上补心，其味咸寒，故下补肾"，阿胶甘平滋润，入肝补血，入肾滋阴。二药合用，为滋阴熄风的主要配伍。臣以麦冬、生地、白芍滋阴增液，养血柔肝。生龟板、生鳖甲、生牡蛎益阴潜阳，平肝熄风，六者共助君药滋阴熄风之效。佐以麻子仁养阴润燥，五味子酸收，收敛欲脱之阴。甘草调和诸药，与白芍配伍，酸甘化阴。诸药合用，峻补真阴，潜阳熄风，使阴液得复，筋脉得养，则虚风自熄，病症可痊。

【临床应用】

1. **用方要点** 本方应用于温病后期。以真阴大亏，虚风内动，而见神倦瘛疭，脉虚弱，舌绛苔少为证治要点。

2. **随症加减** 原书方后云："喘加人参，自汗加龙骨、人参、小麦，悸者加茯神、人参、小麦。"盖喘、自汗与悸，三者均为气虚之证，故俱用人参以补气、生津，分别加龙骨、小麦以收涩止汗，茯神以宁心定悸。

3. **使用注意** 若阴液虽亏而邪热犹盛者，非其所宜。《温病条辨》说："壮火尚盛者，不得用定风珠、复脉汤。"

4. **历代名家的应用经验**

（1）《温病条辨》：此邪气已去八九，真阴仅存一二之治也。观脉虚苔少可知，故以浓浊填阴塞隙，介属潜阳镇定。以鸡子黄一味，从足太阴下安足三阴，上济手三阴，使上下交合，阴得安其位，斯阳可立根基，俾阴阳有眷属一家之义，庶可不致绝脱欤！

（2）《中医方剂学讲义》：本方从加减复脉汤（炙甘草、干地黄、生白芍、麦冬、阿胶、麻仁）加减而成。方用加减复脉汤甘润存阴，加龟板、鳖甲、牡蛎育阴潜阳；五味子与甘草合用，取其酸甘化阴；鸡子黄为血肉有情之品，可以滋阴液、熄风阳。合用以奏酸甘化阴，滋液熄风之效。

（3）《医方发挥》：本方用鸡子黄味甘入脾，镇定中焦，上通心气，下达肾气，阿胶为血肉有情之品，补血滋阴力强，为治血虚之要药，二药合用滋阴以熄风，为主药；白芍苦酸微寒，甘草甘平，五味子酸温，三药合用酸甘化阴，滋阴柔肝，生地黄养阴生津，麦门冬养阴润肺，火麻仁质润多脂滋养补虚，上六药皆能加强鸡子黄、阿胶滋阴养液之效，共为辅药；复用龟板、鳖甲、牡蛎等介类药育阴潜阳，为佐药；其中甘草又可调和诸药，为使。各药合用，使阴液增，浮阳潜，虚风熄，共奏滋阴熄风之效。为治疗虚风内动的有效方剂。

二甲复脉汤

【来源】《温病条辨》

【组成】炙甘草六钱　干地黄六钱　生白芍六钱　麦冬五钱（不去心）　阿胶三钱　麻仁三钱　生牡蛎五钱　生鳖甲八钱

【用法】水八杯，煮取三杯，分三次服。

【功用】育阴潜阳。

【主治】温病热邪深入下焦，脉象沉数，舌干齿黑，手指微微蠕动，有发痉厥之势，或痉厥已作者。

【方解】本方即加减复脉汤加生牡蛎、生鳖甲组成，主治证隶属肝肾阴亏，筋脉失养所致，治宜滋阴熄风。方中炙甘草补脾益胃，以资助气血生化之源；生地、阿胶、麦冬、白芍均能益阴生津，滋补肝肾；麻仁滋养润燥；牡蛎、鳖甲滋阴潜阳，熄风止痉。诸药合用，共奏滋阴潜阳，熄风止痉之功。

本证乃温病邪热深入下焦，真阴被灼，阴虚不能潜阳，水亏不能涵木而病。真阴被灼不能上荣则口中缺津，舌干而燥，牙齿发黑；不能内充脉道则脉沉数；阴液亏损，不能涵木潜阳、肝风欲动，则见手指微微蠕动。正如吴鞠通所言："此示人痉厥之渐也。温病七八日以后，热深不解，口中津液干涸，但觉手指掣动，即当防其痉厥，不必候其已厥而后治也。故以复脉育阴，加入介类潜阳，使阴阳交纽，庶厥不可作也。"本条辨证的关键在于"手指但觉蠕动"，此乃初见虚风内动的轻微征兆。此时，必须采取紧急措施，预防痉厥的发生，故用复脉汤滋真阴，加生牡蛎、鳖甲清热潜阳，熄风止痉。

【临床应用】历代名家的应用经验

（1）吴瑭："热邪深入下焦，脉沉数，舌干齿黑，手足但觉蠕动，急防痉厥，二甲复脉汤主之。"

（2）赵绍琴等："若亡阴失水而初见虚风内动，手足略有蠕动之象，可用二甲复脉汤。方中以加减复脉汤复其阴，而救亡阴失水。以生牡蛎、生鳖甲二味甲壳药滋阴清热、潜阳熄风，共同达到滋阴养血，潜阳熄风的目的。"

三甲熄风汤

【来源】李聪甫经验方（《李聪甫医案》）

【组成】败龟板（盐水炒）16克　珍珠母16克　生龙齿13克（以上三味久煎）制首乌13克　双钩藤10克　朱茯神10克　酸枣仁10克　左秦艽10克　刺蒺藜10克　当归身10克　杭白芍10克　炙甘草3克

【用法】每日 1 剂，早晚各 1 次，水煎服。

【功用】镇肝滋阴，镇心安神。

【主治】震颤。症见肢体震颤经久不愈，先感左手指颤动，后来右手亦颤，接着下肢亦感觉软弱震颤，漂浮无力，如踏软绵，头昏目眩，心悸失眠，有时心烦闷乱，汗出偏沮，不思饮食，肌肉消瘦，血压正常，脉弦细带数，舌红少苔。

四守丸加味

【来源】蒲辅周经验方（《蒲辅周医疗经验》）

【组成】肉苁蓉 120 克　怀牛膝 120 克　宣木瓜 120 克　明天麻 120 克　酸枣仁 60 克　抱木茯苓 30 克　远志 30 克　龙齿 60 克　龙眼肉 60 克　枸杞子 60 克　川附子 15 克　冬白术 30 克　西洋参 30 克　绵黄芪 60 克　大黑豆（炒香）240 克　嫩桑枝（炒香）300 克

【用法】把肉苁蓉、怀牛膝、宣木瓜、明天麻四味切片用甜酒四两拌浸一宿晒干，合诸药，慢火浓熬 3 次，去渣，再文火慢煎浓缩后，加入虎骨胶（狗骨代）30 克、龟板胶 30 克、蜂蜜 300 克，熬炼成膏，每日早晚用 15 克，开水冲化，食前 1 小时服。

【功用】滋肾柔肝，强心益脾。

【主治】震颤。症见肢手震颤麻木，头晕而胀，睡眠欠佳，不任劳动，下肢乏力不能健步，足凉，能食，消化不好，大便排泄无力，脱肛，面色青黄不泽，唇不荣，苔薄白浮微黄，脉弦细濡。

【方解】本病为虚损范畴。属肝肾亏虚，心脾两虚，筋骨失养，气血不荣。故以肉苁蓉、附子、牛膝、黑豆、木瓜、虎骨胶（狗骨代）、龟板胶、桑枝补肝肾、强筋骨；参、芪、术、苓、枣仁、远志、龙眼肉、枸杞子、龙齿益气血，养心脾，合上药，则气旺血生，筋壮骨坚，虚风自熄。

多味地黄汤

【来源】岳美中经验方（《岳美中医案集》）

【组成】熟地黄 12 克　山茱萸 6 克　淮山药 6 克　建泽泻 4.5 克　粉丹皮 4.5 克

云茯苓 4.5 克　枸杞果 6 克　甘菊花 3 克　五味子 4.5 克　麦门冬 4.5 克　补骨脂 3 克　胡桃肉 3 克

【用法】水煎服，日 1 剂。

【功用】滋养肝肾。

【主治】颤抖证。症见手颤动不休，平举更甚，腿痿软，走路曾跌倒，目远视模糊，头晕，后脑尤严重，舌红无苔，脉两尺虚，左关弦细。

【临床应用】应用经验　证起受惊，惊恐伤肾，亏损，肢体筋骨眼目均失养。故以六味地黄丸滋阴补肾填精；麦冬、五味子敛肺纳肾；枸杞、菊花滋肝明目；更以补骨脂、胡桃肉、推动阴药，兼治大便溏泻。或加龙骨、巴戟天、鹿角以敛神补肾，强壮筋骨。

解痉抗颤汤

【来源】龚道谷经验方

【组成】生地 20g　茯苓、赤芍、天麻各 15g　远志、菖蒲、川芎、红花、僵蚕、地龙各 10g　丹参 30g　全虫 5g

【用法】水煎服，每日 1 剂。

【功用】活血化瘀，交通心神，解痉熄风。

【主治】帕金森病。

【方解】本方以活血化瘀之丹参、川芎、赤芍、红花为主药，伍以远志、菖蒲、茯苓交通心肾治其本，配解痉熄风之品治其标，标本兼顾而获良效。

益肾消颤汤

【来源】李双蕾经验方（《中西医结合治疗震颤麻痹临床对照观察》）

【组成】制首乌 20g　山萸肉、淫羊藿、黄精、肉苁蓉、益智仁、枸杞子各 15g　菟丝子 10g　石菖蒲 8g　生地黄 30g。

【用法】每日 1 剂，早晚各 1 次，水煎服。

【功用】填精补髓，滋肾益脑。

【主治】震颤麻痹。

【临床应用】随症加减　兼瘀血阻络者加全蝎、蜈蚣；兼气血两虚者加黄芪、白芍、当归；兼痰热者加胆南星、竹茹。

第八章　面　　瘫

一、定义

面瘫是指风邪中络而引起的口目㖞斜，但不伴有肢体瘫痪。起病较急，病侧表情肌瘫痪，前额皱纹消失，眉毛下垂，眼裂扩大，鼻唇沟平坦，口角下垂，面部被牵向健侧。口歪重则口水自患侧淌下，咀嚼时食物滞留在患侧齿颊之间，说话则吐字不清。面瘫又称"口僻"，俗称"吊线风"。

本病相当于西医学的周围性面神经麻痹，最常见于贝尔麻痹，认为因风寒导致面神经血管痉挛，局部缺血、水肿，使面神经受压，神经营养缺乏，甚至引起神经变性而发病。另外，亦有因疱疹病毒等引起非化脓性炎症所致，如亨特面瘫。

二、病因病机

本病主要病机是风邪中络而致。

机体正气不足，卫外不固，阳明、少阳脉络空虚，风邪乘虚而入，中于脉络，致经气痞塞，气血阻滞，经筋失于濡养，肌肉纵缓不收，风邪中左则向右斜，风邪中右则向左斜。

风邪中有风寒与风热之不同，风寒而中者多入血分，而生瘀遏；风热所中者，多入气分，而生痰热。痰浊瘀血壅塞脉络，气血循行受阻，筋脉弛纵，均能引起口眼㖞斜。

本病常因受风，受凉，过劳，精神紧张，心情抑郁而诱发。

三、辨病辨证要点

1. 辨病要点

本病可与中风相鉴别，二者均可见口角㖞斜，中风以猝然昏仆，不省人事，半身不遂，口眼㖞斜，语言不利为主症，可与本病相鉴别。

2. 辨证要点

本病常急性发作，常在睡眠醒来时，发现一侧面部肌肉板滞、麻木、瘫痪，额纹消失，眼裂变大，露睛流泪，鼻唇沟变浅，口角下垂歪向健侧，病侧不能皱眉、蹙额、闭目、露齿、鼓腮；部分患者初起时有而后疼痛，还可出现患侧舌前2/3味觉减退或消失、听觉过敏等症。部分患者病程迁延日久，可因瘫痪肌肉出现挛缩，口角反牵向患侧，甚至出现面肌痉挛，形成"倒错"现象。

兼见面部有受凉史，舌淡，苔薄白，为风寒证；继发于感冒发热，舌红，苔黄腻，为风热证。

四、治疗大法

本病由外风所致，故应以发散风邪，通经活络为主，但不宜过多使用温燥祛风药物，以免耗血伤津。治疗愈早，效果愈好。

牵正散

【来源】《杨氏家藏方》

【组成】白附子　白僵蚕　全蝎（去毒）各等份，并生用

【用法】为细末，每服一钱，热酒调下，不拘时候。

【功用】祛风化痰止痉。

【主治】风中经络，口眼㖞斜。

【方解】方中白附子味辛性温有毒，主入阳明经，善行头面，祛风化痰止痉，故以为君药。臣以僵蚕、全蝎，二者皆可熄风止痉，全蝎长于通络，僵蚕并可化痰，共助君药祛风化痰止痉之力。用热酒调服，宜通血脉，以助药势，引药直达病所，而为佐使。如此组方，药少力专效宏，俾风痰得解，经络通畅，口眼㖞斜自愈。

【临床应用】

1. 用方要点　本方所治之证，为风痰阻于头面，阳明经脉受损所致。足阳明之脉荣于面夹口环唇，风痰阻络，精髓受损，筋肉失养，不用而缓；无邪之处气血运行通畅，相对而急，缓者为急者牵引，故见口眼㖞斜。正如《金匮要略》所论："贼邪不泻，或左或右，邪气反缓，正气即急，正气引邪，歪

癖不遂。"治宜祛风化痰止痉之法。本方是治疗风痰阻于头面经络之常用方。临床应用以猝然口眼㖞斜，舌淡苔白为辨证要点。

2. 随症加减 初起风邪重者，宜加羌活、防风、白芷等以辛散风邪；病久不愈者，酌加蜈蚣、地龙、天麻、桃仁、红花等搜风化瘀通络。

3. 使用注意 若属气虚血瘀，或肝风内动之口眼歪斜、半身不遂，不宜使用。方中白附子和全蝎有一定的毒性，用量宜慎。

4. 现代应用 颜面神经麻痹、三叉神经痛、偏头痛等属风痰痹阻经络者，均可加减应用。

5. 历代名家的应用经验

（1）张秉成《成方便读》卷二："夫中风口眼歪斜一证，《金匮》有言'邪气反缓，正气即急，正气引邪，僻不遂'数语，尤注谓其受邪之处，经脉不用而缓，无邪之处，正气独治而急。是以左㖞者，邪反在右；右㖞者，邪反在左也。然足阳明之脉，夹口环唇；足太阳之脉，起于目内眦；足少阳之脉，起于目外眦。则中风一证，无不皆自三阳而来，然二气贯于一身，不必分左血右气。但左右者，阴阳之道路，缘人之禀赋各有所偏，于是左右不能两协其平，偏弊相仍，外邪乘袭而病作矣。此方所治口眼㖞斜无他证者，其为风邪在经而无表里之证可知。故以全蝎色青善走者，独入肝经，风气通于肝，为搜风之主药；白附之辛散，能治头面之风；僵蚕之清虚，能解络中之风。三者皆治风之专药。用酒调服，以行其经。所谓同气相求，衰之以属也。"

（2）《医方考》："中风、口眼㖞斜，无他证者，此方主之。芪、防之属，可以驱外来之风，而内生之风，非其治也；星、夏之辈，足以治湿土之痰，而虚风之痰，非其治也。斯三物者，疗内生之风，治虚热之痰，得酒引之，能入经而正口眼。又曰：白附之辛，可使驱风；蚕、蝎之咸，可使软痰；辛中有热，可使从风；蚕、蝎有毒，可使破结。医之用药，有用其热以攻热，用其毒以攻毒者，《大易》所谓同气相求，《内经》所谓衰之以属也。"

当归养血汤

【来源】《点点经》

【组成】当归—钱 熟地—钱半 生地—钱半 二花—钱半 生黄芪—钱半 穿甲—钱 黄柏—钱 知母—钱 山栀—钱 条芩—钱 七厘—钱 蝉蜕—钱 甘草

四分

【用法】葱三茎为引。

【功用】补气生血。

【主治】主治劳伤血虚，发热烦躁，口渴喜饮，目赤面红，脉洪大而虚，重按无力。此处主治因气血亏虚不能上荣头目所致，以口、眼向一侧歪斜为主要表现的病症。

【方解】本方重用黄芪大补元气，以资气血生化之源符合"有形之血生于无形之气"的理论，又伍当归养血和营，则阳生阴长，气旺血生，为补气生血的名方。

【临床应用】使用注意　阴虚潮热或湿温潮热者忌用。

银翘散

【来源】《温病条辨》

【组成】连翘一两　银花一两　苦桔梗六钱　薄荷六钱　竹叶四钱　生甘草五钱　芥穗四钱　淡豆豉五钱　牛蒡子六钱

【用法】上杵为散，每服六钱，鲜芦根汤煎，香气大出，即取服，勿过煮。肺药取轻清，过煎则味厚而入中焦矣。病重者，约二时一服，日三服，夜一服；轻者三时一服，日二服，夜一服；病不解者，作再服。

【功用】辛凉透表，清热解毒。

【主治】温病初起。发热无汗，或有汗不畅，微恶风寒，头痛口渴，咳嗽咽痛，舌尖红，苔薄白或薄黄，脉浮数。此处主治因外感风热毒邪所致以口、眼向一侧歪斜为主要表现的病症。

【方解】银翘散是治疗温病初起的常用代表方剂。治当辛凉解表，清热解毒。方中重用银花甘寒芳香，清热解毒，辟秽祛浊，连翘苦寒，清热解毒，轻宣透表，共为君药；薄荷辛凉，发汗解肌，除风热而清头目，荆芥、豆豉虽属辛温之品，但温而不燥，与薄荷相配，辛散表邪，共为臣药；牛蒡子、桔梗、甘草宣肺祛痰，解毒利咽，竹叶、芦根甘寒轻清，透热生津，均为佐药；甘草并能调和诸药，以为使。合而用之，共成疏散风热，清热解毒之剂。

【临床应用】

1. 用方要点　本方以发热，微恶寒，咽痛，口渴，脉浮数为辨证要点。

2. 随症加减 若胸膈闷者，加藿香 9 克，郁金 9 克，护膻中；渴甚者，加花粉（清热生津）；项肿咽痛者，加马勃、玄参（清热解毒）；衄者，去荆芥、豆豉（因其辛温发散而动血），加白茅根 9 克，侧柏炭 9 克，栀子炭 9 克，清热凉血以止衄；咳者，加杏仁，利肺气。二三日病犹在肺，热渐入里，加细生地，麦冬，保津液；再不解，或小便短者，加知母、黄芩、栀子之苦寒，与麦、地之甘寒，合化阴气而治热淫所胜。

3. 使用注意 常用于温病范围的各种疾病。忌辛辣。

4. 历代名家的应用经验

（1）《温病条辨》：本方谨遵《内经》"风淫于内，治以辛凉，佐以苦甘；热淫于内，治以咸寒，佐以甘苦"之剂。又宗喻嘉言芳香逐秽之说，用东垣清心凉膈散，辛凉苦甘，病初起，且去入里之黄芩，勿犯中焦；加银花辛凉，芥穗芳香，散热解毒，牛蒡子辛平润肺，解热散结，除风利咽，皆手太阴药也。此方之妙，预护其虚，纯然清肃上焦，不犯中下，无开门揖盗之弊，有轻以去实之能，用之得法，自然奏效。

（2）《成方便读》：银翘散，治风温温热，一切四时温邪。病从外来，初起身热而渴，不恶寒，邪全在表者。故以辛凉之剂，轻解上焦。银花、连翘、薄荷、荆芥，皆辛凉之品，轻扬解散，清利上焦者也。豆豉宣胸化腐，牛蒡利膈清咽，竹叶、芦根清肺胃之热而下达，桔梗、甘草解胸膈之结而上行，此淮阴吴氏特开客气温邪之一端，实前人所未发耳。

（3）《方剂学》：温者，火之气也，自口鼻而入，内通于肺，所以说"温邪上受，首先犯肺"。肺与皮毛相合，所以温病初起，多见发热头痛，微恶风寒，汗出不畅或无汗。肺受温热之邪，上熏口咽，故口渴，咽痛；肺失清肃，故咳嗽。治当辛凉解表，透邪泄肺，使热清毒解。吴氏宗《素问·至真要大论》"风淫于内，治以辛凉，佐以苦甘"之训，综合前人治温之意，用银花、连翘为君药，既有辛凉透邪清热之效，又具芳香辟秽解毒之功；臣药有二，即是辛温的荆芥穗、豆豉，助君药开皮毛而逐邪；桔梗宣肺利咽，甘草清热解毒，竹叶清上焦热，芦根清热生津，皆是佐、使药。本方特点有二，一是芳香辟秽，清热解毒；一是辛凉中配以小量辛温之品，且又温而不燥，既利于透邪，又不悖辛凉之旨。方中豆豉因制法不同而有辛温辛凉之异，但吴氏于本方后有"衄者，去荆芥、豆豉"之明文。在银翘散去豆豉加细生地、丹皮、大青叶，倍元参汤的方论中又明确指出："去豆豉，畏其温也。"所以本方的豆豉还应作辛温为是。至于用法中"香气大出，即取服，勿过煮。"此说实为解表剂煎煮火候的通则。

牵正达络汤

【来源】孔伯华经验方（《孔伯华医集》）

【组成】石膏 15 克（先煎）　鲜竹茹 30 克　胆草 4.5 克　丝瓜络 3 克　桑寄生 15 克　桂枝尖 1.5 克　全当归 9 克　威灵仙 9 克　银花 30 克　桃仁 9 克　杏仁 9 克　川芎 3.5 克　地龙 9 克　知母 6 克　鲜荷叶 1 个　紫雪丹 1.2 克（分冲）

【用法】日 1 剂，水煎服。

【功用】疏风达络，清肝平胃。

【主治】面瘫。口眼㖞斜，脉浮滑而细数者。

【临床应用】应用经验　本方证乃痰湿素盛，肝家实热，汗出当风，逆于筋络，故以石膏、紫雪丹泻实热；竹茹清痰热；地龙、丝瓜络通经络；孔师尤善用川芎、桂枝尖、麻黄之类以达孙络，以痛微末。

香官膏

【来源】《山东省中医验方汇编》

【组成】香油 120 毫升　官粉少许　红蓖麻子 7 粒　漳丹 60 克　血余 15 克

【用法】将香油熬沸。故入蓖麻于和血余，炸枯后取出先下官粉，后下漳丹，即成膏药。右歪左贴，左歪右贴。

【功用】清热拔毒。

【主治】吊斜风（中风面神经麻痹等）。

【临床应用】使用注意　要病人少量出汗，勿受风寒。

麻鳖膏

【来源】《山东省中医验方汇编》

【组成】蓖麻子 60 克（去壳）　木鳖子 60 克　上官粉 60 克　麻油 120 毫升

【用法】先将蓖麻子、木鳖子各 60 克入油内，用小火煎熬，以榆条搅之，药枯去渣，再将油入锅内熬至起烟为止，离火，将官粉放入油内收膏，即可。将药膏滩布或纸上，贴太阳穴、颊车穴、地仓穴三处。左歪贴右，右歪贴左。

【功用】清热补益。

【主治】口眼㖞斜（面神经麻痹）。

【临床应用】**使用注意** 要病人少量出汗，勿受风寒。

香蓖膏

【来源】《山东省中医验方汇编》

【组成】香油 120 毫升 红蓖麻子 7 粒 官粉少许 漳丹 60 克

【用法】将香油熬热，放入蓖麻子，炸枯后取出，先下官粉，后下漳丹，炼成膏药。右歪左贴，左歪右贴。

【功用】清热消肿。

【主治】吊斜风（中风，面神经麻痹）。

【临床应用】**使用注意** 要病人少量出汗，勿受风寒。

第九章 厥 证

一、定义

厥证是指以突然昏倒，不省人事，四肢逆冷为主的疾病。轻者昏厥时间较短，便可自行复苏；但发病较重者，昏厥时间较长，甚至可一厥不复，导致死亡。

西医学的昏厥、中暑、低血糖症、高血压脑病、出血性休克，以及一些精神疾病，如癔症等疾病，可出现类似厥证的表现。

二、病因病机

情志因素主要是指恼怒惊骇恐吓的情志变动，精神刺激是厥证的主要病因。"怒则气上"、"惊则气乱"、"恐则气下"等即可致气逆上冲或清阳不升，而清窍失灵发生昏仆致厥。体质因素这是厥证的病因之一。平素气血阳阴亏虚，突遇巨大精神刺激，遂致气血逆乱，脑海失养，发为厥证。亡血失津，气随血脱，阳随阴脱。饮食不节，聚湿生痰，痰浊阻滞，气机不畅，清阳被阻。

厥证的病机主要是气机突然逆乱，升降乖戾，气血运行失常。情志变动最易影响气机运行，轻则气郁，重则气逆，逆而不顺则气厥。气盛有余之人，骤遇恼怒惊骇，气机上冲逆乱，清窍壅塞而昏倒为厥；素来元气虚弱之人，徒遇恐吓，清阳不升，神明失养而昏仆发厥。

三、辨病辨证要点

1. 辨病要点

厥证与眩晕相鉴别：眩晕是指头晕目眩，视物旋转不定，甚则不能站立，耳鸣，但无神志异常的改变。

厥证与中风相鉴别：中风病以中老年人为多见。素体有肝阳亢盛，其中脏腑者，突然昏仆，并伴有口舌歪斜、瘫痪失语等症，神昏时间较长，苏醒后有瘫痪、失语等后遗症。

厥证与痫病相鉴别：痫证常有先天因素，以青少年为多见。痫之重者亦为突然昏仆，不知人事，发作时间短暂，但发作时常伴有号叫，抽搐，口吐涎沫，咬破舌头，两目上视，小便失禁，且常反复发作，每次症状均相类似，苏醒缓解后如常人。此外还可经脑电图检查，以资鉴别。

厥证与昏迷相鉴别：昏迷为多种疾病发展到一定阶段所出现的危重症候。一般发生较为缓慢，有一个昏迷前的临床过程，先轻后重，由烦躁、嗜睡、谵语渐次发展，一旦昏迷后，持续时间一般较长，恢复较难，苏醒后原发病仍然存在。

2. 辨证要点

厥证可发生于各种年龄，有明显的诱发因素，其昏倒时间较短，发时或伴有四肢逆冷，醒后无明显的后遗症。

四、治疗大法

厥证乃急危之候，当及时救治为要，醒神回厥是主要的治疗原则。

实证：开窍、化痰、辟秽而醒神。主要是通过开泄痰浊闭阻，温通辟秽化浊，宣窍通利气机而达到苏醒神志的目的。针灸抢救厥证简便有效，常用针刺的穴位有人中、内关、十宣等，灸法的穴位有百会、神阙、关元、气海等。本法系急救治标之法，苏醒后应按病情辨证治疗。

虚证：益气、回阳、救逆而醒神。适用于元气亏虚、气随血脱、精竭气脱之神昏证。主要是通过补益元气，回阳救逆而提高气的统摄能力。

四逆加人参汤

【来源】《伤寒论》

【组成】甘草二两（炙） 附子一枚（生，去皮，破八片） 干姜一两半 人参一两

【用法】上四味，以水三升，煮取一升二合，去滓，分温再服。

【功用】回阳救逆，益气固脱。

【主治】少阴病。四肢厥逆，恶寒蜷卧，脉微而复自下利，利虽止而余症仍在者。

【方解】本方为四逆汤加人参而成。四逆汤回阳救逆，加人参以益气生津。对虚寒下利，阳亡液脱之证，尤为适宜。正如魏荔彤云："予温中之中，

佐以补虚生津之品，凡病后亡血津枯者，皆可用也。"本方主旨原为补阳虚以胜阴寒，佐人参救欲脱之元阴元阳，以"阳生则阴长"，"阳固则阴存"矣。病少阴损及心肾，阳气衰弱，阴血不足，所以刘渡舟同志介绍山西李汉卿先生的经验，认为"在临床应用四逆汤时，不论是否'亡血'都应以加入人参为好"。因为李东垣说："古人血脱者益气，盖血不自生，须得生阳气之药乃生，阳生则阴长，血乃旺也。"是人参以大补元气为主，回阳固脱非用不可，故能加强四逆汤的治疗功效。当然比单用四逆汤为优。

【临床应用】历代名家的应用经验

（1）《注解伤寒论》：恶寒脉微而利者，阳虚阴胜也。予四逆汤温经助阳，加人参生津液益血。

（2）《伤寒绪论》：亡血本不宜用姜，附以损阴，阴虚又不当用归、芍以助阳。此以利后恶寒不止，阳气下脱已甚，故用四逆以复阳为急也。其所以用人参者，不特护持津液，兼阳药得之，愈加得力耳。设误用阴药，必腹满不食，或重加泄利呕逆，转成下脱矣。

（3）《千金方衍义》：直中阴寒用姜、附，温经而救四肢逆冷，因病以立名也；霍乱加人参，助姜、附回阳而使四肢温顺，勒名以彰实也。与当归四逆加生姜吴茱萸助力回阳一义。

（4）《古方选注》：四逆加人参，治亡阴利止之方。盖阴亡则阳气亦与之俱去，故不当独治其阴，而以干姜、附子温经助阳，人参、甘草生津和阴。

苏合香丸

【来源】《太平惠民和剂局方》

【组成】白术、青木香、乌犀屑（水牛角代）、香附子炒去毛、朱砂（研，水飞）、诃子（煨，去皮）、白檀香、安息香（别为末，用无灰酒一升熬膏）、沉香、麝香研、丁香、荜茇各二两　冰片研、苏合香油（入安息香膏内）各一两　薰陆香（别研）一两

【用法】上为细末，入研药匀，用安息香膏并炼白蜜和剂，每服旋丸如梧桐子大。早朝取井华水，温冷任意，化服四丸。老人，小儿可服一丸。温酒化服亦得，并空心服之。用蜡纸裹一丸如弹子大，绯绢袋盛，当心带之，一切邪神不敢近。

【功用】芳香开窍，行气止痛。

【主治】用于中风痰厥、突然昏倒、不省人事、牙关紧闭、口眼歪斜等症。

【方解】苏合香、安息香透窍开闭，是诸香药中醒脑力量最强的两味；冰片、麝香芳香辟秽，走窜经络，善通全身各窍；香附、丁香、木香、沉香、檀香、熏陆香行气降逆，宣窍开郁，温中散寒；荜茇配合诸香，增加温中祛寒、破气开郁的作用；朱砂、犀角（水牛角代）宁心安神，镇惊解毒；白术安中益脾，诃子收敛，以防诸香药窜散太过，耗伤真气。诸药合为辛香通窍、温中行气、醒脑之剂。

【临床应用】用方要点　不论中风、中气或中寒，只要属于闭证属寒的，都可用它治疗。所谓闭证，是与脱证相对而言。前者的特征是：气粗声长，牙关紧闭，两手握固，脉实有力，属于实证。后者的特征是：声嘶气微，口开，手撒，目合，自汗，遗尿，脉细欲绝，属于虚证。而在闭证之中，又有寒热之分：面青或白，厥逆，脉沉的属于寒；面赤唇焦，强直，烦渴，小便赤，脉数的属于热。本方只适用于闭证、寒证，而不宜于脱证、热证。

苏合香丸属于"温开"之剂，凡气机闭塞，痰浊蒙闭，热不甚，苔白腻而深度昏迷者如乙脑中风等症，用它最为合适。本方不用祛痰之药，而所以能治痰浊蒙闭，是因其所治病症的病机，主要在于气机闭塞，气机一闭塞，则痰浊内生；而本方功能行气开窍，通畅气机，气机通畅，则痰浊自降，神志随之清醒。冠心病心绞痛而呈"寒痛"（四肢发凉，出虚汗，面色苍白，脉迟）者，每服半至1粒，有迅速缓解之功。

附子理中汤

【来源】宋·陈言　《三因极一病证方论》

【组成】大附子炮,去皮、脐　人参　干姜炮　甘草炙　白术各等份

【用法】上药锉散。每服12克，用水225毫升，煎取160毫升，去滓，不拘时服。

【功用】补虚回阳，温中散寒。

【主治】五脏中寒，口噤，四肢强直，失音不语；下焦虚寒，火不生土，脘腹冷痛，呕逆泄泻。

【方解】郑钦安说："附子理中汤一方，乃先后天并补之方也。仲景之意，原为中土太寒立法，故以姜、术温燥中宫之阳，又恐温燥过盛，而以人参之微寒继之，有刚柔相济之意，甘草调和上下，最能缓中。本方原无附子，后人增入附子，而曰附子理中，觉偏重下焦，不可以理中名。余谓先后天并补之方，因附子之功在先天，理中之功在后天也。此病既是真气欲竭，在中宫之界，非附子不能挽欲绝之真阳，非姜、术不足以培中宫之土气，用以此病，实亦妥切。"

【临床应用】

1. 用方要点 在用药意解中，郑钦安又说："考古人既分三焦，亦有至理，用药亦不得混淆。上焦法天，以心肺立极；中焦法地，以脾胃立极；下焦法水，以肝肾立极。上阳、中阳、下阳，故曰三阳。其实下阳为上、中二阳之根，无下阳，即是无上、中二阳也。下阳本乎先天所生，中阳却又是先天所赖，中阳不运，上下即不相交。故曰：中也者，天下之本也。后天既以中土立极，三焦亦各有专司，分之为上、中、下，合之实为一元也。用药者，须知方极之要，而调之可也。"

2. 历代名家的应用经验 《郑钦安医书阐释》：理中本为中土太寒立法，加附子而温运之力更强，脾胃欲竭之阳得复，诸症自可立解。

独参汤

【来源】《医方类聚》

【组成】大人参二两（去芦）

【用法】水煎成浓汁（宜慢火煎），一次服下。

【功用】益气救脱。

【主治】心气虚衰，面色苍白，精神淡漠，短气，自汗，脉微欲绝，或妇女血崩，产后血晕，或大汗、大下以致元气虚脱之证。

【方解】本方可用于两类见证：一是心气虚衰，气虚欲脱；二是大失血证。由于失血过多，血虚气无所依，又可成为阴竭阳脱机制。病至虚脱，急宜益气固脱，庶几可以挽救垂危之势。人参大补元气，有强心救脱之功，心气虚衰，气虚欲脱者，投此可收益气固脱功效。若大失血或大汗、大下所致虚脱，用此既可益气摄血，又可益气以救脱，故本方为救脱之主方。使用本方时，剂量宜稍大，否则不能胜任。

【临床应用】

1. 用方要点 本方为治元气虚脱证的常用方剂。若热病后期，既有心气虚衰见症，又有口干舌燥、脉象虚数无力等阴虚症象，此为气液两伤，可于本方中加麦门冬、五味子，以两救气液；若热病后期，症见身热烦躁，入夜尤甚，心悸心慌，舌绛少苔，脉虚数，此为营热尤盛而心气已衰，当用人参以强心救脱，配犀角（水牛角代）、生地黄、牡丹皮之类清营凉血，庶可转危为安。气虚欲脱，病情危重，用药宜单刀直入，切忌互相牵制，故临床运用本方化裁时，药味不可加入过多，宜药味少而剂量大，才能起到力专效宏的作用。

2. 现代应用 大出血、创伤性休克、心力衰竭及其他为重病人。症见面色苍白、神志淡漠、四肢冷、多汗、脉微细欲绝。

3. 历代名家的应用经验

（1）柯琴曰："一人而系一世之安危者，必重其权而专任之；一物而系一人之死生者，当大其服而独用之。故先哲于气几息、血将脱之证，独用人参二两，浓煎顿服，能挽回性命于瞬息之间，非他物所可代也。世之用者，恐或补住邪气，姑少少以试之，或加消耗之味以监制之，其权不重、力不专，人何赖以得生乎？如古方霹雳散、大补丸，皆用一物之长而取效最捷，于独参汤何疑耶！"

（2）陈修园："失血之后，脏阴太虚，阴虚则不能维阳，阳亦随脱，故用人参二两，任专力大，可以顷刻奏功。但人参虽有补虚之功，而咳嗽者忌之。乘此大血甫止之际，咳嗽未作，急急饮之。若得熟睡一夜，则血从心脏而生。"

开关散

【来源】《卫生宝鉴》

【组成】 白僵蚕炒，去丝　枯白矾各等份

【用法】 为末，每服三钱，生姜蜜水调灌下。

【功用】 通关窍。

【主治】 中风痰盛之厥证。

【方解】 此方为白矾散加味而成。白僵蚕祛风痰、通经络，白矾化痰稀涎，姜汁化痰止呕，蜜水调味滑痰，与白矾相反相成，可降低白矾毒性。综观

全方，虽名开关，实为化痰，治中风痰涎壅盛，神昏窍迷诸证。

【临床应用】现代应用　此方可用于中风急性期。

通关散

【来源】《丹溪心法附余》

【组成】细辛（洗土去叶）一钱　猪牙皂角（去子）一钱（一方有半夏一钱）

【用法】每用少许，吹鼻取嚏。

【功用】通关开窍。

【主治】用于卒然跌倒，神昏不语，牙关紧闭，痰涎壅塞，脉大而有力的闭证。

【方解】方中皂角辛温，司通关之用，又具开窍、行痰之功，堪当主药。细辛辛温散寒，助皂角通关、开窍以为辅药，二者相辅相成，组成通窍开关之良剂。肺开窍于鼻，肺主一身之气，鼻中取嚏，以开肺窍，肺气宣通，宗气畅达，牙关得开，人事可省。

【临床应用】

1. **用方要点**　中风、中气、中恶所致邪陷心包，牙关紧闭，遂成此证。本方功在通关，常须与前述通窍剂配合使用，方能相得益彰。本方可用于昏迷而牙关紧闭之患者，以作急救催醒；若苏醒后，可按病情辨证治疗。

2. **随症加减**　本方加麝香、薄荷，亦名通关散。

3. **现代应用**　临床多用于癔病性假死，煤气中毒之昏迷或脑出血、脑栓塞、蛛网膜下腔出血等脑血管意外等。

4. **历代名家的应用经验**　《成方便读》：此亦治中风闭证之一法也。凡邪气骤加，正气被遏，经隧不通，肢厥脉绝，此时不特药力所不能达，且亦不能进，唯有取嚏一法，先开其关，使肺气一通，则诸脏之气皆通，然后方可用药施治。二味皆辛散之品，俱能开窍，均可上行，合之为散，以搐鼻中，一取嚏而关即通也。

四味回阳饮

【来源】《景岳全书》

【组成】人参—二两或数钱　制附子二三钱　炮干姜二三钱　炙甘草—钱

【用法】用水 400 毫升，武火煎至 250 毫升，温服，徐徐饮之。

【功用】益气回阳救脱。

【主治】元阳虚脱，危在顷刻者。

【方解】本方重用人参以回阳救逆，益气固脱，附子以上行头项，外彻肌表，以温经散寒；干姜以内温脏腑；甘草用炙者，以外温荣卫，内补中焦。诸药合用，以救元阳虚脱，危在顷刻者。

清瘟败毒饮

【来源】《疫疹一得》

【组成】生石膏大剂六两至八两，中剂二两至四两两，小剂八钱至一两二钱　小生地大剂六钱至一两，中剂三钱至五钱，小剂二钱至四钱　乌犀角（水牛角代）大剂六钱至八钱，中剂三钱至四钱，小剂二钱至四钱，小剂一钱至一钱半　生栀子　桔梗　黄芩　知母　赤芍　玄参　连翘　竹叶　甘草　丹皮

【用法】疫证初起，恶寒发热，头痛如劈，烦躁谵妄，身热肢冷，舌刺唇焦，上呕下泄，六脉沉细而数，即用大剂；沉而数者，用中剂；浮大而数者，用小剂。如斑一出，即用大青叶，量加升麻四五分，引毒外透。

【功用】清热解毒，凉血泻火。

【主治】瘟疫热毒，充斥内外，气血两燔证。大热渴饮，头痛如劈，干呕狂躁，谵语神昏，视物错瞀，或四肢厥冷，或发斑疹，或吐血、衄血，四肢或抽搐，舌绛唇焦，脉沉数，可沉细而数，或浮大而数。

【方解】清瘟败毒饮是综合白虎汤、犀角地黄汤、黄连解毒汤三方加减而成，其清热泻火、凉血解毒的作用颇强。方中重用生石膏直清胃热。因胃是水谷之海，十二经的气血皆禀于胃，所以胃热清则十二经之火自消。石膏配知母、甘草是白虎汤法，有清热保津之功，加以连翘、竹叶，轻清宣透，驱热外达，可以清透气分表里之热毒；再加芩、连、栀子（即黄连解毒汤法）通泄三焦，可清泄气分上下之火邪。诸药合用，目的在大清气分之热。犀角（水牛角代）、生地、赤芍、丹皮共用，为犀角地黄汤法，专于凉血解毒，养阴化瘀，以清血分之热。以上三方合用，则气血两清的作用尤强。此外，玄参、桔梗、甘草、连翘同用，还能清润咽喉，治咽于肿痛；竹叶、栀子同用则清心利

尿，导热下行。综合本方诸药的配伍，对疫毒火邪，充斥内外，气血两燔的证候，确为有效的良方。

【临床应用】

1. **用方要点** 所谓"气血两燔"的"燔"，是焚烧之意，形容火热之盛。在热性疾病中，气分的热邪未解，而血分的热邪又盛，便称为气血两燔。在上述的种种症状中，高热、汗出、大渴、脉浮大而数等是热毒在气分，损伤津的表现，称之为"四大"症；吐血、衄血、发斑、发热等，则是热毒盛于血分，迫血妄行的结果。其他如咽痛唇焦、头痛如劈等，是毒热上攻，清窍不利；干呕狂躁，神昏谵语等是毒热扰动心、胃之故；四肢抽搐是热毒灼肝，筋脉挛急；四肢厥逆（手足发凉）是热毒内闭，阳逆不能外达四肢。尽管症状纷纭繁杂，总的病理机制则是温疫热毒，两燔气血。清瘟败毒饮顾名思义，正是具有清气凉血、泄火解毒之效，故而恰用于本类病证。

2. **随症加减** 若斑一出，加大青叶，并少佐升麻；大便不通，加大黄；大渴不已，加石膏、天花粉；胸膈遏郁，加川连、枳壳、桔梗、瓜蒌霜。

3. **现代应用** 流行性出血热、败血症、脓毒血症、脑炎、病毒性脑炎、髋关节炎、传染性单核细胞增多症、钩端螺旋体、麻疹等。

4. **历代名家的应用经验**

（1）《疫疹一得》：此十二经泄火之药也。斑疹虽出于胃，亦诸经之火有以助之。重用石膏直入胃经，使其敷布于十二经，退其淫热；佐以黄连、犀角、黄芩泄心肺火于上焦，丹皮、栀子、赤芍泄肝经之火，连翘、玄参解散浮游之火，生地、知母抑阳扶阴，泄其亢甚之火，而救欲绝之水，桔梗、竹叶载药上行，使以甘草和胃也。此皆大寒解毒之剂，故重用石膏，先平甚者，而诸经之火自无不安矣。

（2）《历代名医良方注释》：本方为大寒解毒之剂。方中综合白虎、犀角地黄、黄连解毒三方加减，合为一方。白虎汤清阳明经大热，犀角地黄汤清营凉血，黄连解毒汤泻火解毒，加竹叶清心除烦，桔梗、连翘载药上行。共奏清热解毒，凉血救阴之功。

三甲复脉汤

【来源】《温病条辨》

【组成】炙甘草六钱　干生地六钱　生白芍六钱　麦冬五钱（不去心）　阿胶三钱
麻仁三钱　生牡蛎五钱　生鳖甲八钱　生龟板一两

【用法】水八杯，煮取三杯，分三次服。

【功用】滋阴潜阳。

【主治】温邪深入下焦，热深厥甚，心中憺憺大动，甚或心胸疼痛，脉象
细促者。

【方解】方中炙甘草资助胃气；地黄、白芍、麦冬、阿胶滋养阴液；生牡
蛎、生鳖甲、生龟板介类潜阳。诸药合用，有育阴潜阳之功。对于热伤阴液，
阴虚不能潜阳，肝风内动者，用之可以防止痉厥的发生，即使痉厥已作者，亦
可应用。

【临床应用】

1. **用方要点**　"三甲"者，是指本方所用的药物中有软体动物牡蛎之甲
壳，脊椎动物鳖之背甲，龟科动物乌龟之腹甲，三种动物贝甲并用，其滋阴潜
阳之功能更强。"复脉"者，言本方是在复脉汤（即炙甘草汤）的基础上创
立，有益气补血、滋阴复脉之作用，本方可使阴液补充，脉复于常。故对温热
病后期阴亏脉弱等症有效。

2. **现代应用**　适用于中暑，小儿夏季热，乙脑，流脑，肺炎后期所致眩
晕者。

3. **历代名家的应用经验**　二甲复脉，防痉厥之渐，即痉厥已作，亦可以
二甲复脉止厥。兹又加龟板名之三甲者，以心中大动，甚则痛而然也。心中动
者，火以水为体，肝风鸱张，立刻有吸尽西江之势，肾水本虚，不能济肝而后
发痉，既痉而水难淬补，心之本体欲失，然大动也。甚则痛者，阴维为病主心
痛，此证热久伤阴，肝肾虚而累及阴维，故心痛，非如寒气客于心胸之痛可用
温通，故以镇肾气、补任脉、通阴维之龟板止心痛，合入肝搜邪之二甲，相济
成功也。

安宫牛黄丸

【来源】《温病条辨》

【组成】牛黄一两　郁金一两　犀角（水牛角代）一两　黄连一两　朱砂一两
梅片二钱五分　麝香二钱五分　珍珠五钱　山栀一两　雄黄一两　金箔衣、黄芩一两

【用法】 上为极细末，炼老蜜为丸，每丸一钱，金箔为衣，蜡护。脉虚者人参汤下，脉实者银花、薄荷汤下。每服一丸，大人病重体实者，每日二次，甚至一日三次。

【功用】 清热解毒，镇惊开窍。

【主治】 风温、春温、暑温疫毒，燔灼营血，热陷心包，痰热上蒙清窍所致高热烦躁；神昏谵语，或舌蹇肢厥；以及中风痰壅，突然昏迷，面赤气粗，口眼歪斜；小儿外感，热极生风，风痰上扰，高热烦躁，喉间痰鸣，神昏谵妄，惊厥抽搐者。

【方解】 方中以牛黄清热解毒，豁痰开窍，熄风止痉；犀角（水牛角代）咸寒，清营凉血，安神定惊；麝香芳香，通达经络，开窍醒神，共为主药。辅以黄芩、黄连、栀子苦寒泄降，泻火解毒以助牛黄、犀角清泄心包之热；雄黄解毒豁痰；冰片、郁金通窍醒神，化痰开郁；朱砂、珍珠、金箔清心镇静安神，熄风止痉定惊，共为佐使药。诸药合用共收清热解毒、豁痰开窍之效，为治疗高热神昏、中风痰迷的要药。

【临床应用】

1. **用方要点** 心为君主之官，心包犹如君主之宫城，代君受邪，本方善清内陷心包之邪热，使心主能安居其宫，又以牛黄为主药，故名。故需辨证为神昏谵语，高热烦躁，舌红或绛，脉数方可运用本方。

2. **使用注意** 本品为热闭神昏而设，寒闭神昏不得使用。本品处方中含麝香，芳香走窜，有损胎气，孕妇慎用。在治疗过程中如出现止汗畏冷、面色苍白、冷汗不止、脉微欲绝，由闭证变为脱证时，应立即停药。高热神昏、中风昏迷等服用本品困难者，应鼻饲给药。

3. **现代应用** 现代常加减运用于治疗流行性乙型脑炎、流行性脑脊髓膜炎、中毒性痢疾、尿毒症、脑血管意外、中毒性肝炎、肝昏迷等病属于热毒内陷心包者。

4. **历代名家的应用经验**

（1）《温病条辨》：牛黄得日月之精，通心主之神；犀角主治百毒、邪鬼、瘴气；珍珠得太阴之精，而通神明，合犀角补水救火；郁金草之香，梅片木之香，雄黄石之香，麝香乃精血之香，合四香以为用，使闭固之邪热温毒深在厥阴之分者，一齐从内透出，而邪秽自消，神明可复也；黄连泻心火，栀子泻心与三焦之火，黄芩泻胆、肺之火，使邪火随诸香一齐俱散也；朱砂补心体，泻

260

心用，合金箔坠痰而镇固，再合珍珠、犀角为督战之主帅也。

（2）《成方便读》：热邪内陷，不传阳明胃腑，则传入心包。若邪入心包。则见神昏谵语诸证，其势最虑内闭。牛黄芳香气清之品，轻灵之物，直入心包，僻邪而解秽；然温邪内陷之证，必有黏腻秽浊之气留恋于膈间，故以郁金芳香辛苦，散气行血，直达病所，为之先声，而后芩连苦寒性燥者，祛逐上焦之湿热；黑栀清上而导下，以除不尽之邪；辰砂色赤气寒，内含真汞，清心热，护心阴，安神明，镇君主，辟邪解毒。

急救回阳汤

【来源】张锡纯经验方（《医学衷中参西录》）

【组成】潞党参八钱　生山药一两　生杭芍五钱　山萸肉八钱,去净核　炙甘草三钱　赭石四钱,研细　朱砂五分,研细

【用法】先用童便半盅燉热，送下朱砂，继服汤药。服此汤后，若身温脉出，觉心中发热有烦躁之意者，宜急滋其阴分，若玄参、生芍药之类，加甘草以和之，煎一大剂，分数次温饮下。

【功用】益气固脱。

【主治】霍乱吐泻已极，精神昏愦，气息奄奄。此处用于治疗突然昏晕，不省人事，辨证为气脱之厥证。

【方解】病势至此，其从前之因凉因热皆不暇深究，惟急宜重用人参以回阳，山药、芍药以滋阴，山萸肉以敛肝气之脱（此证吐泻之始肝木助邪侮土，吐泻之极而肝气转先脱），炙甘草以和中气之漓，此急救回阳汤所以必需也。用赭石者，不但取其能止呕吐，俾所服之药不致吐出，诚以吐泻已久，阴阳将离，赭石色赤入心，能协同人参，助心气下降。而方中山药，又能温固下焦，滋补真阴，协同人参以回肾气之下趋，使之上行也。用朱砂且又送以童便者，又以此时百脉闭塞，系心脏为毒瓦斯所伤，将熄其鼓动之机，故用朱砂直入心以解毒，又引以童便使毒瓦斯从尿道泻出，而童便之性又能启发肾中之阳上达，以应心脏也。是此汤为回阳之剂，实则交心肾和阴阳之剂也。服此汤后，若身温脉出，觉心中发热有烦躁之意者，宜急滋其阴分，若玄参、生芍药之类，加甘草以和之，煎一大剂，分数次温饮下。此《伤寒论》太阳篇，先用甘草干姜汤继用甘草芍药汤之法也。

清宫汤

【来源】《温病条辨》

【组成】玄参心三钱　莲子心五分　竹叶卷心二钱　连翘心二钱　犀角尖（水牛角代）二钱（磨冲）　连心麦冬三钱

【用法】犀角（水牛角代）磨汁，余药水煎后冲服犀角汁服，每日一剂。

【功用】清心解毒，养阴生津。

【主治】温病液伤，邪陷心包证。发热，神昏谵语。

【方解】本方所治证属心阴耗伤，邪热内陷心包所致，故用咸寒甘苦法，以清包络之热。方中犀角（水牛角代）、玄参清心解毒养阴为君药；麦冬养阴清心为臣药；连翘、竹叶心清心热为佐药；莲子心清心祛热为使药，能使心火下通于肾，又能使肾水上济于心。诸药合用，共成清心解毒，养阴生津之剂。因心包为心主之宫城，本方能清心包之热，故名"清宫汤"。吴鞠通称为"此咸寒甘苦法，清膻中之方也。谓之清宫者，以膻中为心之宫城也"。

【临床应用】

1. **用方要点**　"宫"乃心之宫城，即心包。本方证乃温热之邪陷入心营，逆传心包所致，故原书用药特点是犀角取尖，余皆用心，意取同类相投，心能入心，即以清心包之热，补肾中之水，且以解毒辟秽。用于上证，可使心营热清，水火交融，热毒清解，心神得安。若与清营汤相较，则本方重在清心包之热，兼以养阴辟秽解毒，清营汤重在清营中之热，兼以透热转气，故所治各有不同。

2. **随症加减**　痰热盛，加竹沥、梨汁各 25 毫升；咯痰不清，加瓜蒌皮 4.5 克；渐欲神昏，加银花 9 克、荷叶 6 克、石菖蒲 3 克。

3. **使用注意**　本方治热入心包的轻症，与清营汤治热入营血有所不同，要区别应用。

4. **现代应用**　对热邪初陷心包者颇为适宜。常用于治疗流感、脑膜炎、乙型脑炎、败血症等。

5. **历代名家的应用经验**　《温病条辨》："此咸寒甘苦法，清膻中之方也。谓之清宫者，以膻中为心之宫城也。惧用心者，凡心有生生不已之意，心能入心，即以清秽浊之品，便补心中生生不已之生气，救性命于微芒也。火能令人昏，水能令人清，神昏谵语，水不足而火有余，又有秽浊也。且离为以坎之体，元参味苦属水，补离中之虚；犀角尖其味咸，辟秽解毒，所谓灵犀一点通，善通心气，色黑补水，亦能补离中之虚，故以二物为君。莲心甘苦咸，倒生根，由心走肾，能使心火下通于肾，又回环上升，能使肾水上潮于心，故以为使。连翘象心，心能退心热。竹叶心锐而中空，能通窍清心，故以为佐。麦冬之所以用心者，本经称其主心腹结气，伤中伤饱，胃脉络绝……此方独取其心，以散心中秽浊之结气，故以之为臣。"

羚角钩藤汤

【来源】《通俗伤寒论》

【组成】羚角片一钱半（先煎）　霜桑叶二钱　京川贝四钱（去心）　鲜生地五钱　双钩藤三钱（后入）　滁菊花三钱　茯神木三钱　生白芍三钱　生甘草八分　淡竹茹五钱（鲜刮，与羚羊角先煎代水）

【用法】水煎服。

【功用】凉肝熄风，增液舒筋。

【主治】肝热生风证。高热不退，烦闷躁扰，手足抽搐，发为痉厥，甚则神昏，舌绛而干，或舌焦起刺，脉弦而数。

【方解】本方治证为热邪传入厥阴，肝经热盛，热极动风所致。邪热炽盛，故高热不退；热扰心神，则烦闷躁扰，甚则神昏。由于热灼阴伤，热极动风、风火相煽，以致手足抽搐，发为痉厥。治宜清热凉肝熄风为主，辅以增液舒筋，化痰宁心之法。方中羚羊角，清泄肝热，熄风止痉之效颇佳，钩藤清热平肝熄风止痉。两药相合，凉肝熄风，共为君药。桑叶、菊花辛凉疏泄，清热平肝熄风，以加强凉肝熄风之效，用为臣药。《本草经流》说："菊花专制肝木，故为祛风之要药。"热极动风，风火相煽，最易耗阴劫液，故用鲜生地、白芍药、生甘草三味相配，酸甘化阴，滋阴增液，柔肝舒筋，上述药物与羚羊角、钩藤等清热凉肝熄风药并用，标本兼顾，可以加强熄风解痉之功；邪热亢盛，每易灼津成痰，故用川贝母、鲜竹茹以清热化痰；热扰心神，又以茯神木平肝、宁心安神，以上俱为佐药。生甘草调和诸药，又为使药。本方的配伍特点是以凉肝熄风药为主，配伍滋阴化痰、安神之品，故为凉肝熄风的代表方剂。

【临床应用】

1. **随症加减** 邪热内闭，神志昏迷，配合紫雪、安宫牛黄丸使用；神昏痰浊，加天竹黄、姜汁。

2. **使用注意** 本方主治肝经热盛动风症证。以高热，手足抽搐，脉弦数为证治要点。若热病后期，阴虚风动，而病属虚风者，不宜应用。

3. **现代应用** 流行性乙型脑炎，流行性脑脊髓膜炎，原发性高血压，脑出血，休克型肺炎，小儿脐风等属肝经热盛，热极生风者。

4. **历代名家的应用经验**

(1)《重订通俗伤寒论》何秀山按：以羚、藤、桑、菊熄风定惊为君；臣以川贝善治风痉，茯神木专平肝风；但火旺生风，风助火势，最易劫伤血液，尤必佐以芍药、甘草、鲜生地酸甘化阴，滋血液以缓肝急；使以竹茹，不过以竹之脉络通人之脉络耳。

(2)《谦斋医学讲稿》：本方原为邪热传入厥阴、神昏抽搐而设，因热极伤阴，风动痰生，心神不安，筋脉拘急。故用羚羊、钩藤、桑叶、菊花凉肝熄风为主，佐以生地、白芍、甘草甘酸化阴，滋阴缓急，川贝、竹茹、茯神化痰通络，清心安神。由于肝病中肝热风阳上逆，与此病机一致，故亦常用于肝阳重证，并可酌加石决明等潜镇。

菖蒲郁金汤

【来源】《温病全书》

【组成】 石菖蒲三钱　炒栀子三钱　鲜竹叶三钱　牡丹皮三钱　郁金二钱　连翘二钱　灯心二钱　木通一钱半　淡竹沥（冲）五钱　紫金片（冲）五分

【用法】 水煎服。

【功用】 清热化湿，豁痰开窍。

【主治】 湿温，身热不退，朝轻暮重，尤以胸腔之热为甚，神识昏蒙，时昏时醒，时清时昧，夜多谵语，烦躁不寐，缠绵不解，喉中痰鸣，舌绛苔白腻或苔黄腻，脉滑而数。

【方解】 由于证情较轻，只须清热化湿，豁痰开窍即可使热清湿化痰消，神灵自若。方中菖蒲辛温，芳香开窍，辟秽化浊，郁金辛苦气寒，行气解郁，共为主药；配以竹沥涤痰，以增豁痰开窍之功；山栀、连翘、灯心清上焦之邪热，丹皮泻血中伏火，玉枢丹清热解毒；佐以木通、竹叶清心除烦引湿热从小便而解。诸药合用，一面开窍，一面清热利湿，对湿热痰浊上蒙清窍之证，确为良方。

【临床应用】

1. **用方要点**　本方证乃温病经过辛凉发汗以后，表卫之邪虽解，而气分温热内蕴，酿蒸痰浊，痰湿蒙蔽心包，蔽阻心窍，故见神识昏蒙，时清时昧，湿热蕴蒸于气分，则胸腔之热不退，且以朝轻暮重为其特征。痰蒙心包与热闭心包虽均以神志异常为主要表现，二者显有质的差异。痰蔽心包，机窍不灵，以昏蒙为特点；热闭心包，机窍受阻，以神昏为主证。前者病在气分，后者兼入营血；且有舌象以资鉴别。本方清热利湿，主治湿温病。以湿热酿成蒙蔽心包为病机；神识时昏时醒为主症；身热不退，舌苔黄腻，脉濡滑而数为佐征；病在气分（心包）；属湿热证。

2. **随症加减**　本方治证若热偏重者，加服至宝丹；痰浊偏盛者送服苏合香丸；并见痉厥者，可加全蝎、蜈蚣、地龙、僵蚕等熄风止痉；若湿热盛动风，亦可酌加地龙、秦艽、灵仙、滑石、丝瓜络、海风藤、黄连酒炒，以胜湿通络熄风。

3. **现代应用**　流行性乙型脑炎、流行性脑脊膜炎、病毒性脑炎、化脓性脑膜炎等均可运用。

解闭汤

【来源】　孔伯华经验方（《孔伯华医集》）

【组成】　石决明 30 克　郁金 9 克　辛夷 9 克　寄生 24 克　白蒺藜 9 克　旋覆花 9 克　代赭石 9 克　莲子心 6 克　内金 9 克　菖蒲 9 克　枳实 4.5 克　厚朴 3 克　砂仁 9 克　知母 9 克　黄柏 9 克　合欢皮 12 克　焦神曲 9 克　鲜荷叶 1 个　胆草 4.5 克　石膏 24 克　藕 30 克　珍珠母 24 克　玄明粉 3 克（2 次化入）　救苦还魂丹 1 粒（分 6 角，每次 1 角）

【用法】　水煎服。

【功用】　镇肝泻火，启闭调厥。

【主治】　厥闭。症见心悸怔忡，甚则闭厥，痰涎上犯，遗尿口渴，烦躁易怒，不能用心，或遇饱皆能致复发，脉弦数。

【方解】本方证乃肝热痰郁，邪入心包络，痰涎上壅而致。故以石决明、代赭石、珍珠母镇肝逆；石膏、知母、黄柏、胆草泻肝火；菖蒲、辛夷开窍道；旋覆花、枳实降痰气；郁金、合欢皮解肝郁；内金、焦神曲消痰食之积；玄明粉通腑。诸药合用，全在清肝降逆，开闭调厥。

二香汤

【来源】蒲辅周经验方（《蒲辅周医集》）

【组成】鲜藿香 6 克　香薷 4.5 克　杏仁 6 克　银花 6 克　午时茶 6 克　六一散 15 克　僵蚕 6 克　钩藤 6 克　豆豉 9 克　葱白连须 3 寸

【用法】先用乌梅汁搽牙以缓口噤，再进药汤，频频予之。不拘时次。

【功用】解表清暑，祛风止痉。

【主治】暑风痉厥。症见额热，神志不快，抽搐，目直口噤，四肢拘急，面微赤，目半开，唇赤心烦，胸腹满，按之脘中微硬，四肢微凉无汗，尿短赤，大便溏夹水，指纹青紫，舌质红，苔黄腻，脉沉数细弦。

【临床应用】**应用经验**　证由受暑伤食，复感风邪外袭，卫气郁闭，里热表凉，营卫不行，三焦失司，而致暑风痉厥。主以香薷饮加减，数服后偏身微汗出，拘挛抽搐渐息，但午后泻红白涎状物，似痢，尿少，以前方去钩藤、僵蚕、豆豉，加黄连 2.5 克，莱菔子 4.5 克，扁豆花 9 克，急进一剂，微汗出，热退痢减，再以原方去香薷、藿香，黄连改用 1.5 克，加甘草 1.5 克，谷芽 9 克，荷叶 9 克，扁豆花易扁豆皮 9 克，午时茶易建曲 6 克，服后大便正常，尿清长。终以异功散加谷芽、荷叶调理而愈。

涤痰治厥汤

【来源】李聪甫经验方（《李聪甫医集》）

【组成】姜半夏 9 克　胆南星 6 克　旋覆花 6 克　瓜蒌仁 10 克　苦杏仁 7 克广橘红 5 克　云茯苓 10 克　广郁金 6 克　苦桔梗 6 克　白芥子（炒）3 克　九节菖蒲 5 克　生姜汁 10 滴

【用法】水煎服，日 1 剂。

【功用】涤痰泻肺，开膈宣阳。

【主治】痰厥。症见恶寒发热，胸腹满痛，舌强不语，目瞪不辨，体不能动，以手指喉，时作叫声，脉弦且滑，舌苔如积粉。

【临床应用】应用经验　本证痰浊阻隔，胸阳不宣。故以半夏、南星、蒌仁涤痰泻肺；旋覆花、芥子、菖蒲、桔梗、郁金开膈宣阳。药后呕吐痰涎，头额胸背汗出，人事苏醒，此乃厥气上逆之象毕露，原方去橘红、姜汁，加柴胡、枳实、先竹茹而获愈。

荆防汤

【来源】李聪甫经验方（《李聪甫医集》）

【组成】荆芥穗7克　北防风7克　姜半夏7克　胆南星7克　橘结络各5克　炒枳壳7克　苦桔梗7克　信前胡7克　鲜竹茹（生姜汁炒）10克　云茯苓10克　九节菖蒲5克　香葱白3茎　薄荷叶3克

【用法】水煎服，日1剂。

【功用】祛风涤痰，启膈通络。

【主治】风厥。症见寒战发热，头痛甚，忽然昏厥不知人事，头频向上摇晃，娓娓作声如人呼唤而应，头目昏瞀，生暗不语，脉象弦紧，舌苔白滑。

【临床应用】应用经验　本证因感冒风邪诱发痰气上逆，浊邪上蔽轻窍。故以荆芥、防风、薄荷祛风；南星涤痰；菖蒲、葱白启膈；橘络、竹茹通络。药后一剂汗出而苏，再剂霍然而起。

竹茹黄连汤

【来源】李聪甫经验方（《李聪甫医集》）

【组成】鲜竹茹10克　赤茯苓10克　煅赭石10克　枇杷叶（生姜汁炒）10克　旋覆花7克　金铃子（炒）7克　左秦艽7克　广陈皮5克　酒黄芩5克　炒山栀5克　炒枳实5克　川黄连（吴萸水炒）2克　益元散10克

【用法】水煎服，日1剂。

【功用】清热解毒，利胆安胃。

【主治】中毒。症见突然憎寒腹痛，头昏身痛，目瞪不识人，四肢厥冷，腓肠肌痉挛，呕吐黄绿苦汁，脉伏，舌质焦齿。

【临床应用】应用经验　本证因食生附子醇油，荤油厚腻，致食物中毒，火毒内盛。故以黄芩、黄连、山栀子清热解毒；竹茹、赤苓、川楝子、陈皮、益元散、枳实利胆和胃；旋覆花、代赭石、枇杷叶降气止呕。

姜附汤

【来源】程门雪经验方（《程门雪医集》）

【组成】熟附片 2.4 克　淡干姜 1.5 克　煅龙齿 12 克（先煎）　灵磁石 12 克（先煎）　茯神 9 克　炙远志 3 克　桂枝 1.5 克　炒白芍 4.5 克　制半夏 3 克　北秫米 6 克（包煎）　薄橘红 4.5 克　全当归 4.5 克　炙甘草 2.4 克　淮山麦 12 克

【用法】水煎服，日 1 剂。

【功用】温阳散寒，化痰安神。

【主治】阳厥证。症见四末欠温，寐不安，夜则身冷，痰壅色白，脉虚细。

【方解】证属脾肾阳虚，痰涎壅肺。故以桂、附、姜温肾暖脾；半夏、陈皮、远志燥湿化痰；当归养血通脉；龙齿、磁石、茯神、秫米降逆安神。

方剂索引